# 神经系统与危重症疾病相关交叉学科病例精粹

## Interdisciplinary Clinical Management of Neurological and Critical Diseases

主　编　傅　瑜　孔小轶
副主编　马长城　张　洁

北京大学医学出版社

SHENJING XITONG YU WEIZHONGZHENG JIBING
XIANGGUAN JIAOCHA XUEKE BINGLI JINGCUI

图书在版编目（CIP）数据

神经系统与危重症疾病相关交叉学科病例精粹 / 傅
瑜，孔小轶主编 . —北京：北京大学医学出版社，2021.9
ISBN 978-7-5659-2482-8

Ⅰ.①神… Ⅱ.①傅… ②孔… Ⅲ.①神经系统疾病
—急性病—病案 ②神经系统疾病—险症—病案 Ⅳ.
① R741

中国版本图书馆 CIP 数据核字（2021）第 171240 号

**神经系统与危重症疾病相关交叉学科病例精粹**

主　　编：傅　瑜　孔小轶
出版发行：北京大学医学出版社
地　　址：（100191）北京市海淀区学院路 38 号　北京大学医学部院内
电　　话：发行部 010-82802230；图书邮购 010-82802495
网　　址：http://www.pumpress.com.cn
E - m a i l：booksale@bjmu.edu.cn
印　　刷：北京信彩瑞禾印刷厂
经　　销：新华书店
责任编辑：高　瑾　责任校对：靳新强　责任印制：李　啸
开　　本：880 mm×1230 mm　1/32　印张：11　字数：320 千字
版　　次：2021 年 9 月第 1 版　2021 年 9 月第 1 次印刷
书　　号：ISBN 978-7-5659-2482-8
定　　价：88.00 元

# 编者名单

**主　编**　傅　瑜　孔小轶

**副主编**　马长城　张　洁

**编　者**（按姓名汉语拼音排序）

陈　飞（首都医科大学宣武医院）

陈君逸（北京大学第三医院）

陈　璐（北京大学第三医院）

方瑞乐（首都医科大学附属北京天坛医院）

傅　瑜（北京大学第三医院）

韩芸峰（北京大学第三医院）

黄　骁（北京大学第三医院）

冀瑞俊（首都医科大学附属北京天坛医院）

姜睿璇（首都医科大学附属北京天坛医院）

鞠　奕（首都医科大学附属北京天坛医院）

孔小轶（暨南大学）

林国中（北京大学第三医院）

林锦堂（中山大学孙逸仙纪念医院）

刘晓鲁（北京大学第三医院）

马长城（北京大学第三医院）

马千权（北京大学第三医院）

马青峰（首都医科大学宣武医院）

马　妍（北京大学第三医院）

司　雨（北京大学第三医院）

宋海庆（首都医科大学宣武医院）

孙阿萍（北京大学第三医院）

吴　超（北京大学第三医院）

薛素芳（首都医科大学宣武医院）

杨　琼（北京大学第三医院）

叶　珊（北京大学第三医院）

于　涛（北京大学第三医院）

于　洲（北京大学第三医院）

张　洁（中山大学孙逸仙纪念医院）

张新宇（北京大学第三医院）

张英爽（北京大学第三医院）

赵性泉（首都医科大学附属北京天坛医院）

# 前 言

　　近几年学科交叉的发展，推动人们对医学领域的认知突飞猛进。尤其是脑科学计划的启动，使神经系统疾病受到了前所未有的重视，与神经系统有关的学科交叉也越来越受到关注，这些学科交叉让我们对系统疾病的认识又提高到了一个新的水平。

　　从医学院校毕业走进临床，尤其是走进急诊，每天会面对各种各样的复杂临床问题，典型的、标准化的课本教材已经不能满足临床一线医生的需求。急症的患者往往存在复杂的临床表现，甚至涉及多个学科的处理。如何在纷繁复杂的临床疾病中，快速地识别出这些疾病，抓住问题本质，给予正确处理，达到满意疗效，是每一个医生的职业追求。

　　本书内容是神经科和急诊医学团队根据个人临床经验并综合文献精心编写完成的。共分三部分。第一部分为神经内科与妇产科、生殖、骨科、风湿免疫科、眼科、心外科、普通外科、影像科、药剂科的交叉。第二部分为神经外科与心内科、消化科、神经内科、普通外科、口腔科、骨科、内分泌科的交叉。第三部分为急诊重症医学的多学科交叉诊断处理，涉及消化内科、普通外科、介入科、胸外科、耳鼻喉科、心内科、肾内科、妇产科、神经科、呼吸科、药剂科等。入选的病例除列出主诉外，均按照交叉学科所涉及的学科进行分类，便于读者阅读和查找。每个病例按照如何诊断，如何处理，以及该疾病相关国内外的指南、进展等内容进行编写，以期为临床同道提供参考。

　　本书的完成，得到了暨南大学孔小佚教授，北京大学第三医院神经外科马长城主任，首都医科大学天坛医院赵性泉、鞠奕、冀瑞俊主任，宣武医院宋海庆、马青峰主任的鼎力协助，在此表示衷心的感谢。本书在编写时参考了大量的国内外文献，在此也对这些作者表示感谢和敬意。由于时间紧迫，编辑中难免有不足和疏漏，恳请广大同行多提宝贵意见。

学科交叉，是大势所趋，不断丰富更新我们对疾病的认识，相信随着大家对交叉领域的不断深入探讨和学习，一定能开阔见解，有所启迪，并造福于更多的危重患者。希望本书能为医学交叉领域的发展贡献一份力量。

傅　瑜

2021 年 6 月

# 中英文对照缩略语表

| 缩略语 | 名称 |
| --- | --- |
| ABP（acute biliary pancreatitis） | 急性胆源性胰腺炎 |
| ACA（anterior cerebral artery） | 大脑前动脉 |
| ACEI（angiotensin-converting enzyme inhibitor） | 血管紧张素转化酶抑制剂 |
| ACF（acute circulatory failure） | 急性循环衰竭 |
| AChE（acetylcholine esterase） | 乙酰胆碱酯酶 |
| AChR | 乙酰胆碱受体 |
| ACI（acute cerebral infarction） | 急性脑梗死 |
| ACTH（adrenocorticotropic hormone） | 促肾上腺皮质激素 |
| aCL（anticardiolipin antibody） | 抗心磷脂抗体 |
| AECOPD（acute exacerbation of chronic obstructive pulmonary disease） | 慢性阻塞性肺疾病急性加重期 |
| AF（atrial fibrillation） | 心房颤动 |
| AIDP（acute inflammatory demyelinating polyneuropathies） | 急性炎性脱髓鞘性多发性神经病 |
| AIS（acute ischemic stroke） | 急性缺血性卒中 |
| ALB（albumin） | 白蛋白 |
| ALS（amyotrophic lateral sclerosis） | 肌萎缩侧索硬化 |
| AMAN（acute motor axonal neuropathy） | 急性运动轴索性神经病 |
| AMH（anti-müllerian hormone） | 抗苗勒管激素 |
| AMI（acute myocardial infarction） | 急性心肌梗死 |
| AMSAN（acute motor-sensory axonal neuropathy） | 急性运动感觉轴索性神经病 |

| 缩略语 | 名称 |
|---|---|
| ANCA（anti-neutrophil cytoplasmic antibody） | 抗中性粒细胞胞质抗体 |
| AP（acute pancreatitis） | 急性胰腺炎 |
| Apgar | 阿氏评分、新生儿评分 |
| APN（acute panautonomic neuropathy） | 急性泛自主神经病 |
| APS（antiphospholipid syndrome） | 抗磷脂综合征 |
| ARB（angiotensin Ⅱ receptor blocker） | 血管紧张素Ⅱ受体阻滞剂 |
| ASA（atrial septal aneurysm） | 房间隔动脉瘤 |
| ASN（acute sensory neuropathy） | 急性感觉神经病 |
| BE（base excess） | 碱剩余 |
| BNP（B-type natriuretic peptide） | 脑钠肽 |
| BP（blood pressure） | 血压 |
| CA（carotid ultrasonography） | 颈动脉超声 |
| CAD（cervical artery dissection） | 颈部动脉夹层 |
| CAPS（catastrophic antiphospholipid syndrome） | 恶性/灾难性抗磷脂综合征 |
| CB（conduction block） | 传导阻滞 |
| CE（cardio embolism） | 心源性脑栓塞 |
| CEMRV（contrast-enhanced MR venography） | 增强磁共振静脉成像 |
| CIS（contrast induced encephalopathy） | 造影剂脑病 |
| CK（creatine kinase） | 肌酸激酶 |
| CK-MB（creatine kinase-MB） | 肌酸激酶同工酶 |
| CMAP（compound muscle action potential） | 复合肌肉动作电位 |
| CMV（cytomegalovirus） | 巨细胞病毒 |
| $CO_2$-CP（$CO_2$-combining power） | 二氧化碳结合力 |
| Coombs | 抗人球蛋白试验 |

| 缩略语 | 名称 |
|---|---|
| Cr（creatinine） | 肌酐 |
| CRH（corticotropin releasing hormone） | 促肾上腺皮质激素释放激素 |
| CRP（C-reactive protein） | C 反应蛋白 |
| CRRT（continuous renal replacement therapy） | 连续肾脏替代治疗 |
| CS（complete stroke） | 完全性卒中 |
| CT（computed tomography） | 计算机断层成像 |
| CTA（computed tomography angiography） | 计算机断层血管成像 |
| CTE（computed tomography enterography） | CT 小肠造影 |
| cTn（cardiac troponin） | 心肌肌钙蛋白 |
| CTPA（pulmonary artery computed tomography angiography） | 肺动脉 CT 血管成像 |
| CTU（computed tomography urography） | CT 尿路成像 |
| CTV（computed tomography venography） | 计算机断层静脉成像 |
| CVST（cerebral venous and sinus thrombosis） | 颅内静脉和静脉窦血栓形成 |
| CVVH（continuous veno venous hemofiltration） | 连续性静脉-静脉血液滤过 |
| DM（diabetes mellitus） | 糖尿病 |
| DNET（dysembryoplastic neuroepithelial tumor） | 胚胎发育不良性神经上皮肿瘤 |
| DSA（digital subtraction angiography） | 数字减影血管造影 |
| dsDNA（double-stranded DNA） | 双链 DNA |
| DVT（deep venous thrombosis） | 深静脉血栓 |
| DWI（diffusion weighted imaging） | 磁共振弥散加权成像 |
| ECT（emission computed tomography） | 发射型计算机断层成像 |
| EEG（electroencephalogram） | 脑电图 |

| 缩略语 | 名称 |
| --- | --- |
| ELISA（enzyme linked immunosorbent assay） | 酶联免疫吸附试验 |
| EMG（electromyogram） | 肌电图 |
| ERCP（endoscopic retrograde cholangiopancreatography） | 内镜逆行胰胆管造影术 |
| ESBL（extended-spectrum β lactamase） | 广谱 β - 内酰胺酶 |
| FAS（flail arm syndrome） | 连枷臂综合征 |
| FCD（focal cortical dysplasia） | 局灶性皮质发育不良 |
| $FiO_2$ | 吸入氧浓度 |
| FLAIR（fluid attenuated inversion recovery） | 液体衰减反转恢复 |
| FT3（free triiodothyronine） | 游离三碘甲状腺原氨酸 |
| FT4（free thyroxine） | 游离甲状腺素 |
| FVC（forced vital capacity） | 用力肺活量 |
| GABA（gamma-aminobutyric acid） | γ - 氨基丁酸 |
| $GABA_AR$（gamma-aminobutyric acid A receptor） | γ - 氨基丁酸 A 受体 |
| $GABA_BR$（gamma-aminobutyric acid B receptor） | γ - 氨基丁酸 B 受体 |
| GAPSS（the global anti-phospholipid syndrome score） | 国际抗磷脂综合征评分 |
| GBS（Guillain-Barre syndrome） | 吉兰-巴雷综合征 |
| GCS（Glasgow coma score） | 格拉斯哥昏迷指数 |
| GD1a | 二唾液酸神经节苷脂 |
| GM1 | 单唾液酸四己糖神经节苷脂 |
| HbA1c（hemoglobin A1c） | 糖化血红蛋白 |
| HCG（human chorionic gonadotropin） | 人绒毛膜促性腺激素 |

| 缩略语 | 名称 |
|---|---|
| HCO₃⁻（hydrogen carbonate） | 碳酸氢根 |
| HCT（hematocrit） | 血细胞比容 |
| HE（hepatic encephalopathy） | 肝性脑病 |
| HGB（hemoglobin） | 血红蛋白 |
| HMG（human menopausal gonadotropin） | 人绝经期促性腺激素 |
| Holter（24-hour dynamic electrocardiogram） | 24 h 动态心电图 |
| HR MRI（high resolution magnetic resonance imaging） | 高分辨率磁共振成像 |
| HTGP（hypertriglyceridemic pancreatitis） | 高三酰甘油血症性急性胰腺炎 |
| ICAD（internal carotid artery dissection） | 颈内动脉夹层 |
| IgG（immunoglobulin G） | 免疫球蛋白 G |
| INR（international normalized ratio） | 国际标准化比值 |
| IVIG（intravenous immunoglobulin） | 静脉注射免疫球蛋白 |
| LA（lupus anti-coagulant） | 狼疮抗凝物 |
| LAAS（large-artery atherosclerosis stroke） | 大动脉粥样硬化型卒中 |
| LDH（lactate dehydrogenase） | 乳酸脱氢酶 |
| LH（luteinizing hormone） | 黄体生成素 |
| LMWH（low molecular weight heparin） | 低分子量肝素 |
| MAP（mild acute pancreatitis） | 轻症 AP |
| MCA（middle cerebral artery） | 大脑中动脉 |
| MFS（Miller-Fisher syndrome） | Miller-Fisher 综合征 |
| MG（myasthenia gravis） | 重症肌无力 |
| MMF（mycophenolate mofetil） | 吗替麦考酚酯 |
| MR（magnetic resonance） | 磁共振 |
| MRA（magnetic resonance angiography） | 磁共振血管成像 |

| 缩略语 | 名称 |
|---|---|
| MRE（magnetic resonance enterography） | 磁共振小肠造影 |
| MRI（magnetic resonance imaging） | 磁共振成像 |
| MRSA（meticillin resistant staphylococcus aureus） | 耐甲氧西林金黄色葡萄球菌 |
| MRV（magnetic resonance venography） | 磁共振静脉成像 |
| MSAP（moderately severe acute pancreatitis） | 中度重症 AP |
| N% | 中性粒细胞百分比 |
| NF2（neurofibromatosis 2） | 2 型神经纤维瘤病 |
| NHISS（National Institute of Health Stroke Scale） | 美国国立卫生研究院卒中量表 |
| NMDAR（N-methyl D-aspartate receptor） | N- 甲基 -D- 天门冬氨酸受体 |
| OB（oligoclonal Bands） | 寡克隆区带 |
| OHSS（ovarian hyperstimulation syndrome） | 卵巢过度刺激综合征 |
| P（pulse） | 脉搏 |
| $PaO_2$ | 动脉血氧分压 |
| PCA（posterior cerebral artery） | 大脑后动脉 |
| PCI（percutaneous coronary intervention） | 经皮冠状动脉介入治疗 |
| PCOS（polycystic ovary syndrome） | 多囊卵巢综合征 |
| $PCO_2$ | 二氧化碳分压 |
| PCR（polymerase chain reaction） | 聚合酶链反应 |
| PCT（procalcitonin） | 降钙素原 |
| PD（pharmacodynamics） | 药效动力学 |
| PE（pulmonary embolism） | 肺栓塞 |
| PEEP（positive end expiratory pressure） | 呼气末正压通气 |
| PET（positron emission tomography） | 正电子发射计算机断层成像 |

| 缩略语 | 名称 |
|---|---|
| PET-CT（positron emission tomography computer tomography） | 正电子发射型计算机断层成像 |
| PFO（patent foramen ovale） | 卵圆孔未闭 |
| pH | 酸碱度 |
| PK（pharmacokinetics） | 药代动力学 |
| PLT（platelet） | 血小板 |
| PNH（paroxysmal nocturnal hemoglo-binuria） | 阵发性睡眠性血红蛋白尿症 |
| PO（partial pressure of oxygen） | 氧分压 |
| PTE（pulmonary thromboembolism） | 肺血栓栓塞症 |
| qSOFA（quick SOFA） | 床旁快速 SOFA |
| RLS（right-left shunt） | 右向左分流 |
| RoPE（risk of paradoxical embolism score） | 矛盾性栓塞风险评分 |
| RR（respiratory rate） | 呼吸频率 |
| rt-PA（recombinant tissue-type plasminogen activator） | 重组组织型纤溶酶原激活剂 |
| $SaO_2$（arterial oxygen saturation） | 动脉血氧饱和度 |
| SAP（severe acute pancreatitis） | 重症 AP |
| SARS（severe acute respiratory syndrome） | 重症急性呼吸综合征 |
| SLE（systemic lupus erythematosus） | 系统性红斑狼疮 |
| SNAP（sensory nerve action potential） | 感觉神经动作电位 |
| SOD（sphincter of Oddi dysfunction） | 奥迪括约肌功能障碍 |
| SOFA［sequential（sepsis-related）organ failure assessment］ | 脓毒症相关性器官功能衰竭评价 |
| SP（severe pneumonia） | 重症肺炎 |
| $SpO_2$（blood oxygen saturation） | 血氧饱和度 |

| 缩略语 | 名称 |
| --- | --- |
| STEMI（ST-segment elevation myocardial infarction） | ST 段抬高型心肌梗死 |
| SWI（susceptibility weighted imaging） | 磁敏感加权成像 |
| T（temperature） | 体温 |
| T1 | T1 加权像 |
| T2 | T2 加权像 |
| TCCD（transcranial color-coded duplex sonography） | 经颅彩色多普勒超声 |
| TCD（transcranial Doppler） | 经颅多普勒超声 |
| TEE（transesophageal echocardiography） | 经食管超声心动图 |
| TGAb（thyroglobulin antibodies） | 甲状腺球蛋白抗体 |
| TIA（transient ischemic attack） | 短暂性脑缺血发作 |
| TMAb（thyroid microsome antibodies） | 甲状腺微粒体抗体 |
| TNF（tumor necrosis factor） | 肿瘤坏死因子 |
| TTE（transthoracic echocardiography） | 经胸超声心动图 |
| UA（uric acid） | 尿酸 |
| VAD（vertebral artery dissection） | 椎动脉夹层 |
| VAS（visual analogue scale/score） | 视觉模拟评分法 |
| VEGF（vascular endothelial growth factor） | 血管内皮生长因子 |
| VKA（vitamin K antagonist） | 维生素 K 拮抗剂 |
| WBC（white blood cell） | 白细胞 |

# 目录

## 第二部分　神经外科相关交叉学科病例

## 第三部分　危重症疾病相关交叉学科病例

# 第一部分

## 神经内科相关交叉学科病例

# 病例 1　可逆性后部脑病综合征
## ——神经内科、妇产科交叉

患者女，30 岁，因停经 38 + 6 周，发现尿蛋白阳性 10 天，血压升高 6 天入院。

患者末次月经后，规律产检。因糖尿病 1 年合并妊娠，孕期使用胰岛素，血糖控制良好，尿酮体阴性。孕 37 + 2 周发现尿蛋白 ± ～＋，血压正常，24 h 尿蛋白定量为 0.627 g。孕 38 周动态血压监测大致处于正常范围，最高 1 次为 147/94 mmHg，无头痛、视物模糊及腹痛等不适。考虑子痫前期收入院。

既往史：糖尿病病史 1 年，否认高血压病史，否认药物过敏史。

生育史：妊 0 产 0。

查体：生命体征平稳。产科专科检查：无异常。

入院后诊断为："宫内孕 38 + 6 周，子痫前期；糖尿病合并妊娠"，入院当日给予硫酸镁 10 g，血压监测：119 ～ 138/74 ～ 89 mmHg。凝血、血常规、肾功能检查未见异常，乳酸脱氢酶（lactate dehydrogenase，LDH）153 U/L，肌酐（creatinine，Cr）80 μmmol/L，尿酸（uric acid，UA）477 μmol/L。腹部超声提示：双肾盂及双侧输尿管上段扩张，双肾实质回声增强。入院后出现一过性头晕，监测血压 142/89 mmHg，给予拉贝洛尔口服，2 h 后头晕缓解。此后监测血压波动于 126 ～ 160/74 ～ 91 mmHg，给予硝苯地平（心痛定）口服，无头痛、头晕表现。入院后空腹血糖：6.3 ～ 10.3 mmol/L。血糖超过 8 mmol/L 时给予胰岛素 2 U/h 泵入。入院第三天后给予人工破膜＋催产素引产，因宫颈水肿，头盆不称决定剖宫产终止妊娠。椎管内麻醉下行子宫下段剖宫产术分娩一男活婴 2770 g，Apgar 评分 10 分。术中胎盘粘连，术中出血 600 ml，入量 2250 ml，尿量 200 ml。术中监测血压波动于 100 ～ 145/60 ～ 90 mmHg。术后 17 h，患者出现言语不清，无头痛无头晕。测血压 140/80 mmHg。

## 问题 1：患者目前的主要问题是什么？如何处理？

**答**：患者出现明显神经系统体征——言语不清，急请神经内科、眼科会诊。

**神经内科会诊查体**：神志清楚，言语不清，双侧瞳孔等大正圆，直径 2.5 mm，对光反射灵敏，面纹对称，伸舌尚居中，四肢可遵嘱活动，右上肢指鼻试验较左侧欠稳准，四肢针刺觉对称，双侧巴宾斯基征未引出。颈软，余查体不能合作。建议磁共振成像（magnetic resonance imaging，MRI）检查。眼科急会诊：双眼正常眼底。

**急诊头颅 MRI 检查**

影像学描述：

双枕叶、左顶叶额叶皮质下白质，双侧丘脑、双侧小脑、脑桥多发脑回样、斑点、斑片样稍长 T1 稍长 T2 信号（图 1-1-1A ～ D）。FLAIR 为稍高信号（图 1-1-1E，F）。DWI 未见明显异常（图 1-1-1G，H）。脑室系统未见异常。

影像学诊断：1.颅内静脉窦血栓？ 2.脑梗死？ 3.可逆性后部白质脑病？

CEMRV：未见异常（图 1-1-2A，B）。增强后可见双侧丘脑、小脑内广泛强化（图 1-1-2C，D）。

## 问题 2：这个患者可能的诊断是什么？如何治疗？

**答**：患者目前 CEMRV：未见异常。MRI：DWI 未见异常，暂不考虑静脉窦血栓和脑梗死。结合影像学特点，诊断为可逆性后部脑病综合征。给予甘露醇 250 ml 每 8 h 静点脱水，监测血压，控制入量。

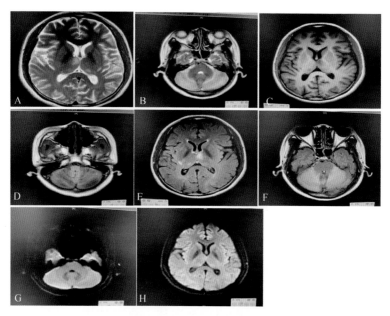

图 1-1-1　急诊头颅 MRI

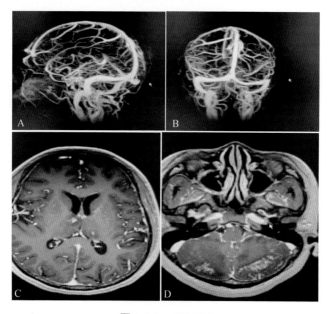

图 1-1-2　CEMRV

# 关于可逆性后部脑病综合征

## 1. 定义

可逆性后部脑病综合征（posterior reversible encephalopathy syndrome，PRES）是一个罕见的临床放射学综合征，1996 年由 Hinchey 教授首先提出[1]。

## 2. 病因及发病机制

在高血压或者妊高征患者中 PRES 与血压急剧波动相关。当血压升高超过脑血流自动调节能力时，可导致脑血流过度灌注并引起血管源性水肿。然而对于血压正常的患者而言，继发于免疫抑制治疗的内皮细胞毒性作用就起了主要作用。

## 3. 临床表现

主要为头痛、癫痫、视力障碍、意识障碍及精神异常等。绝大多数患者都具有严重的基础疾病，常见的有高血压、肾脏病、恶性肿瘤、器官移植、透析依赖等。其症状多可逆，预后较好，极少数患者加重甚至死亡。因临床缺乏特异性，诊断多依赖于影像学。

## 4. 典型影像学表现

主要在大脑后循环区域出现顶枕叶皮质下血管源性水肿[2-3]。

（1）病变分布：PRES 多累及后循环的皮质下白质并常扩展至皮质表面，而深部白质常不受累。出现于顶枕叶后部的局灶性或者融合性血管源性水肿是其典型表现。除此之外，PRES 还可累及其他部位如额叶、颞叶和脑干、小脑等。

颅内脑组织受累概率：后枕部、顶叶（90%）>额叶、深部白质（70%）>颞叶（60%）>小脑（50%）>基底节（30%）>脑干（< 30%）。

（2）病变倾向于后循环受累分布的机制：其确切机制不清。一般认为，与前循环相比，后循环相对缺乏交感神经的支配，而这种交感神经分布可能在血压急剧波动时对脑实质灌注具有重要的调节作用。影像学也证实 PRES 并不完全累及后循环，而呈自后循环向前循环呈梯度样分布，从侧面反映了脑实质内交感神经的梯度分布。

（3）影像学分型：分为典型 PRES 和变异型 PRES 两类。其中典型 PRES 中以顶枕叶受累常见，又分为：额上沟型、全分水岭型和顶枕叶型。变异型 PRES 分为：中央变异型和脊髓受累型[4]。

1）额上沟型：主要累及顶枕叶与额叶额上沟旁白质，而额极不受累。

2）全分水岭型：典型病变位于大脑前动脉（anterior cerebral artery，ACA）-大脑中动脉（middle cerebral artery，MCA）和 MCA-大脑后动脉（posterior cerebral artery，PCA）分水岭区，特征表现为额极或者皮质前型分水岭区受累。

3）顶枕叶型：累及顶枕叶皮质下白质和皮质，颞叶可有不同程度受累。

4）中央变异型：仅累及基底节、小脑或脑干，可伴有丘脑或脑室旁白质受累。

5）脊髓受累型：多合并中央变异型 PRES，除此之外还累及延髓颈髓交界区，甚至出现长节段脊髓病变。多为个案报道。

（4）依据影像学表现的水肿严重程度分级（表 1-1-1）[5]

表 1-1-1　依据影像学表现的水肿严重程度分级

| | 皮质或皮质下水肿 | 水肿从皮质延伸到皮质下 | 侧脑室旁白质水肿 | 小脑、脑干或基底节水肿 | 占位效应 |
|---|---|---|---|---|---|
| 轻度 | √ | — | | — | — |
| 中度 | | √ | — | 两个部位 | 轻度 |
| 重度 | | √ | √ | 全部 | 中线移位/脑疝 |

**5. 诊断**

Fugate JE 等曾提出以下三点作为研究中纳入的可逆性后部脑病综合征标准：①突然出现的神经功能症状。②影像学上（局灶性）血管源性水肿。③临床和影像学表现可逆。除此之外，其诊断应该完善相关辅助检查，排除一些重要的鉴别诊断。辅助检查方面，头颅核磁血管源性水肿为其重要表现，表现为长 T1、长 T2 信号，FLAIR 上呈高信号[6-7]。

### 6. 治疗

可逆性后部脑病综合征目前无特异治疗手段，主要为针对原发病、去除诱因、对症治疗。免疫抑制药物、糖皮质激素（血液系统疾病相关）应用可能诱发可逆性后部脑病综合征，可停用上述药物，或改用其他药物。对症治疗方面，控制血压，目标为降低基线水平的 25%，避免波动，但对具体降压药物尚无前瞻性研究。若患者出现抽搐、惊厥等表现，可予抗惊厥药物，症状消失后停用，但具体药物无推荐。出现低镁血症的患者，可予以补镁，血管痉挛时可应用药物舒张血管[8]。

### 7. 预后

可逆性后部脑病综合征多预后良好，部分患者可有复发，少数患者预后较差，多由于急性出血或大量颅后窝水肿导致阻塞性脑积水或脑干压迫，PRES 可能导致严重的后遗症甚至死亡。

## 本病例要点

本例患者诊断为可逆性后部脑病综合征（中央变异型），诊断要点主要依赖影像学表现。其发病可能与其自身体质，以及妊娠后期血压偏高和产后组织内体液汇流至循环系统有关。此期间应注意血压监测及输液量的管理，出现神经系统症状后及时行影像学检查，诊断后积极降压、脱水治疗。

（傅瑜）

## 参考文献

［1］Granata，G. Posterior reversible encephalopathy syndrome—Insight into pathogenesis，clinical variants and treatment approaches. Autoimmun Rev，

2015, 14（9）: 830-836.

［2］Ollivier, M. Neuroimaging features in posterior reversible encephalopathy syndrome: A pictorial review. J Neurol Sci, 2017, 373: 188-200.

［3］Bartynski, W.S., J.F. Boardman. Distinct imaging patterns and lesion distribution in posterior reversible encephalopathy syndrome. AJNR Am J Neuroradiol, 2007, 28（7）: 1320-1327.

［4］McKinney A.M. Posterior reversible encephalopathy syndrome: incidence of atypical regions of involvement and imaging findings. AJR Am J Roentgenol, 2007, 189（4）: 904-912.

［5］Brady, E. The imaging spectrum of posterior reversible encephalopathy syndrome: A pictorial review. Clin Imaging, 2018, 47: 80-89.

［6］Fugate, J.E. Posterior reversible encephalopathy syndrome: associated clinical and radiologic findings. Mayo Clin Proc, 2010, 85（5）: 427-432.

［7］Lee, V.H. Clinical spectrum of reversible posterior leukoencephalopathy syndrome. Arch Neurol, 2008, 65（2）: 205-210.

［8］Fischer, M., E. Schmutzhard. Posterior reversible encephalopathy syndrome. J Neurol, 2017, 264（8）: 1608-1616.

# 病例 2　卵巢过度刺激综合征合并急性脑梗死——神经内科、妇产科交叉

患者女，31 岁，主因"注射 HMG 1 个月，腹胀 20 余天，加重 4 天"收入院。

患者 1 个月前行 HMG（75 ～ 150 IU/d）促排卵、指导同房治疗，20 余天前出现腹胀、恶心，14 天前同房，4 天前恶心、呕吐明显，不能进食，稍憋气，尿量 < 500 ml/d。1 天前行腹部超声提示：肝周、脾周、腹盆腔积液，最深 6.1 cm，左卵巢大小 9.5 cm×7.6 cm，右卵巢大小 13 cm×7.8 cm。入院后当日行腹腔穿刺放液。住院第 2 日 20:00 患者排便后出现头痛、视物模糊、反应迟钝，无抽搐、意识障碍，查体血压 104/67 mmHg，脉搏 90 次 / 分。

## 问题 1：患者目前的主要问题是什么？如何处理？

**答**：患者目前出现头痛、视物模糊、反应迟钝等神经系统新发症状，急请神经内科会诊。

**神经内科会诊查体**：神志清楚，精神差，反应慢，颈无抵抗，视野查体不合作，双侧瞳孔等大正圆，直径 3 mm，对光反射灵敏，双眼球各向运动灵活，右侧鼻唇沟稍浅，伸舌居中，四肢可见自主活动，基本对称，双侧病理征（＋），余查体不能合作。建议急查头颅磁共振成像（magnetic resonance imaging，MRI）。

**急诊头颅 MRI**（图 1-2-1）：

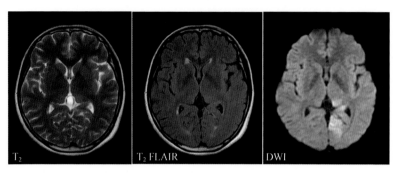

图 1-2-1　**影像学诊断**　左侧枕叶、背侧丘脑新发脑梗死

## 问题 2：这个患者可能的诊断是什么？如何治疗？

答：考虑患者卵巢过度刺激综合征（重度）合并急性脑梗死，于 23∶35 按 0.9 mg/kg 剂量行 rt-PA 静脉溶栓治疗，溶栓 24 h 复查头颅 CT 未见出血，予阿司匹林（因拟行米非司酮终止妊娠，2 天后停用）及抗凝治疗（使用低分子量肝素，9 天后改为华法林治疗），补充白蛋白、输注新鲜冰冻血浆、给予地塞米松及补液、扩容、维持水电解质平衡治疗，并多次予胸腹腔穿刺引流、卵巢黄体囊肿穿刺引流。住院第 14 日予口服米非司酮，住院第 15 日妇科超声提示宫内早早孕（三胎），行人工流产术。住院第 20 日腹胀、头痛等症状均完全缓解，查体：双眼右侧同向性偏盲，余神经系统查体未见异常。

### 关于卵巢过度刺激综合征合并急性脑梗死

**1. 定义**

卵巢过度刺激综合征（ovarian hyperstimulation syndrome，OHSS）是促排卵治疗引起的严重并发症，以卵巢增大、血管通透性增加、第三体腔积液及相关的病理生理过程为主要特征[1]。

重度 OHSS 患者可合并血栓事件，多发生于下肢、脑、心脏与肺，出现相应部位症状，可能危及生命[2]。对 36 例 OHSS 合并急性脑血管事件患者分析显示，77.8% 的患者表现为动脉血栓事件[3]。

**2. 病因及发病机制**

已知的 OHSS 高危因素包括：年龄 < 35 岁、高抗苗勒管激素（AMH）水平（> 3.36 mg/L）、多囊卵巢综合征（PCOS）、应用 HCG 触发排卵或黄体支持和早期妊娠、高雌激素水平及多个卵泡生长（基础窦卵泡计数 > 14 枚）。OHSS 发生在黄体期 LH 峰后或 HCG 促排卵后，外源性或内源性 HCG 升高会加重症状或延长持续事件。LH 或 HCG 过度刺激卵巢，使血管活性物质释放，引起血管通透性增高、液体渗出，从而形成胸腹水、血液浓缩与血容量减少。可能参与 OHSS 病理生理的因子包括血管内皮生长因子（VEGF）、前列腺素、血管紧张素Ⅱ等[2]。此外，白细胞增多可能释放更多的组织蛋白酶 G，损伤血管内皮。OHSS 患者可能合并凝血功能改变，包括组织因子和凝血酶浓度升高[4]。

**3. 临床表现及辅助检查**

OHSS 患者最早出现的临床表现是腹胀，可伴有恶心、呕吐、腹痛，盆腔超声可见直肠窝积液和卵巢增大。根据发生时间分为早发型及晚发型。早发型与促排卵相关，多发生在 HCG 注射后 9 天内。晚发型与早期妊娠内源性 HCG 升高及应用外源性 HCG 黄体支持有关，多发生在 HCG 注射 9 天后，临床症状更为严重。重型 OHSS 除腹胀、腹痛等症状外，还可出现难以缓解的恶心、呕吐、严重呼吸困难、少尿/无尿、低血压，还合并 HCT > 45%，WBC > 15×10⁹/L，尿量 < 600 ml/d，可能出现肝肾功能、凝血功能异常和胸腔积液。

OHSS 合并急性脑梗死以大脑中动脉受累最为常见，其次为颈内动脉。患者通常会出现偏瘫、失语、偏侧麻木、视野缺损等临床表现[4]。部分患者的血管成像可见责任血管狭窄，而症状缓解后狭窄也可能有所恢复[4]。

**4. 诊断及鉴别诊断**

OHSS 的诊断主要依据促排卵病史，结合腹痛、腹胀、体重增加和尿少等症状，以及盆腔超声、血常规等辅助检查。

对诊断为重度 OHSS 的患者，如出现新发的神经系统症状，需警惕出现颅内血栓事件，包括动脉性梗死和静脉血栓形成，可通过头颅 MRI、CEMRV、MRA 等检查明确诊断。结合患者临床表现及用药史，可能还需鉴别脑出血、蛛网膜下腔出血、Wernicke 脑病、中枢神经系统感染等。

**5. 治疗**

对 OHSS 合并急性脑梗死的患者，首先需进行 OHSS 的治疗，包括监测出入量、体重、腹围，监测 HCT、WBC、尿渗透压、电解质、肝肾功能等，超声监测卵巢大小和胸腹水变化，积极纠正低血容量并维持水电解质平衡，可应用晶体液、白蛋白、羟乙基淀粉、冰冻血浆等，避免在未纠正低血容量时应用利尿剂，定期予胸腹腔穿刺放液。对于严重的血液浓缩，如 HCT 大于 50%、有血栓倾向时，应考虑给予预防血栓的治疗，如应用低分子量肝素。必要时考虑终止妊娠，尤其是对多胎妊娠的患者[1-2]。

OHSS 合并急性脑梗死非常罕见，因此还没有形成标准的治疗方案，建议根据患者的具体情况进行个体化治疗。因为 rt-PA 会影响胎盘稳定性，通常妊娠期妇女是禁忌使用静脉溶栓治疗的，但当病情可能危及生命时，应根据具体情况进行决策。关于动脉溶栓和急诊机械取栓术，也有少数血管成功再通的病例报道。既往报道的多数病例在急性期接受了低分子量肝素和阿司匹林治疗[4-6]。

**6. 预后**

因 OHSS 为自限性疾病，OHSS 的病情发展与体内 HCG 水平相平行，未妊娠患者随着月经来潮病情好转；妊娠患者早孕期病情加重，在妊娠 6 周前开始逐渐改善[2]。

对 OHSS 合并急性脑梗死患者，病情预后取决于梗死部位、范围及治疗，若于急性期及时给予抗栓治疗多数患者预后较好[4]。

## 本病例要点

本病例患者诊断为卵巢过度刺激综合征合并急性脑梗死，诊断要点是重度卵巢过度刺激综合征患者出现新发神经系统症状，头颅磁共振成像提示急性脑梗死改变。其发病与血管通透性增高造成全身血液浓缩、血容量减少有关。对重度卵巢过度刺激综合征患者应在积极纠正低血容量的同时，警惕血栓事件发生，必要时预防性应用低分子量肝素抗凝，在出现神经系统症状后及时行影像学检查明确诊断，并根据患者病情予以个体化治疗，如静脉溶栓、机械取栓、终止妊娠等。

（刘晓鲁）

# 参考文献

[1] 刘风华，杨业洲，张松英，等. 辅助生殖技术并发症诊断及处理共识. 生殖与避孕，2015，35：431-439.

[2] 马彩虹，王洋. 促排卵并发症及其防治. 中国实用妇科与产科杂志，2015，31：39-43.

[3] Yang S，Yuan J，Qin W，et al. The Clinical Characteristics of Acute Cerebrovascular Accidents Resulting from Ovarian Hyperstimulation Syndrome. Eur Neurol，2017，77：221-230.

[4] Sachar P，Rajamani K. Young Ischemic Stroke in Association with Ovarian Hyperstimulation Syndrome. Journal of Stroke and Cerebrovascular Diseases，2016，25：e134-140.

[5] Kuwano A，Kubota Y，Nonaka T，et al. Mechanical Thrombectomy for Middle Cerebral Artery Occlusion Suspected of Ovarian Hyperstimulation Syndrome：Case Report and Review of the Literature. World Neurosurg，2019，132：300-302.

[6] Thornton KGS，Couillard P. Ovarian Hyperstimulation Syndrome and Arterial Stroke. Stroke，2015，46：e68.

# 病例 3 NMDAR 脑炎——
# 神经内科、妇产科交叉

患者女，18 岁，主因精神异常 9 天，发热伴意识障碍 1 天入院。

现病史：患者 9 天前出现失眠，突发精神异常，表现为自言自语及自哭自笑，就诊于精神科，考虑"焦虑症"，予"阿普唑仑、酒石酸唑吡坦"口服治疗，后出现拒绝参加考试，并趴倒在地、自言自语及唱歌跳舞等异常行为。1 天前患者出现发热，体温波动于 37.6 ~ 38.7℃，就诊于我院急诊科，查体：精神差，有自主睁眼，不语，有咀嚼动作，四肢少量自主活动及抖动，病理征阴性。后患者出现意识障碍加重，间断出现抽搐，每次持续 3 ~ 5 min，发作间期意识无好转，遂予以呼吸机辅助通气，对症控制癫痫持续状态。

既往史、个人史：体健，无特殊。

查体：T 38.3℃，BP146/103 mmHg，中度昏迷，对光反射迟钝，疼痛刺激无反应，四肢未见自主活动。

入院后诊断：发热、抽搐、意识障碍原因待查。

## 问题 1：患者目前的主要问题是什么？如何处理？

**答**：患者出现发热伴精神行为异常及抽搐，不除外中枢神经系统感染，请神经内科会诊。

**神经系统查体**：浅昏迷，脑膜刺激征阴性，双侧瞳孔等大等圆，直径为 3 mm，对光反射灵敏，四肢肌张力正常，四肢偶可见自主活动，肌力查体不合作，四肢反射对称＋＋，病理征阴性，余查体欠合作。

**会诊意见**：目前考虑中枢神经系统感染不除外，建议完善腰椎穿刺，头颅 MRI 检查，完善生化、甲状腺功能（甲功）、免疫相关筛查，予以对症降温、控制癫痫发作等对症处理。

患者完善自身免疫抗体筛查大致正常，肿瘤标志物（−），甲状腺功能筛查：游离三碘甲状腺原氨酸（free triiodothyronine，FT3）2.07 pg/ml↓，抗甲状腺球蛋白抗体（anti-thyroglobulin antibodies，TGAb）273.9 U/ml↑，抗甲状腺微粒体抗体（thyroid microsome antibodies，TMAb）1131.6 U/ml↑。

**腰椎穿刺：**脑脊液压力208 mmHg↑，细胞总数15个/微升↑，白细胞11个/微升↑，单核细胞为主；脑脊液蛋白40.0 mg/dl，涂片找细菌、结核菌、真菌（−），病毒PCR阴性；心电图、超声心动图、头颅MRI未见明显异常（图1-3-1）。

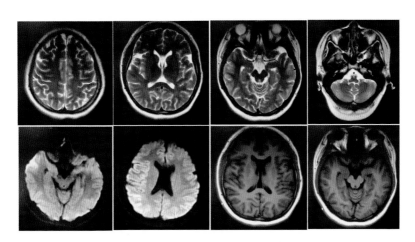

图1-3-1　患者头颅MRI检查

## 问题2：患者常规的化验检查阴性，还应该做哪些检查？

**答：**患者脑脊液细胞数轻度升高，以单核细胞为主，蛋白正常，常规病原体筛查阴性。虽甲功异常，但考虑患者精神行为异常比较突出，伴难以控制的癫痫发作，建议完善自身免疫性脑炎相关抗体筛查。

初步诊疗方案：对症生命支持，气管插管辅助通气，控制癫痫持续状态，监测吸氧，保护脑细胞，控制体温；腰穿初步结果不除外病毒性脑炎可能，加用抗病毒、抗感染及甘露醇脱水降颅压治疗。

送检血抗 N- 甲基 -D- 天门冬氨酸受体（N-methyl D-aspartate receptor，NMDAR）-IgG 强阳性（＋＋＋），脑脊液抗 NMDAR-IgG 强阳性（＋＋＋）。

**进一步诊断**：抗 NMDAR 脑炎。

**治疗方案**：加用静脉丙种球蛋白冲击治疗，0.4 mg/（kg·d），累计使用 5 天。

## 问题 3：发现 NMDAR-IgG 抗体异常后，患者进一步的诊治方案是什么？

**答**：需进一步积极排查病因，建议完善妇科超声。

**补充检查结果**：妇科超声示双侧卵巢畸胎瘤可能。

## 问题 4：患者的后续治疗及转归如何？

**答**：请妇科会诊，完善术前评估后行全麻下卵巢畸胎瘤剔除术，病理诊断：考虑成熟性囊性畸胎瘤。手术过程顺利，后继续脱水降颅压、抗癫痫及激素冲击治疗，患者经治疗意识转清，对答切题，拔除气管插管后呼吸良好，体温正常，无癫痫发作。神经系统查体未见明显阳性体征。

### 关于抗 NMDAR 脑炎

#### 1. 概述

2005 年，美国宾夕法尼亚大学 Vitaliani 等报道 4 例伴有畸胎瘤的年轻女性患者，表现为记忆力下降、精神症状、意识障碍和低通气综合征。2007 年，Dalmau 等在这组患者及另外 8 例具有类似神经系统表现的患者体内发现了抗 NMDAR 抗体，并提出了抗 N- 甲基 -D- 天门冬氨酸受体（N-methyl D-aspartate receptor，NMDAR）脑炎的概念[1]。

### 2. 病因及发病机制

NMDA 受体是中枢神经系统主要的兴奋性谷氨酸能受体，为一类离子型受体，主要分布于海马、前额叶皮质、小脑颗粒细胞层等。抗 NMDAR 抗体具有致病性，通过可逆性结合与抑制，导致 NMDAR 内化，使 NMDAR 介导的突触功能受损。畸胎瘤的神经组织中含有 NMDA 受体，作为抗原诱导产生抗体，诱发因素包括前驱感染及遗传易感性等。部分患者可伴发肿瘤，女性以畸胎瘤最为常见，其他肿瘤包括生殖系统肿瘤、纵隔错构瘤、小细胞肺癌、霍奇金淋巴瘤、神经母细胞瘤、乳腺癌、胰腺癌等。

### 3. 临床表现

主要表现为行为 / 认知障碍、记忆力下降、言语障碍 / 缄默、癫痫发作、意识水平下降、运动障碍 / 不自主运动、自主神经功能障碍（表现为心律失常、血压异常、唾液分泌增多、呼吸循环功能障碍等）、中枢性低通气。多数学者将临床表现归纳为 5 期：前驱期、精神症状和癫痫发作期、无应答期、运动障碍期及恢复期[2-4]。

### 4. 实验室及影像学检查

患者脑脊液可见轻度淋巴细胞增多，蛋白正常或轻度增高，可有寡克隆区带（oligoclonal bands，OB）阳性。绝大部分患者脑脊液中抗 NMDAR 抗体滴度高于血清，提示抗体可在鞘内合成，早期脑脊液和血的抗体滴度高提示预后不佳，合并肿瘤的患者脑脊液和血中抗体滴度较高[5]。头颅 MRI 表现无特征性，超过一半患者 MRI 显示无异常，当出现异常时，通常可在 T2 或 FLAIR 上见内侧颞叶、额叶皮质下白质和脑室周围异常信号，少数可见脑膜强化。进行性小脑萎缩是一个预后不良的指标[6]。脑电图上通常为非特异性慢波改变，在早期或晚期患者中，脑电图可能正常。癫痫样活动在高峰期最为常见，其中 1/3 表现为典型持续状态[7]。

**5. 治疗及预后**

首选治疗包括切除肿瘤、糖皮质激素冲击、给予静脉注射免疫球蛋白（intravenous immunoglobulin，IVIG）和血浆置换。其他治疗手段，包括环磷酰胺、利妥昔单抗及其他长程免疫治疗在个别病例及复发性患者中也有应用。一项关于中国患者的研究显示，在 220 名患者中，117 例（53.2%）患者接受了长期免疫治疗，包括 109 例（49.5%）使用吗替麦考酚酯（mycophenolate mofetil，MMF）治疗。经治疗，204 例（92.7%）患者获得了良好的临床效果[8]。

## 本病例要点

本患者诊断为抗 NMDAR 脑炎，主要表现为发热、抽搐伴精神行为异常，该疾病临床可分 5 期，部分重症患者会出现癫痫持续状态、低通气等危及生命表现，本病影像学、脑电图（electroencephalogram，EEG）无明显特异性表现，血及脑脊液抗 NMDAR-IgG 阳性是诊断最为重要的检查依据。出现抗体阳性患者应及早进行治疗，筛查肿瘤是病因筛查的重要步骤，合并畸胎瘤患者通过积极的手术治疗可改善预后。免疫治疗方面，糖皮质激素冲击、IVIG 和血浆置换是急性期治疗首选，其他治疗手段包括环磷酰胺、利妥昔单抗及其他长程免疫治疗在个别病例及复发性患者中也有应用。

（马妍）

## 参考文献

［1］Dalmau J，Gleichman AJ，Hughes EG，et al. Anti-NMDA-receptor encephalitis：case series and analysis of the effects of antibodies. Lancet Neurol，2008，7：1091-1098.

［2］Titulaer MJ，McCracken L，Gabilondo I，et al. Treatment and prognostic factors for long-term outcome in patients with anti-NMDA receptor encephalitis: an observational cohort study. Lancet Neurol, 2013, 12: 157-165.

[3] Iizuka T, Sakai F, Ide T, et al. Anti-NMDA receptor encephalitis in Japan: long-term outcome without tumor removal. Neurology, 2008, 70: 504-511.

[4] Irani SR, Bera K, Waters P, et al. N-methyl-D-aspartate antibody encephalitis: temporal progression of clinical and paraclinical observations in a predominantly non-paraneoplastic disorder of both sexes. Brain, 2010, 133: 1655-1667.

[5] Gresa-Arribas N, Titulaer MJ, Torrents A, et al. Antibody titres at diagnosis and during follow-up of anti-NMDA receptor encephalitis: a retrospective study. Lancet Neurol, 2014, 13 (2): 167-177.

[6] Bacchi S, Franke K, Wewegama D, et al. Magnetic resonance imaging and positron emission tomography in anti-NMDA receptor encephalitis: A systematic review. J Clin Neurosci, 2018, 52: 54-59.

[7] Freund B, Ritzl EK. A review of EEG in anti-NMDA receptor encephalitis. J Neuroimmunol, 2019, 332: 64-68.

[8] Xu X, Lu Q, Huang Y, et al. Anti-NMDAR encephalitis: A single-center, longitudinal study in China. Neurol Neuroimmunol Neuroinflamm, 2019, 7 (1): e633.

# 病例 4　蛛网膜下腔出血合并青光眼——神经内科、眼科交叉

患者女，53 岁，主因左眼痛 12 天，视物成双、左眼睑下垂 1 天入院。

12 天前，突发剧烈左眼痛，伴一过性意识丧失、小便失禁，1 min 清醒，无抽搐，后觉轻度头痛。无视力下降，无言语不清、吞咽困难、肢体活动不利，无发热。11 天前，于当地医院眼科就诊，查体：双眼前房周边浅，双侧眼压正常。双眼视力正常，右侧瞳孔直径 3 mm，对光反射灵敏，左侧瞳孔直径 4 mm，对光反射减低。当地医生考虑：双眼原发性急性闭角型青光眼（临床前期）？后于神经内科就诊，考虑"神经痛"，予卡马西平治疗无明显改善。5 天前，于当地医院眼科就诊，查体：双眼前房浅，周边明显，双侧眼压正常。视力正常，右侧瞳孔直径 3 mm，对光反射灵敏，左侧瞳孔直径 5 mm，对光反射消失，予毛果芸香碱滴眼液。2 天前，于当地医院查左侧眼压升高，左眼眼压 51 mmHg，右眼眼压 20 mmHg，行激光下虹膜切除术，予毛果芸香碱滴眼液。1 天前，出现视物成双，左侧眼睑逐渐下垂，无晨轻暮重。持续左侧眼周痛、头痛。

既往史：高血压，糖尿病，左侧周围性面瘫，遗留轻度左鼻唇沟略浅。

查体：神志清楚，语言流利，脑膜刺激征阴性。粗测视力可，双侧瞳孔等大正圆，直径 2.5 mm，右侧瞳孔对光反射灵敏，左侧瞳孔对光反射迟钝，左侧上睑下垂，左眼上下视、内收受限，双面部针刺觉对称，左侧鼻唇沟略浅，伸舌居中。四肢肌力 V 级，肌张力正常，双指鼻、跟膝胫试验稳准，四肢腱反射＋＋，病理征阴性，双侧深浅感觉对称。

## 问题 1：结合患者入院查体，考虑其动眼神经麻痹的定位诊断是什么？

答：患者非双眼同向性活动障碍，不考虑核上性眼肌麻痹。核间性眼肌麻痹通常表现为水平凝视麻痹，上睑提肌、眼内肌不受累，本患者表现不支持。核性眼肌麻痹通常为双侧，伴邻近结构损害，分离性眼肌麻痹，与患者表现不符。此外，患者无明显疲劳不耐受现象，眼内肌同时受累，考虑肌肉或神经肌肉接头疾病可能性小。因此，结合患者上睑提肌受累、眼球活动改变、对光反射异常，考虑为完全性动眼神经麻痹。

## 问题 2：该患者需鉴别哪些疾病，进一步需进行哪些检查？

答：该患者需要鉴别颅内动脉瘤、脑干病变、海绵窦综合征、眶上裂及眶尖综合征、吉兰-巴雷综合征、糖尿病性动眼神经麻痹、痛性眼肌麻痹等。需完善头颅 MRI、MRA，必要时进一步完善血生化、糖化血红蛋白、糖耐量、免疫、肿瘤、甲状腺功能、增强 MRI、肌电图、腰椎穿刺等。

**影像学检查：**

头颅 MRI：未见明显异常。

头颅 MRA：左侧后交通动脉动脉瘤（图 1-4-1）。

**进一步检查：**

头颅 CT：未见明显出血。

腰椎穿刺：红细胞数升高（无穿刺伤），提示蛛网膜下腔出血。

## 问题 3：该患者应如何进行后续治疗？

答：患者明确诊断后，尽快完善了 DSA 检查明确存在动脉瘤，

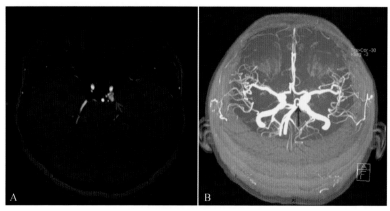

图 1-4-1　头颅 MRA
**A.**箭头标注处为动脉瘤；**B.**箭头标注处为动脉瘤

并进行了动脉瘤栓塞手术。术后给予营养神经治疗。患者 3 个月后复查，眼睑下垂已完全恢复，眼球活动、复视情况明显好转。

## 问题 4：患者是否同时合并青光眼？患者动脉瘤压迫，为何入院查体时瞳孔不大？

　　**答：**患者刚发病时并未真正出现青光眼，考虑首次突发眼痛为动脉瘤破裂。但患者存在前房浅的基础，而动脉瘤压迫导致瞳孔扩大，后续诱发了青光眼发作。入院查体瞳孔不大是因为眼科治疗青光眼应用了毛果芸香碱，其作用于瞳孔括约肌的 M 受体，导致瞳孔收缩，故瞳孔不大，因此干扰了神经内科医生的诊断。

### 关于颅内动脉瘤与青光眼

#### 1. 颅内动脉瘤不容忽视的眼痛
　　该患者的首发症状是眼痛。我们最熟悉的动脉瘤性蛛网膜下腔出血的常见表现是剧烈头痛，眼痛在临床上更容易被忽视。然而，无论是动脉瘤性蛛网膜下腔出血，还是未破裂的动脉瘤，都会出现眼痛的症状。眼痛的性质以搏动性胀痛常见，为间歇性或持续性。常见于颈内动脉后交通段动脉瘤和眼动脉段、海绵窦段动脉瘤，动脉瘤多体积较大。

**2. 颅内动脉瘤与青光眼的鉴别**

这个病例早期被误诊为青光眼，是因为确实有许多与青光眼表现相近之处。首先复习下青光眼的知识。正常情况下，房水通过小梁循环来维持眼压的平衡，但如果小梁阻塞，房水循环受阻聚积，导致眼压升高，并可向后压迫视神经。临床上常表现为严重头痛、眼痛，偶尔恶心呕吐、视力下降、畏光，查体可见瞳孔扩大。头痛、眼痛、恶心呕吐、瞳孔扩大都是和动脉瘤很相似的表现。因此如果患者先就诊于眼科，也许就被先入为主，当作青光眼处理了。或者即使首诊于神经科，若发生了蛛网膜下腔出血则进行头颅 CT 很容易发现，但如果动脉瘤尚未破裂，或破裂前兆，查头颅 CT/MRI 阴性，没有进一步查 MRA/CTA，也有可能误诊为青光眼转至眼科。那么临床上有什么表现可用来鉴别吗？

其实最容易的甄别点就是眼肌麻痹，如果患者就诊时出现了眼肌麻痹，通常第一时间就会为患者完善血管检查，眼科医生也常常会想到请神经科医生会诊。对于本病例早期误诊的一个重要原因是，她的眼肌麻痹在发病 11 天后才出现，所以具有迷惑性。

但这个罪犯动脉瘤仍留下了蛛丝马迹，该患者在刚发病时出现过一过性的意识障碍，并且伴小便失禁。这并不是青光眼发作的典型表现，而是蛛网膜下腔出血的重要表现，因此应该引起高度警惕。

另外，患者在发病全程没有明显视力下降。视力下降在青光眼患者，尤其是急性发作的患者中较为常见，但在动脉瘤性蛛网膜下腔出血患者中并不多见，这一现象虽然不是绝对鉴别点，但是当其他临床表现不典型时，也是需要我们去思考注意的地方。

**3. 颅内动脉瘤与青光眼的关联**

这个病例的关键点，动脉瘤是如何诱发青光眼的呢？患者第一次眼科就诊记录上就写到了前房浅，这也是这个患者最终会诱发青光眼的一个重要基础，一些老年人就会有前房浅。而当动脉瘤引起瞳孔扩大后，虹膜退向周边，厚度增加，前房角变狭窄或阻塞，可造成房水排出困难，导致眼压增高。另一方面，瞳孔扩大后，虹膜紧贴在晶状体上，后房的房水进入前房受阻，并把虹膜根部向前"顶"，使前房角更狭窄，造成眼压进一步增高，而发生急性闭角型青光眼。所以患者有前房浅的基础，在动脉瘤导致瞳孔扩大的诱因下，激发了青光眼。因此，患者刚刚发病当天，并不是青光眼早期，而几天后眼压升高，才真正出现急性青光眼发作。类似病例既往文献报道不多，只有两篇文献有类似报道[1-3]。

## 本病例要点

这是一例以眼痛起病，早期被外院误诊为青光眼发作的患者，从这个病例中我们可以总结出以下经验：首先，眼痛也可以是动脉瘤性蛛网膜下腔出血或未破裂动脉瘤的主要表现，甚至首发及主要表现，临床不容忽视。其次，眼痛患者应重视与青光眼与动脉瘤鉴别的细节。再次，对于有前房浅基础的患者，动脉瘤引起的瞳孔扩大可诱发青光眼急性发作。

（叶珊）

## 参考文献

[1] Wilson WB, Barmatz HE. Acute angle-closure glaucoma secondary to an aneurysm of the posterior communicating artery. Am J Ophthalmol, 1980, 89（6）：868-870. doi：10.1016/0002-9394（80）90182-8.

[2] Zaidi AA. Diabetic oculomotor nerve palsy giving rise to acute secondary glaucoma. Br J Ophthalmol, 1971, 55（5）：348-349. doi：10.1136/bjo.55.5.348.

[3] Neifert SN, Chapman EK, Martini ML, et al. Aneurysmal Subarachnoid Hemorrhage：the Last Decade. Transl Stroke Res, 2021, 12（3）：428-446. doi：10.1007/S 12975-02D-00867-0.

# 病例 5　连枷臂综合征——
# 神经内科、骨科交叉

患者男，63 岁，主因"右上肢疼痛 3 年，进行性上肢无力 2 年"入院。

患者 3 年前无明显诱因出现晨起后右上肢麻木胀痛，由右侧颈部放射至手掌，1～2 h 活动后好转，症状持续、缓慢进展。2 年前患者出现右上肢近端无力，主要表现为上抬费力，影响梳头穿衣，写字持筷尚可，就诊于当地医院，完善颈椎、胸椎、腰椎核磁等相关检验检查，考虑"颈椎病"，予对症治疗无明显好转。5 个月前患者自觉双手活动欠灵活，自觉握拳困难，遇冷后症状稍加重、活动后缓解，日常持筷等无受限。3 个月前患者无明显诱因出现左上肢近端无力，性质与右上肢大致相同，但程度轻于右侧，偶有上抬后肌肉抽动、疼痛不适，偶有前胸、四肢肉跳感，双手不自主颤抖。遂因上述症状就诊于我院骨科门诊，考虑"脊髓型颈椎病，腰椎管狭窄症"，但不除外运动神经元病，转至我科进一步诊治。患者自发病以来，行走可，吞咽、言语功能正常，无胸闷憋气、无活动后气短。精神睡眠可，饮食佳，二便无明显改变，体重 1 年内下降 10 kg。

既往史、个人史及家族史：糖尿病 20 余年，目前皮下注射胰岛素控制血糖，未规律监测，曾有低血糖发作史。发现颈椎病、腰椎间盘突出症 2 年余。吸烟 10 余年，1 包 / 天，未戒烟。家族"糖尿病"病史，否认肌萎缩、肌无力家族史。

## 问题 1：患者的主要问题是什么？应做哪些检查？

**答**：患者目前的最核心问题是明确诊断，评估患者症状是神经系统疾病所引起还是骨科疾病所导致。应完善神经电生理检查及肿瘤、免疫等相关检查。

**神经内科查体：**生命体征平稳、心肺腹查体未见异常，双手手指肿胀，近端指关节、掌指关节轻度压痛。神志清楚，言语流利。高级皮质功能粗测未见明显异常。双眼各向运动充分，无复视、眼震。双侧瞳孔等大正圆，直径 3 mm，对光反射灵敏。双侧咬肌、颞肌有力，张口无偏斜；面部针刺觉对称正常，角膜反射存在，吸吮反射（＋）、下颌反射（－）、右侧掌颌反射（＋）。额纹、眼裂、鼻唇沟对称，睁眼、闭眼、皱眉、鼓腮、示齿对称有力。双侧软腭上抬可，悬雍垂居中，咽反射消失。双侧胸锁乳突肌、斜方肌无萎缩，转颈、耸肩对称有力。伸舌居中，舌肌无纤颤、萎缩。双上肢近端肌肉可见明显萎缩，余肌容积正常，双上肢肌张力减低、余肢体张力正常。左上肢近端肌力Ⅲ级、远端Ⅳ$^+$级，右上肢近端肌力Ⅲ级、远端Ⅳ$^-$级。左下肢近端肌力Ⅴ$^-$级、远端Ⅴ级，右下肢肌力Ⅴ级。上肢指鼻试验、轮替运动完成困难，跟膝胫试验稳准，龙贝格（Romberg）征阴性，行走时无法摆臂，步态正常。四肢深浅感觉未见明显异常。腹壁反射存在，双上肢胸肌反射（＋），肱二头肌反射、肱三头肌反射、桡骨膜反射对称（－）；左下肢膝腱反射（＋＋）、右下肢膝腱反射（＋）、跟腱反射对称（＋）；双上肢霍夫曼（Hoffmann）征、罗索利莫（Rossolimo）征均（－），双下肢巴宾斯基（Babinski）征、查多克（Chaddock）征均（－）。脑膜刺激征（－）。皮肤划痕征（－）。

**实验室检查：**血脂：总胆固醇 6.51 mmol/L、甘油三酯 1.8 mmol/L、低密度脂蛋白 4.69 mmol/L、高密度脂蛋白 0.94 mmol/L；肌酸激酶 374 U/L；糖化血红蛋白 8.8%；甲功：抗甲状腺过氧化物抗体＞1300 U/ml、促甲状腺素 5.11 μIU/ml、抗甲状腺球蛋白抗体 113.8 U/ml；免疫球蛋白七项：免疫球蛋白 E 113.6 IU/ml、补体 C3 0.848，余未见明显异常；免疫球蛋白固定电泳：白蛋白 70.1%、γ-球蛋白 11.0%，余未见明显异常，未见单克隆带；微量元素测定：微量元素铁 10.1 mmol/L；血尿便常规、术前免疫八项、凝血、肿瘤标志物、免疫相关指标未见明显异常。

脑脊液常规：细胞总数 4 个 / 微升、白细胞数 2 个 / 微升；脑脊液生化：脑脊液总蛋白 85.1 mg/dl ↑、快速葡萄糖 4.1 mmol/L；寡克隆带 + 24 h IgG 合成率：IgG 合成率 5.9 mg/d，白蛋白（脑脊液）621 mg/L、免疫球蛋白 G（脑脊液）78.3 mg/L，余未见异常；脑脊液细胞学、血 + 脑脊液抗神经节苷脂抗体谱、血中水通道蛋白 4（AQP-4）抗体均阴性。

**影像学检查**：2019 年 3 月颈椎 MRI 平扫：颈椎退行性变，颈 3 ~ 4、颈 4 ~ 5、颈 5 ~ 6、颈 6 ~ 7 间盘膨出、突出，椎管狭窄，硬膜囊受压。2020 年 1 月颈椎 MRI 平扫（外院）：颈 4 ~ 7 间盘突出、椎管狭窄、颈椎退行性变（颈 4 ~ 7 间盘向后突出、硬膜囊受压，局部椎管略变窄，椎体及颈髓信号未见异常）。2019 年 3 月腰椎 MRI 平扫（外院）：腰椎退行性变，腰 1 ~ 2、腰 2 ~ 3、腰 3 ~ 4、腰 4 ~ 5 及腰 5 ~ 骶 1 间盘膨出、突出，椎管轻度狭窄。2019 年 3 月头颅 MRI 平扫：脑内多发缺血灶。2020 年 6 月 10 日臂丛神经 MRI 增强：双侧臂丛神经未见明显异常。2020 年 5 月手关节正位：双手退行性变、左腕月骨内囊变（关节间隙未见明显增宽、狭窄，未见明显软组织肿胀，未见骨折及脱位）。2020 年 6 月肺功能：通气功能正常、小气道功能减低、残总比增加（FVC 83%Pred）。

2019 年 5 月肌电图（本院）：双正中神经腕点 CMAP 潜伏期延长，右尺神经 CMAP 波幅下降，左腓总神经 CMAP 潜伏期延长、波幅明显下降，右正中神经 SNAP 潜伏期延长，右正中神经 F 波出现率下降，右第一骨间肌、双胫前肌、总指伸肌、左腹直肌示神经源性损害。

## 问题 2：结合上述检验结果，患者的症状是颈椎病引起的吗？如果不是，那么患者可能的诊断是什么？

**答**：肌电图提示患者肌肉神经源性损害的程度无法用颈椎病

所解释，考虑患者的最主要病因不是颈椎病。

患者中老年男性，慢性进行性病程，主要表现为进行性双上肢无力2年，延髓及下肢无明显症状，查体以双上肢近端无力、萎缩最明显，伴有延髓、颈段上运动神经元受累的体征，肌电图提示颈段、胸段、腰骶段肌肉神经源性损害。结合病史、查体及辅助检查结果，诊断考虑连枷臂综合征。结合患者颈椎核磁、腰椎核磁结果，考虑患者合并颈椎病、腰椎间盘突出。

## 关于连枷臂综合征

连枷臂综合征（flial arm syndrome，FAS）是肌萎缩侧索硬化（amyotrophic lateral sclerosis，ALS）中的特殊亚型，于19世纪末首先报道，在1998年首次被定义[1-4]。典型表现为进行性近端为主的双上肢无力和萎缩，没有或仅有其他节段轻度受累的表现，延髓和下肢没有明显的功能受累，由于三角肌、冈上/下肌、胸锁乳突肌、小圆肌以及手部肌肉萎缩，出现肩部下沉以及旋前的特殊姿势，又称为桶人综合征[1-3]。

目前针对FAS有多种诊断标准，其最主要的差别在于患者症状局限于上肢的时间。最为常用的诊断标准由Wijesekera等于2009年提出，最核心的内容如下。支持标准：①上肢下运动神经元损害；②进行性、近端为主的无力和萎缩；③在病程中上肢可能出现腱反射异常或其他病理反射。排除标准：①上肢症状出现后12个月内出现下肢或延髓的功能受累；②上肢肌张力升高；③就诊时仅有上肢远端无力萎缩但无上肢近端受累[1]。

尽管FAS患者最经典的表现为双上肢近端对称性无力伴萎缩，但起病症状可以多种多样[1-4]。研究发现，以单侧上肢远端起病的患者并不少见，患者可以写字或持筷困难为主诉[4-5]。当这些患者就诊时，易被诊断为颈椎病、腕管综合征或多灶性运动神经病等疾病，尤其是患者合并颈椎间盘突出及椎管狭窄时更易被误诊[4-5]。延髓及脊髓其他节段的肌电图检查有助于鉴别FAS和颈椎病。

与上肢起病的经典型 ALS 相比，FAS 患者发病年龄更晚、男性比例更高、诊断延迟时间更长、病情进展较慢、预后相对较好[1, 4-7]。上肢近端症状最为明显、症状局限于上肢 12 个月以上是 FAS 区别于上肢起病的经典型 ALS 的最重要特征。FAS 患者预后较好的原因可能与延髓及呼吸肌受累较晚、传播模式特殊等因素相关[4]。

另外值得注意的是，部分患者以类似 FAS 的表现就诊，但就诊时距发病尚不满 12 个月[5]。相比 FAS 和上肢起病的经典型 ALS 来说，这类患者进展更快，预后更差[5]。因此在临床上遇到症状类似 FAS 的患者，不能简单地判断其预后，而应结合患者临床表现、查体、辅助检查结果等进行综合考虑。

## 本病例要点

本例患者最终诊断为连枷臂综合征，诊断需综合考虑患者临床表现、查体、辅助检查结果。由于其罕见性及隐匿性，连枷臂综合征在临床上易被误诊为颈椎病等其他疾病，延髓及脊髓其他节段的肌电图检查有助于鉴别 FAS 和颈椎病。此外，在临床上遇到症状类似 FAS 的患者，不能简单地判断其预后，而应结合多因素综合考虑。

（陈璐）

## 参考文献

[1] Wijesekera LC，Mathers S，Talman P，et al. Natural history and clinical features of the flail arm and flail leg ALS variants. Neurology，2009，72（12）：1087-1094.

[2] Hino S，Sasaki S. Flail arm syndrome with cytoplasmic vacuoles in remaining anterior horn motor neurons：A peculiar variant of amyotrophic lateral sclerosis. Neuropathology，2015，35（6）：582-586.

[3] Al-Chalabi A，Hardiman O，Kiernan MC，et al. Amyotrophic lateral

sclerosis: moving towards a new classification system. The Lancet Neurology, 2016, 15（11）: 1182-1194.

[ 4 ] Hubers A, Hildebrandt V, Petri S, et al. Clinical features and differential diagnosis of flail arm syndrome. J Neurol, 2016, 263（2）: 390-395.

[ 5 ] Chen L, Tang L, Fan D. Twelve-month duration as an appropriate criterion for flail arm syndrome. Amyotrophic lateral sclerosis & frontotemporal degeneration, 2020, 21（1-2）: 29-33.

[ 6 ] Chio A, Logroscino G, Hardiman O, et al. Prognostic factors in ALS: A critical review. Amyotrophic lateral sclerosis, 2009, 10（5-6）: 310-323.

[ 7 ] Mandrioli J, Faglioni P, Nichelli P, et al. Amyotrophic lateral sclerosis: prognostic indicators of survival. Amyotrophic lateral sclerosis, 2006, 7（4）: 211-220.

# 病例 6　卵圆孔未闭导致脑梗死
## ——神经内科、心外科交叉

患者男，50 岁，主因"一过性头晕伴言语不利 3 天，再发伴左侧肢体力弱 1 天"来诊。

患者 3 天前散步时出现头晕伴言语不利，持续数分钟后完全缓解。1 天前再次出现头晕、言语不利，伴左侧肢体力弱。发病 2 h 左右就诊于我院急诊，查体示"神志清楚，言语欠流利，面纹对称，左侧肌力 V⁻级，余肌力 V 级"，头颅 CT 未见出血，考虑急性脑梗死，给予静脉溶栓治疗。溶栓后症状无明显好转。完善头颅核磁示双侧内囊后肢梗死，收入院治疗。

既往史：十二指肠球部溃疡 20 年。否认高血压、心脏病史，否认糖尿病、脑血管疾病病史。

查体：神志清楚，言语欠流利；左侧鼻唇沟浅；左侧面部针刺觉减退，伸舌左偏；左上肢肌力 IV 级，余肢体肌力 V 级；左侧指鼻试验、轮替运动、跟膝胫试验欠稳准。左侧肢体针刺觉减退。余神经系统查体阴性。

## 问题 1：患者目前诊断是什么？影像学表现可以解释患者的临床表现吗？

答：患者头颅核磁弥散加权成像（DWI）序列可见双侧内囊后肢高信号，左侧较右侧亮，而表观弥散系数（ADC）相应位置右侧较左侧信号更低（图 1-6-1）。结合患者病史，考虑确实为双侧梗死，位于双侧脉络膜前动脉供血区。左侧的病灶更早，导致了 3 天前症状的发作；而右侧的梗死灶相对较新，与本次出现左侧肢体力弱相符。

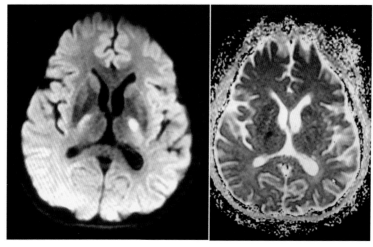

图 1-6-1　头颅核磁

## 问题 2：患者脑梗死的病因是什么？需要进一步完善哪些检查？

答：临床上较少见到 3 天之内先后出现双侧内囊后肢的梗死。完善头颅 MRA、颈部血管超声，未见到明显颅内外血管狭窄及畸形。在心脏检查方面，患者心电图示预激综合征，但 24 h 动态心电监测并未见心房颤动、室上性心动过速等其他类型的心律失常；经胸超声心动图也未见明显异常。

## 问题 3：常规的检查未见明显异常，还需要进行什么检查来查找病因？

答：继续给患者完善经颅多普勒超声（TCD）发泡试验及经食管超声心动图，结果如下：

**TCD 发泡试验**：注射激活生理盐水 5 s，分别于平静呼吸及 Valsalva 试验后，监测不同深度双侧大脑中动脉，记录"微栓子"信号。平静呼吸，双侧"微栓子"数目 2 个。Valsalva 动作下，

双侧 "微栓子" 数目 5 个。

**经食管超声心动图**：卵圆孔未闭（左向右微量分流），左心房左心耳未探及血栓。

## 问题 4：在正常成年人中，也常有卵圆孔未闭的情况，那这是否真的与患者这次脑梗死相关呢？

**答**：我们需要进一步了解卵圆孔未闭所致脑梗死的临床特点，才能加以判断。

### 关于卵圆孔未闭

**卵圆孔未闭（patent foramen ovale，PFO）**是最常见的房间隔缺损类型。卵圆孔一般于出生后 3 个月闭合，大约 1/4 的人群会持续保持开放。PFO 与隐源性卒中密切相关，反常栓塞是其可能机制之一。

静脉血栓形成在成人很常见，静脉系统静息性血栓形成每年发生率为 4%，每次长程飞机旅行的发生率为 10%。如果左右心房之间存在通道，静脉系统的血栓就会绕开肺结构的过滤，直接进入动脉系统。PFO 的平均直径为 4.9 mm（1～19 mm），足以让栓子闭塞大脑中动脉（直径 3 mm）和大部分皮质分支（1 mm）。据统计，50% 的隐源性卒中合并 PFO，年轻和中年隐源性卒中 PFO 比例是已知病因缺血性卒中的 2.3 倍。

PFO 的检测手段主要有三种：经胸超声心动图（TTE）、经食管超声心动图（TEE）和经颅多普勒超声（TCD）。这些检查项目各有优劣。

（1）TTE 属于无创检查，但敏感性最差，仅能够检测到 50%～60% 的 PFO。

（2）TEE 敏感性大约 90%，特异性大于 95%，依然有 10% 的 PFO 被漏诊，但 TEE 能够同时检测 PFO 的解剖结构，判断是否合并房间隔动脉瘤，以及检测有无近端来源的栓子比如主动脉弓动脉粥样硬化、左心耳血栓和房性心脏病的征象。

（3）TCD能够检测到90%～100%被TEE检测到的PFO；也可以检测到被TEE漏诊的部分小PFO，可通过较强的Valsalva动作引出。TEE和TCD可以互为补充。

既然在正常人中PFO都有如此高的发病率，那么如何确定PFO确实就是患者脑梗死的病因呢。以下五个特征有助于判断：

（1）静脉血栓形成或静脉血栓形成倾向：由于PFO所致脑梗死血栓的根本来源其实是静脉系统，因此若能通过检查发现静脉血栓或者存在血栓形成倾向的证据，那么PFO所致脑梗死的证据就大大增加。比如：

- 卒中后48～72 h采用下肢超声、骨盆CT或磁共振静脉造影或肺CTA检查发现合并深部或表浅静脉血栓形成
- 有创静脉造影发现静脉血栓
- 环境驱动静脉血栓形成的危险因素
- 实验室检查发现静脉高凝状态
- 影像学发现静脉性水肿的解剖异常
- 既往存在静脉血栓栓塞的病史

（2）持续或短暂高流量右向左分流：较大的PFO面积和慢性肺动脉高压的患者在静息状态下就可以存在右向左分流。有的患者虽然静息状态下不存在，但在Valsalva动作时，回心血量增加，可导致瞬时的右向左分流。因此应注意仔细询问病史，若患者卒中发生在做Valsalva动作时，提示PFO可能是卒中的病因，这些动作包括负重、用力排便、性交、咳嗽、打喷嚏或呕吐等。

（3）合并房间隔动脉瘤（atrial septal aneurysm，ASA）：ASA能够促进静脉栓子通过PFO到达右心房，也能够导致涡流产生，从而促进血栓的形成。

（4）缺乏动脉粥样硬化的危险因素：若缺乏动脉粥样硬化斑块形成的危险因素，那么PFO作为脑梗死病因的可能性增加，例如青年患者，无高血压、高血脂、糖尿病及吸烟史等。反之存在其他更高可能性病因时，PFO作为病因的可能性减小。

矛盾性栓塞风险评分（risk of paradoxical embolism score，

RoPE）就是以此来定量评价 PFO 作为病因的可能性大小。一般认为，0 ～ 3 分 PFO 与栓塞无关，＞ 6 分可以认定为 PFO 致病性卒中（表 1-6-1）[1-4]。

表 1-6-1　RoPE

| 项目 | 得分 |
| --- | --- |
| 无高血压病史 | 1 分 |
| 无糖尿病病史 | 1 分 |
| 无卒中、TIA 病史 | 1 分 |
| 无吸烟史 | 1 分 |
| 皮质梗死 | 1 分 |
| 年龄　18 ～ 29 岁 | 5 分 |
| 　　　30 ～ 39 岁 | 4 分 |
| 　　　40 ～ 49 岁 | 3 分 |
| 　　　50 ～ 59 岁 | 2 分 |
| 　　　60 ～ 69 岁 | 1 分 |
| 　　　≥ 70 岁 | 0 分 |

TIA：短暂性脑缺血发作

（5）易受累的脑动脉和区域：PFO 所致脑梗死为栓塞性梗死，但与心房颤动（atrial fibrillation，AF）所致梗死病灶有所不同。2013 年 *Stroke* 杂志上的一篇文献总结了 117 名 PFO 患者和 358 名 AF 患者的脑梗死影像学特征。

PFO 相当于过滤器，仅允许较小的栓子通过，因此小的皮质梗死或多发小皮质分散梗死灶常见。而 AF 形成的栓子较大，所致梗死灶通常为皮质较大面积融合性病灶。两者都会有少部分深部病灶。

回到这个病例，首先该患者为中年男性，没有太多危险因素，RoPE 5 分，为临界范围；影像学表现为双侧、深部的小梗死灶，考虑与小 PFO 所致脑梗死特点相符合。

## 问题 4：如何选择后续进一步治疗方案？

答：既往有研究提示 PFO 封堵术在预防隐源性脑卒中复发方面并不优于药物。然而随着随访时间的延长及更多的大型临床研究的出现，得出了相反的结论：对于 PFO 患者缺血性脑卒中和短暂性脑缺血发作（TIA）的预防，封堵术要显著优于药物。因此2017 年我国指南也进行了修改，除了首次发作不明原因事件且无解剖学 / 临床危险因素者仍推荐使用药物治疗外，其余更推荐PFO 封堵术（图 1-6-2）。

**解剖学危险因素包括**：房间隔瘤，大 PFO（＞ 4 mm），大量右向左分流，下腔静脉瓣＞ 10 mm，希阿里网，长隧道型 PFO 等。

**临床危险因素包括**：年龄＜ 55 岁，CT/MRI 显示多发缺血性病灶，临床栓塞事件复发者，DVT/PE 病史或易栓症者，Valsalva动作相关血栓栓塞事件，睡眠呼吸暂停，RoPE ≥ 6 分者，同时发生体循环 / 肺循环栓塞。

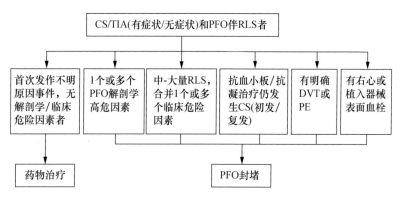

图 1-6-2　治疗选择推荐

本例患者虽然为首次发作的脑梗死、分流量较小，但是合并多个临床危险因素，包括年龄＜ 55 岁、3 天内栓塞事件复发，因此最终收入我院心外科病房行 PFO 封堵术。

## 本病例要点

本例患者诊断为双侧内囊后肢脑梗死，病因考虑卵圆孔未闭。诊断主要依靠头颅核磁、头颈动脉 CTA、TCD 发泡试验、经食管超声心动图等检查手段。在正常人群中也有部分合并 PFO，因此应谨慎判断患者 PFO 是否与本次脑梗死相关，从而选择合适的治疗方法。

（于洲　张新宇）

## 参考文献

［1］Kim BJ，Sohn H，Sun BJ，et al. Imaging characteristics of ischemic strokes related to patent foramen ovale. Stroke，2013，44（12）：3350-3356. doi：10.1161/STROKEAHA.113.002459

［2］Saver JL，Mattle HP，Thaler D，et al. Patent Foramen Ovale Closure Versus Medical Therapy for Cryptogenic Ischemic Stroke：A Topical Review. Stroke，2018，49（6）：1541-1548. doi：10.1161/STROKEAHA.117.018153. Epub 2018 May 14.

［3］郑华光，王伊龙，陈启东，等 . 反常性栓塞风险量表在合并卵圆孔未闭的隐源性卒中或短暂性脑缺血发作患者中的应用 . 中国卒中杂志，2014，8：654-662. DOI：10.3969/j.issn.1673-5765.2014.08.006.

［4］中华医学会心血管病学分会，中国医师协会心血管内科医师分会 . 卵圆孔未闭预防性封堵术中国专家共识 . 中国循环杂志，2017，32（3）：209-214. DOI：10.3969/j.issn.1000-3614.2017.03.001.

# 病例 7　吉兰-巴雷综合征——神经内科、药剂科、骨科交叉

患者男，54 岁，主因颈椎外伤 20 天，术后再发四肢无力 10 天入院。

20 天前患者颈椎被重物砸伤，双上肢无力伴麻木、疼痛，下肢未受累，无二便障碍。外院就诊，查体左上肢肌力 II 级，右上肢肌力 III 级，双下肢肌力 V 级；颈椎 CT 示 C5/6、C6/7 椎间盘膨出伴右旁中央型突出。15 天前行"颈椎后路单开门椎管扩大成形术＋侧块螺钉固定术"，术后上肢活动较前好转，术前及术后应用甲泼尼龙、脑苷肌肽、甘露醇等药物营养神经及脱水治疗。10 天前拔除伤口引流后再次出现双上肢无力伴麻木、疼痛，症状迅速进展，上臂难以抬举，手不能握拳。9 天前下肢亦出现无力，不能行走，同时觉胸闷憋气，二便费力。当日复查颈椎 CT：椎管占位，血肿可能性大；行"颈椎后路清创探查，血肿清除术"，术后肢体力量无明显好转。6 天前行腰椎穿刺，压力 240 mmH$_2$O，白细胞 1/μl，蛋白 0.47 g/L（正常值 0.08 ～ 0.43 g/L），糖及氯化物正常。5 天前就诊于我院骨科急诊，予补液、抗炎、B 族维生素营养神经治疗。自起病以来，患者精神尚可，睡眠稍差，进食较少，留置尿管，大便 9 日未解。

既往史：建筑工人，平素体健。吸烟 35 年，每日约 15 支，未戒烟；饮酒 35 年，每日约白酒 5 两，未戒酒。

查体：生命体征平稳。颈部术后未拆线，心肺腹查体未见明显异常。神经系统查体：神志清楚，言语流利。脑神经除颈部术后致活动受限外未及明显异常。四肢肌张力偏低，双上肢肌力 0 级，双下肢股四头肌、股二头肌肌力 I 级，胫前肌、腓肠肌肌力 II 级。双上肢腕关节以下、双下肢踝关节以下针刺觉减退，振动觉及关节位置觉正常。四肢腱反射消失，病理征阴性。

辅助检查：

颈椎 MRI 平扫：颈椎术后改变，颈 4/5 椎间盘 T2WI 信号增高；颈 3/4、颈 4/5、颈 5/6、颈 6/7 椎间盘膨出；颈椎退行性改变。

头颅 CT 平扫：未见明显异常。

血常规：白细胞 $14.21 \times 10^9$/L ↑，血红蛋白 160 g/L，血小板 $218 \times 10^9$/L，中性粒细胞百分数 85.9% ↑。

血气分析（吸氧 2 L/min）：pH 7.45，$PO_2$ 110 mmHg，$PCO_2$ 38 mmHg，$HCO_3^-$ 26.4 mmol/L，BE 2.4 mmol/L，$SaO_2$ 99%。

血生化未见明显异常。

## 问题 1：患者目前的问题是什么？如何处理？

答：患者骨科术后再发四肢无力，呈弛缓性瘫痪，伴袜套样感觉减退，二次手术清除血肿后症状无明显改善，需考虑周围神经病可能。神经内科会诊考虑免疫介导周围神经病可能，进一步完善肌电图检查（发病第 12 天）：

右正中神经掌点复合肌肉动作电位（compound muscle action potential，CMAP）未测出；双腓总神经各段、左尺神经腋点 CMAP 潜伏期延长。双正中神经、双尺神经、双腓总神经、双胫神经 CMAP 各段波幅明显下降。双尺神经、左正中神经 F 波未测出，双胫神经 H 反射未测出。

运动与感觉神经传导测定见表 1-7-1 和表 1-7-2。

表 1-7-1　运动神经传导测定

| 神经 | 潜伏期 | | 波幅 | | 传导速度 | | 波幅变化 |
|------|--------|--------|--------|--------|--------|--------|--------|
| | 测量值（ms） | 偏离参考值 | 测量值（mV） | 偏离参考值 | 测量值（m/s） | 偏离参考值 | % |
| 正中神经 运动 左 | | | | | | | |
| 掌点-拇短展肌 | 2.69 | | 0.11 | ↓ | | | |
| 腕点-拇短展肌 | 3.96 | | 0.17 | ↓ | | | |
| 腕点-掌点 | 3.96 | | 0.17 | ↓ | 51.2 | | 54.5 |

续表

| 神经 | 潜伏期 | | 波幅 | | 传导速度 | | 波幅变化 |
|---|---|---|---|---|---|---|---|
| | 测量值（ms） | 偏离参考值 | 测量值（mV） | 偏离参考值 | 测量值（m/s） | 偏离参考值 | % |
| 肘点-腕点 | 8.79 | | 0.13 | ↓ | 46.6 | | −23.5 |
| 腋点-肘点 | 11.3 | | 0.090 | ↓ | 63.7 | | −30.8 |
| Erb 点-腋点 | 15.4 | | 0.10 | ↓ | 48.8 | | 11.1 |
| 正中神经 运动 右 | | | | | | | |
| 掌点-拇短展肌 | — | | — | | | | |
| 腕点-拇短展肌 | 4.44 | | 0.082 | ↓ | | | |
| 腕点-掌点 | 4.44 | | 0.082 | ↓ | 13.5 | ↓ | — |
| 肘点-腕点 | 9.03 | | 0.087 | ↓ | 50.1 | | 6.1 |
| 腋点-肘点 | 11.9 | | 0.091 | ↓ | 66.2 | | 4.6 |
| Erb 点-腋点 | 15.2 | | 0.093 | ↓ | 48.5 | | 2.2 |
| 腓总神经 运动 左 | | | | | | | |
| 踝点-趾短伸肌 | 4.28 | | 1.03 | ↓ | | | |
| 腓骨小头上-踝点 | 13.9 | | 0.37 | ↓ | 33.3 | ↓ | −64.1 |
| 腓总神经 运动 右 | | | | | | | |
| 踝点-趾短伸肌 | 4.12 | | 1.22 | ↓ | | | |
| 腓骨小头上-踝点 | 13.3 | | 0.92 | ↓ | 35.9 | ↓ | −24.6 |
| 胫神经 运动 左 | | | | | | | |
| 踝点-踇展肌 | 8.16 | | 0.038 | ↓ | | | |
| 膝点-踝点 | 15.1 | | 0.040 | ↓ | 59.1 | | 5.3 |
| 胫神经 运动 右 | | | | | | | |
| 踝点-踇展肌 | 8.48 | | 0.038 | ↓ | | | |
| 膝点-踝点 | 16.0 | | 0.20 | ↓ | 53.2 | | −16.7 |

续表

| 神经 | 潜伏期 | | 波幅 | | 传导速度 | | 波幅变化 |
|---|---|---|---|---|---|---|---|
| | 测量值（ms） | 偏离参考值 | 测量值（mV） | 偏离参考值 | 测量值（m/s） | 偏离参考值 | % |
| 尺神经运动 左 | | | | | | | |
| 腕点-小指展肌 | 7.57 | | 0.028 | ↓ | | | |
| 肘下-腕点 | 9.83 | | 0 | ↓ | 66.4 | | −100 |
| 肘上-肘下 | 10.8 | | 0 | ↓ | 61.9 | | |
| 腋点-肘上 | 16.1 | | 0.019 | ↓ | 18.9 | ↓ | − |
| Erb 点-腋点 | 19.8 | | 0.022 | ↓ | 56.8 | | 15.8 |
| 尺神经运动 右 | | | | | | | |
| 腕点-小指展肌 | 5.64 | | 0.21 | ↓ | | | |
| 肘下-腕点 | 10.3 | | 0.12 | ↓ | 42.9 | | −42.9 |
| 肘上-肘下 | 12.3 | | 0.092 | ↓ | 40.0 | | −23.3 |
| 腋点-肘上 | 14.5 | | 0.11 | ↓ | 68.2 | | 19.6 |
| Erb 点-腋点 | 18.1 | | 0.084 | ↓ | 50.0 | | −23.6 |

表 1-7-2　感觉神经传导测定

| 神经 | Peak 潜伏期 | | 波幅 | | 传导速度 | |
|---|---|---|---|---|---|---|
| | 测量值（ms） | 偏离参考值 | 测量值（μV） | 偏离参考值 | 测量值（m/s） | 偏离参考值 |
| 正中神经 感觉 左 | | | | | | |
| 第一指-腕点 | 1.92 | | 19.8 | | 57.3 | |
| 正中神经 感觉 右 | | | | | | |
| 第一指-腕点 | 1.85 | | 11.1 | | 58.4 | |
| 腓浅神经 感觉 左 | | | | | | |
| 踝点-腓浅神经 | 2.04 | | 6.6 | | 53.9 | |
| 腓浅神经 感觉 右 | | | | | | |
| 踝点-腓浅神经 | 1.82 | | 16.5 | | 49.5 | |

发病 17 天复查腰椎穿刺，结果示：压力 160 mmH$_2$O；脑脊液常规：淡粉色浑浊（穿刺伤引起），细胞总数 6025/μl，白细胞 25.0/μl，多核细胞 16 个，单核细胞 9 个；脑脊液生化：蛋白 142.7 mg/dl ↑，葡萄糖 3.6 mmol/L，氯 99.9 mmol/L。

抗神经节苷脂抗体谱（血）：GM1-IgG（＋），GD1a-IgG（＋）；抗神经节苷脂抗体谱（脑脊液）：GM1-IgG（＋）。

## 问题 2：这个患者可能的诊断是什么？如何治疗？

**答**：患者中年男性，急性病程，主要表现为外伤、颈椎术后进行性加重的四肢无力、麻木，查体见肌力减弱、手套袜套样针刺觉减退、腱反射消失、病理征阴性、血 GM1-IgG、GD1a-IgG 阳性脑脊液 GM1-IgG 阳性，考虑吉兰-巴雷综合征诊断明确；患者运动受累突出，肌电图示四肢运动神经轴索损害，感觉神经传导速度及波幅正常，考虑急性运动轴索性神经病（acute motor axonal neuropathy，AMAN）可能性大。

## 问题 3：这个患者吉兰-巴雷综合征可能的病因是什么？如何治疗？预后如何？

**答**：患者的吉兰-巴雷综合征发病可能与使用脑苷肌肽有关。给予静脉注射丙种球蛋白冲击治疗，0.4 g/（kg·d），连续 5 d。患者经免疫治疗，1 个月后肢体肌力较前稍有改善。

### 关于吉兰-巴雷综合征

#### 1. 定义和流行病学

吉兰-巴雷综合征（Guillain-Barre syndrome，GBS）是一类免疫介导的急性炎性周围神经病，临床特征为急性起病，临床症状多在 2 周左右达到高峰，表现为多发神经根及周围神经损害，常有脑脊液蛋白-细胞分离现象，多呈单时相自限性病程，给予静脉注射免疫球蛋白（intravenous immunoglobulin，IVIG）和血浆置换治疗有效[1]。GBS 是一种罕见病，发病率为（0.81～1.89）/100 000人·年，男性更为常见，男女比为 3∶2；发病率随年龄增长而增加[2]。GBS 是一种感染后疾病，约 2/3 的患者发病前有呼吸道或胃肠道感染史。约半数 GBS 患者可以识别其特定前驱感染类型，空肠弯曲菌在前驱感染中占 1/3 以上[2]。此外，外科手术或创伤亦可增加 GBS 的患病风险[3]。

**2. 分型**

GBS 包括急性炎性脱髓鞘性多发性神经病（acute inflammatory demyelinating polyneuropathies，AIDP），急性运动轴索性神经病（acute motor axonal neuropathy，AMAN），急性运动感觉轴索性神经病（acute motor-sensory axonal neuropathy，AMSAN），Miller-Fisher 综合征（MFS），急性泛自主神经病（acute panautonomic neuropathy，APN）和急性感觉神经病（acute sensory neuropathy，ASN）等亚型。其中 AIDP 和 AMAN 最为常见[1]。

此外，2014 年 GBS 专家组根据临床表现，将 GBS 分型如下（表 1-7-3）[4]。

**3. 临床特点及诊断标准**

AIDP 及 AMAN 临床特点及诊断标准见表 1-7-4[1, 5]。

**4. 抗神经节苷脂抗体与 AMAN**

神经节苷脂由神经酰胺和聚糖通过单糖苷键连接而成，常见的聚糖包括葡萄糖、半乳糖、N- 乙酰半乳糖胺，通常包含 1～4 个唾液残留酸，由于高度异构性导致神经节苷脂结构和功能的多样性。神经节苷脂的命名通常采用 Svennerholm 系统命名法，G 代表神经节苷脂，M/D/T/Q 代表唾液残留酸数目，用（5－糖基数）之差表示含相同唾液酸但不同糖基的神经节苷脂，用 a、b、c 表示唾液酸连接的部位。尽管也出现在其他周围神经疾病中，但抗神经节苷脂抗体与 GBS 的发病机制密切相关，特别是抗 GM1 和抗 GD1a IgG 抗体常可在 AMAN 患者中检出[2, 6]。

表 1-7-3　GBS 及其分型诊断标准

| 分型 | 核心临床特征 | 注解 | 支持特征 |
|---|---|---|---|
| GBS 谱系所有疾病 | 大多表现为肢体和（或）脑神经所支配的运动支无力[abc]；单相病程，症状达到高峰时间为 12 h 至 28 d，随后是临床稳定期 | 排除其他疾病 | 前驱感染[d]；肢体无力时或之前远端感觉障碍；CSF 蛋白细胞分离[e] |
| 经典型 GBS | 四肢无力[a]；腱反射减弱或消失 | 无力通常从下肢开始并上行性进展，也可以从上肢起病；中度或完全瘫痪；无力可表现为轻微，脑神经或呼吸肌受累；10% 的病例可表现为腱反射正常或亢进 | 周围神经病电生理证据 |
| 咽颈臂型无力 | 口咽部、颈部和上肢无力[ab]；伴上肢腱反射减弱或消失；不伴下肢无力 | 缺乏特定特点提示不完全型咽颈臂无力；不伴上肢和颈部无力的称为"急性口咽麻痹"，不伴咽喉麻痹的称为"急性颈臂麻痹"；部分患者可有下肢无力，但口咽、颈部和上肢无力表现更为突出；额外的特征提示与 GBS 亚型重叠：有共济失调和眼外肌麻痹提示与 MFS 重叠；有共济失调不伴眼外肌麻痹，提示与急性共济失调神经病重叠；有眼外肌麻痹和意识障碍提示与 BBE 重叠 | 周围神经病电生理证据；存在抗 GT1a IgG 抗体或抗 GQ1b IgG 抗体 |
| 截瘫型 GBS | 下肢无力[a]；且腱反射减弱或消失；不伴上肢无力 | 典型表现为膀胱功能正常且无明确的感觉平面 | 周围神经病电生理证据 |

续表

| 分型 | 核心临床特征 | 注解 | 支持特征 |
|---|---|---|---|
| 面瘫伴远端感觉障碍 | 面瘫ᵃ和肢体腱反射减弱或消失；不伴眼外肌麻痹、共济失调和肢体无力 | 部分患者不伴肢体感觉障碍且腱反射可以正常 | 周围神经病电生理证据 |
| MFS | 眼外肌麻痹、共济失调和腱反射减弱或消失；不伴肢体无力ᶠ和嗜睡 | 缺乏特定特点提示不完全型 MFS：不伴共济失调者称为"急性眼外肌麻痹"；不伴眼外肌麻痹者称为"急性共济失调神经病"。急性共济失调不伴眼睑下垂一特征提示不完全型 MFS；只有眼睑下垂者称为"急性眼睑下垂"；只有瞳孔散大者称为"急性瞳孔散大" | 存在抗 GQ1b IgG 抗体 |
| BBE | 嗜睡、眼外肌麻痹和共济失调ᵃᵇ；不伴肢体无力ᶠ | 不伴眼外肌麻痹为不完全型 BBE，称为"急性共济失调嗜睡综合征" | 存在抗 GQ1b IgG 抗体 |

ᵃ 无力可以不对称或单侧；ᵇ 每个成分的严重程度从部分性到完全性；ᶜ 除外急性共济失调神经病和急性共济失调嗜睡综合征；ᵈ 起病前 3 日至 6 周出现的上呼吸道感染或腹泻；ᵉ 脑脊液细胞总数 < 50×10⁶/L，蛋白高于正常值上限；ᶠ 出现肢体无力提示与 GBS 重叠

45

表1-7-4　AIDP与AMAN临床特点和诊断标准

| 分型 | AIDP | AMAN |
| --- | --- | --- |
| 受累部位 | 经典型，多发神经根及周围神经节段性脱髓鞘 | 广泛运动脑神经纤维、脊髓前根及运动纤维轴索 |
| 临床特点 | （1）任何年龄、任何季节均可发病<br>（2）前驱事件：常有腹泻和上呼吸道感染，包括空肠弯曲菌、巨细胞病毒、肺炎支原体或其他病原菌感染，疫苗接种、手术、器官移植等<br>（3）急性起病，病情严重程度多在2周左右达到高峰<br>（4）弛缓性肢体肌肉无力是AIDP的核心症状 | （1）可发生在任何年龄，儿童更常见，国内患者在夏秋发病较多，国内患者发病率相似<br>（2）前驱事件：多有腹泻和上呼吸道感染等，以空肠弯曲菌感染多见<br>（3）急性起病，平均在6~12日达到高峰，少数患者在24~48h内即可达到高峰<br>（4）对称性肢体无力，部分患者有脑神经运动功能受损，重症者可出现呼吸肌无力。腱反射减低或消失与肌力减退程度较一致。无明显感觉异常，无或仅有轻微自主神经功能障碍 |
| 实验室检查 | （1）脑脊液检查：①蛋白细胞分离（2~4周）；②部分出现寡克隆区带；③部分抗神经节苷脂抗体阳性<br>（2）血清学检查：①少数肌酸激酶（CK）轻度升高，肝功能轻度异常；②部分血清抗神经节苷脂抗体阳性；③部分可检测到抗空肠弯曲菌抗体、抗巨细胞病毒抗体等<br>（3）部分患者粪便中可分离和培养出空肠弯曲菌 | （1）脑脊液检查：同AIDP<br>（2）血清学检查：同AIDP<br>（3）神经电生理检查：轴索损伤为主，早期可有一过性传导阻滞（conduction block，CB） |

续表

| 分型 | AIDP | AMAN |
|---|---|---|
| | （4）神经电生理：主要根据运动神经传导测定，提示周围神经存在脱髓鞘性病变<br>（5）神经活体组织检查：不需要神经活体组织检查确定诊断 | |
| 诊断标准 | （1）常有前驱感染史，急性起病，进行性加重，多在2周左右达高峰<br>（2）对称性肢体和延髓支配肌肉、面部肌肉无力，重症者可有呼吸肌无力，四肢腱反射低下或消失<br>（3）可伴轻度感觉异常和自主神经功能障碍<br>（4）脑脊液出现蛋白-细胞分离现象<br>（5）神经电生理检查提示远端运动神经传导潜伏期延长、传导速度减慢，F波异常，传导阻滞，异常波形离散等<br>（6）病程有自限性 | 参考AIDP诊断标准<br>突出特点是神经电生理几乎以纯运动神经受累为主，且为轴索损害 |

单唾液酸四己糖神经节苷脂（GM1）被用于治疗血管性和外伤性神经损伤，其与 GBS 之间的关系存在争议。国人的一项回顾性研究显示，在 12 名单唾液酸四己糖神经节苷脂相关 GBS 患者中，11 名表现为 AMAN 表型，且抗神经节苷脂抗体检测阳性率显著高于非神经节苷脂相关 GBS 患者；此类患者临床症状重，恢复缓慢，预后不良。因此，当使用单唾液酸四己糖神经节苷脂治疗后发生无法解释的进行性肢体无力时，必须考虑 GBS 的可能性[7]。对于本例患者，其近期接受颈椎手术，术后应用脑苷肌肽（含单唾液酸四己糖神经节苷脂），均增大了 GBS 发病风险。

**5. 治疗**

GBS 的一般治疗包括心电监护、呼吸及营养支持、并发症防治等。免疫治疗是 GBS 的关键环节，应在发病后尽早启动，有助于控制疾病进展，减少残疾。可选择的免疫治疗药物包括 IVIG 和血浆交换，二者均有效且疗效无明显差异。① IVIG 治疗方案：400 mg/（kg·d），1 次 / 日，静脉滴注，连续 3 ~ 5 d。②血浆置换治疗方案：每次血浆交换量为每千克体重 30 ~ 50 ml，在 1 ~ 2 周内进行 3 ~ 5 次。此外，还可应用 B 族维生素营养神经、进行康复训练等[1-2]。

## 本病例要点

本例患者诊断为吉兰-巴雷综合征中的急性运动轴索性神经病亚型，诊断要点包括典型的临床表现（四肢弛缓性瘫痪）、肌电图检查（CMAP 波幅下降）和特异性神经节苷脂抗体的检出。其发病可能与手术、药物应用等因素相关。在手术后患者出现四肢弛缓性瘫痪时，应考虑 GBS 的可能性，及时启动免疫治疗，争取良好的功能预后。

（黄骁）

# 参考文献

［1］中华医学会神经病学分会，中华医学会神经病学分会周围神经病协作组，中华医学会神经病学分会肌电图与临床神经电生理学组．中国吉兰-巴雷综合征诊治指南2019．中华神经科杂志，2019，52（11）：877-882.

［2］Van Den Berg B，Walgaard C，Drenthen J，et al. Guillain-Barre syndrome：pathogenesis，diagnosis，treatment and prognosis. Nat Rev Neurol，2014，10（8）：469-482.

［3］Yang B，Lian Y，Liu Y，et al. A retrospective analysis of possible triggers of Guillain-Barre syndrome. J Neuroimmunol，2016，293：17-21.

［4］Wakerley B R，Uncini A，Yuki N，et al. Guillain-Barre and Miller Fisher syndromes—new diagnostic classification. Nat Rev Neurol，2014，10（9）：537-544.

［5］Ho T W，Mishu B，Li C Y，et al. Guillain-Barre syndrome in northern China. Relationship to Campylobacter jejuni infection and anti-glycolipid antibodies. Brain，1995，118（Pt 3）：597-605.

［6］Fehmi J，Scherer S S，Willison H J，et al. Nodes，paranodes and neuropathies. J Neurol Neurosurg Psychiatry，2018，89（1）：61-71.

［7］Shi M，Zhu J，Deng H. Clinical Characteristics of Intravenous Injection of Monosialotetrahexosyl Ganglioside Sodium-Related Guillain-Barre Syndrome. Front Neurol，2019，10：225.

# 病例 8　椎动脉夹层——神经内科、神经外科、骨科、介入血管外科交叉

患者女，21 岁，主诉：颈椎术后出现言语不清、肢体无力。

患者 4 年前（2017 年）出现颈部、右肩部疼痛，为阵发性钝痛，VAS 3 ~ 4 分，口服布洛芬可缓解，不影响睡眠，无颈部、右肩关节活动障碍，无手足麻木无力，无二便障碍，持续时间及程度逐渐加重。1 年半余前（2019 年 8 月）就诊于外院查颈椎 MRI 提示颈 5 椎体骨质破坏并软组织肿块，考虑恶性可能。为进一步诊治，同月于我院完善 CT 引导下穿刺活检，病理结果符合尤文肉瘤改变。先后于我院肿瘤科化疗 6 次，化疗期间出现白细胞减少、放射性食管炎，经对症治疗后好转，PET-CT 检查提示尤文肉瘤放疗后颈 5 病变仍见轻度代谢活跃，颈 5 椎体病理性压缩骨折，现为行手术治疗收入院。

既往史：剖宫产术后 2 年余，个人史、家族史无特殊。

查体：颈椎生理曲度存在，颈 5 椎体棘突压痛、叩击痛，无放射痛，双侧臂丛牵拉试验阴性，椎间孔挤压分离试验阴性，四肢肌力 V 级，上肢腱反射减弱，双侧霍夫曼（Hoffman）征阴性。

入院后诊断：颈 5 椎体尤文肉瘤合并病理性骨折，入院时血压 122/79 mmHg，完善血常规、肝肾功能、术前免疫检查等未见异常，完善头颈 CTA 检查提示头颈部血管未见明显异常。入院第三天在全麻下行颈 5 椎体肿瘤前路切除、3D 打印假体植入固定、颈椎后路肿瘤切除固定术。手术过程顺利，术后患者血压可，四肢肌力 V 级。切口引流管通畅。术后第二天佩戴颈托下地活动。术后第三天下午 4 点活动中出现头晕，继之呼吸困难，言语不利，四肢无力，以左侧为著，迅速进展加重，喘憋明显，意

识水平下降，呼之不应。查体：双侧瞳孔等大，对光反射灵敏。给予吸氧后无改善，紧急行环甲膜穿刺改善通气后即刻患者意识好转，可遵嘱活动，仍存在波动性左侧肢体无力。10 min 左右后患者再次出现憋气，急行全麻下伤口探查手术，局部未见血肿。苏醒后查体：神志清楚，双侧瞳孔不等大，左 4 mm、右 2.5 mm，对光反射灵敏，眼球活动可，面纹对称，伸舌居中。左侧肢体无自主活动，右侧肢体肌力Ⅴ级，左下肢病理征阳性，右下肢病理征阴性。急查头颅 CT 未见出血及梗死灶。考虑手术相关局部脊髓水肿可能，予甘露醇脱水，"凯时"改善局部循环。夜间患者出现牙关紧闭、四肢僵硬，予咪达唑仑镇静。停用镇静药，患者意识恢复。

## 问题 1：患者目前的主要问题是什么？如何处理？

答：患者出现神经系统症状——言语不清、波动性肢体无力、抽搐，发病 24 h 内。请神经内科、介入血管外科急会诊。

**神经内科会诊时查体：**呼之偶可睁眼，不能完全遵嘱闭眼，双侧瞳孔不等大，左 3 mm、右 2.5 mm，对光反射灵敏，四肢不能遵嘱活动，双侧巴宾斯基征阳性。余查体不能配合。结合患者病史、查体以及头颅 CT 检查考虑急性脑梗死，目前闭锁状态，发病 24 h 内建议介入血管外科紧急 DSA 检查，必要时介入干预。

**介入血管外科：**考虑急性后循环梗死，交代病情，即刻准备 DSA 检查。

全脑血管造影检查见图 1-8-1。

**影像学描述：**双侧颈动脉系统良好，右侧后交通开放，基底动脉尖–双侧大脑后动脉可见，双椎动脉 V1 段以远未显影。

**影像学诊断：**双侧椎动脉–基底动脉闭塞。

## 问题 2：该患者可能的诊断是什么？如何治疗？

答：患者青年女性，既往无脑血管疾病危险因素，颈椎术前

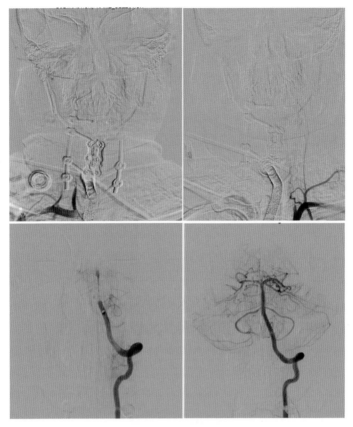

图 1-8-1　全脑 DSA

行头颈 CTA 检查血管未见明显异常，术后第三天活动中出现缺血性脑血管事件，全脑 DSA 检查提示双侧椎-基底动脉闭塞，结合影像学特点，考虑椎动脉夹层可能性大，行支架取栓及左椎动脉支架植入，复查造影左侧椎动脉-基底动脉系统血流通畅，予替洛非班泵入，第二天复查头颅 CT 右侧小脑梗死，可疑脑干梗死，桥脑少量出血，侧脑室较前明显扩张，第四脑室受压移位（图 1-8-2）。

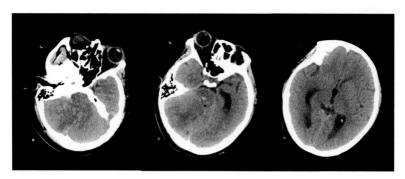

图 1-8-2　复查头颅 CT

## 问题 3：下一步如何处理？

**答：** 神经内科、介入血管外科、神经外科联合会诊，充分交代病情，全麻下行去骨瓣减压手术及侧脑室引流手术。手术第二天复查头颅 CT 出血较前无明显变化，加用抗血小板、脱水等治疗，后患者无力较前改善，症状平稳转康复科康复锻炼。

### 关于颈动脉夹层

**1. 定义**

颈动脉夹层（cervical artery dissection，CAD）是指颈动脉内膜撕裂导致血液流入其管壁内形成壁内血肿，继而引起动脉狭窄、闭塞或动脉瘤样改变，主要为颈内动脉夹层（internal carotid artery dissection，ICAD）和椎动脉夹层（vertebral artery dissection，VAD）。CAD 发生率约（2.6～3.0）/10 万人年，其中 ICAD 发生率（2.5～3.0）/10 万人年，VAD 发生率（1.0～1.5）/10 万人年，约 13%～16% 患者存在多条动脉夹层。尽管发生率较低，但 CAD 是青年人群卒中的重要病因[1]。

**2. 病因**

临床上对于脑动脉夹层病因尚不完全知晓，许多病例在没有明显触发因素的情况下自发发生，大部分脑动脉夹层找不到确切病因，研究认为脑动脉夹层发生可能与某些先天性因素和后天性因素有关。

（1）先天性因素：结缔组织病、肌纤维发育不良、抗胰蛋白酶缺乏等遗传倾向相关因素可以导致血管壁脆性增加。

（2）后天性因素：吸烟、高血压、脑动脉畸形、烟雾病、口服避孕药、感染、炎症、偏头痛等血管性疾病相关危险因素，可能与血管壁不同程度损伤有关，从而引发夹层。

临床实践及多项研究显示，高达40%脑动脉夹层的发生与机械因素（如创伤）、高冲击性运动（如举重、蹦极、体操和不适当颈椎按摩手法）有关[2]。

### 3. 临床表现

CAD临床表现多样，局部症状以脑神经受累多见，继发的脑血管病可导致严重神经功能缺损，缺血性卒中是CAD患者最常见的脑血管病变类型。CAD偶尔可导致蛛网膜下腔出血，以VAD多见，系夹层扩展至颅内段形成动脉瘤破裂所致；在基于医院的研究中，约1%的CAD发生蛛网膜下腔出血。此外，约6%CAD患者无临床症状。

（1）疼痛：CAD形成后可导致局部疼痛，形式多样，抽痛或刺痛样，可为单侧、双侧。如继发蛛网膜下腔出血，头痛剧烈。部分患者可出现搏动样耳鸣，少数VAD患者还可表现单侧上肢疼痛。

（2）神经功能缺损症状：临床症状与其他病因所致脑神经麻痹和脑血管病症状无差异。约50% ~ 95%的ICAD患者出现脑或视网膜缺血性症状。临床症状与病变血管部位有关，可表现为肢体无力、言语不清、黑矇/视力减退、口角歪斜、复视等，严重时可致昏迷。缺血症状常在颈部疼痛数分钟或数周后出现，但一般不超过1个月。典型的VAD可表现为在后颈部或头部疼痛之后出现的后循环缺血症状，如脑干（以延髓背外侧综合征常见）、丘脑、颞顶叶和小脑半球的表现，通常间隔时间为2周。尽管颈段脊髓症状不常见，但也是VAD不容忽视的并发症[1]。

隙性脑梗死，脑白质脱髓鞘变性（图 1-9-2），脑电图检查示轻度异常脑电图，进一步完善腰椎穿刺检查脑脊液化验未见异常。临床以肺炎、抽搐待查收入院。

既往史：高血压病史 4 年，规律服药，血压控制平稳。多发腔隙性脑梗死病史，于体检时发现，临床无缺血性事件；慢性肾功能不全；否认糖尿病病史；否认药物过敏史；否认既往癫痫病史；否认外伤史。

个人史：有吸烟史 10 余年，否认饮酒史；否认毒物接触史。

查体：BP142/85 mmHg，肺部听诊可闻及右下肺散在湿啰音。神经系统检查：神志清楚，语言流利，高级皮质功能检查未见明显异常。颈软，无抵抗，克尼格（Kernig）征（-）。双侧瞳孔等大等圆，直径 3 mm，对光反射灵敏，眼球各向活动充分，未及眼震与复视，双侧面纹对称，伸舌居中，四肢肌力、肌张力正常，双侧腱反射对称（++），双侧病理征（-），感觉检查未见异常。

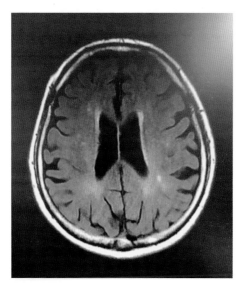

图 1-9-2　头颅 MRI 提示多发腔隙性脑梗死，脑白质脱髓鞘变性

## 问题 1：该患者的诊断是什么？

答：患者有发热，咳嗽咳痰，痰为黄白黏痰，听诊可闻及右下肺散在湿啰音，胸部 X 线检查提示右下肺渗出性病变，诊断肺炎。

患者在应用抗生素治疗后出现全面性强直-阵挛发作，诊断为抗菌药物性癫痫。

## 问题 2：诊断抗菌药物性癫痫的证据有哪些？

答：患者在应用抗菌药物左氧氟沙星（可乐必妥）后出现肢体抽搐发作，临床表现为全面性强直-阵挛发作，因患者有发热，在进一步完善与感染相关检查，如头颅 MRI、脑脊液等排查脑病引起的癫痫后，均未查到有异常，而患者因肺炎有应用抗菌药物史，且左氧氟沙星属于氟喹诺酮类，可以诱发癫痫的发作，所以临床考虑为抗菌药物性癫痫。

## 问题 3：哪些抗菌药物可引起癫痫？

答：抗菌药物诱发癫痫起初常是孤立的急性发作，但有些潜在可能进展为持续性发作。常引起癫痫发作的抗菌药物包括 β-内酰胺类、氟喹诺酮类、异烟肼等。

## 问题 4：该患者还需要鉴别的疾病有哪些？

答：患者有发热，在治疗过程中出现肢体抽搐，表现为全面性强直-阵挛发作，临床上需要鉴别的疾病包括：①中枢神经系统感染性疾病，其中细菌性、结核性、病毒性及真菌性脑炎均可以发热伴肢体抽搐为首发症状来诊，但在影像学及脑脊液相关实验室检查方面可发现脑部病变及感染的证据，而该患者相关检查未见异常，故颅内感染的证据不足。②急性脑血管病：患者老年男性，长期高血压病史，既往有腔隙性脑梗死病史，有长期吸烟史，此次发热后出现肢体抽搐，需要警惕以抽搐起病的脑血管病，但患者完善头颅 MRI 检查未见颅内新发病灶，可以排除。③自身免疫性脑病：是由特异性抗体介导的脑病，临床表现以发热、精神症状及肢体抽搐为主，该患者发热由肺炎引起，经抗感染治疗后发热症状可控制，可进一步完善特异性抗体检查。

## 关于抗菌药物性癫痫

### 1. 定义

由抗菌药物引起的癫痫发作被称为抗菌药物性癫痫。在临床上由药物引起的癫痫发作并不少见，研究显示大约 6% 的首次癫痫发作和 9% 的癫痫持续状态是由药物毒性导致的[1-2]，其中包括由抗菌药物引起的癫痫，可使患者住院时间延长或使住院病死率增加。

### 2. 发病机制

抗菌药物引起癫痫发作最常见的机制是药物通过使脑内兴奋性递质增加或抑制性递质减少，增强兴奋性神经元活动或减轻抑制性神经元活动，使得兴奋与抑制失衡从而导致癫痫发作[3-4]。主要的神经递质包括乙酰胆碱、γ- 氨基丁酸（GABA）和谷氨酸，GABA 是主要的抑制性神经递质，谷氨酸是主要的兴奋性神经递质。有肾或肝功能不全、中枢神经系统疾病、癫痫史、危重症和高龄等危险因素的患者更容易因抗菌药物治疗而引发癫痫发作。

### 3. 可致痫性发作的抗菌药物

（1）β- 内酰胺类：β- 内酰胺类是目前临床应用最广泛的抗生素，包括青霉素及其衍生物、头孢菌素、单酰胺环类、碳青霉烯类和 β- 内酰胺酶抑制剂等，是引起痫性发作的常见药物。其致痫特性是由于 β- 内酰胺环与 GABA 结合，导致抑制性神经递质浓度降低和皮质传入兴奋，产生癫痫样发作[4-5]。GABA 受体分为 GABA$_A$ 受体（GABA$_A$R）和 GABA$_B$ 受体（GABA$_B$R）。

研究发现，GABA$_A$R 是 β - 内酰胺类药物引发惊厥的主要受体类型，具有非竞争性抑制和电压依赖性变化的特点[6]。因多数药物主要经肾排泄，在肾功能不全尤其是尿毒症患者中更容易发生癫痫。

（2）氟喹诺酮类：氟喹诺酮类药物易诱发中枢神经系统不良反应，如头痛、精神异常、震颤和癫痫发作等[7-8]。其中癫痫发作是氟喹诺酮类药物严重的中枢神经系统不良反应。氟喹诺酮类药物中的氟原子，具有较强的脂溶性，可通过血脑屏障进入脑组织，抑制脑内 GABA 与其受体相结合，提高了中枢神经系统的兴奋性，从而造成癫性发作[7]。以第三代氟喹诺酮类多见，该类药物的中枢神经毒性呈剂量依赖性，常在大剂量给药及癫痫易感者中发生[8]。

（3）抗结核药物：抗结核药物相关性癫痫发作的药物以异烟肼最为常见。异烟肼可以拮抗维生素 B$_6$，而维生素 B$_6$ 是多种脱羧酶的辅酶，从而妨碍谷氨酸在中枢神经系统脱羧形成 GABA，而使 GABA 合成减少、谷氨酸浓度升高，使中枢神经兴奋性过度增强，出现欣快感、头晕、失眠等，严重则出现嗜睡、癫痫发作等[9]，癫性发作的风险为 1% ～ 3%，常与过量服药相关。

（4）其他种类抗菌药物：大环内酯类药物的神经毒性机制尚不清楚，但有文献报道克拉霉素和红霉素对细胞色素 3A4 的抑制作用可能会影响卡马西平的代谢，从而诱发癫痫发作或癫痫持续状态。

甲硝唑是硝基咪唑类药物，可通过血脑屏障，其引起的神经毒性主要包括前庭小脑、周围神经病变及癫痫发作等，癫痫发作常在过量服药及联用其他致癫药物时发生[10]。

**4. 治疗**

抗菌药物性癫痫多数为自限性病程，但如出现癫痫持续状态则需紧急干预治疗。

## 本病例要点

本例患者诊断为抗菌药物性癫痫，其依据主要是药物的使用史，并在诊疗过程中充分排查了与发热相关的脑炎和脑病的可能，在影像学、脑脊液及脑电图检查中均未有异常发现；另结合患者有慢性肾功能不全的病史，在治疗肺炎时使用了氟喹诺酮类抗菌药物治疗，最后诊断为抗菌药物性癫痫。

（孙阿萍）

## 参考文献

［1］Lowenstein DH，Alldredge BK. Status epilepticus at an urban public hospital in the 1980s. Neurology，1993，43（3）：483-488.

［2］Pesola GR，Avasarala J. Bupropion seizure proportion among new-onset generalized seizures and drug related seizures presenting to an emergency department. J Emerg Med，2002，22（3）：235-239.

［3］Chen HY，Albertson T，Olson KR. Treatment of drug-induced seizures. British J Clin Pharmacol，2016，81（3）：412-419.

［4］Sutter R，Ruegg S，Tschudin-Sutter S. Seizures as adverse events of antibiotic drugs：A systematic review. Neurology，2015，85：1332-1341.

［5］Chow KM，Hui AC，Szeto CC. Neurotoxicity induced by beta-lactam antibiotics：from bench to bedside. Eur J Clin Microbiol Infect Dis，2005，24：649-653.

［6］Vilacça C de O，Orsini M，Martello R，et al. Seizures Related to Antibiotic Use：Update. BJSTR，2018，4：1-5.

［7］Mehlhorn AJ，Brown DA. Safety concerns with fluoroquinolones. Ann Parmacol，2007，41（11）：1859-1866.

［8］Christ W. Central nervous system toxicity of quinolones：human and animal findings. J Antimicrob Chemother，1990，26suppleB：219-225.

［9］Minns Ab，Ghafouri N，Clark Rf. Isoniazid-induced status epilepticus in a pediatric patient after inadequate pyridoxine therapy. Pediatr Emerg Care，2010，26：380-381.

［10］Kuriyama A，Jackson JL，Doi A，et al. Metronidazole-induced central nervous system toxicity：a systematic review. Clin Neuropharmacol，2011，34：241-247.

# 病例 10  造影剂脑病——神经内科、心内科、放射科交叉

患者女，71 岁，主因突发右侧肢体麻木无力 3 天入院。

现病史：3 天前突发右侧肢体麻木无力。

既往史：高血压病史 10 年，口服氨氯地平 5 mg 1 次 / 日；平时血压 160/90 mmHg，2 周前有 2 次右侧肢体无力的 TIA 病史。

查体：入院时 NIHSS 5 分，未降压治疗，血压 180/90 mmHg。

辅助检查：**头颅 MRI** 提示梗死位于左侧内分水岭区域（图 1-10-1）。

**颈动脉超声**提示：左侧颈动脉球部前壁、后壁、外侧壁探及 27.1 mm×4.4 mm 低回声为主不均回声环形斑块，残余内径 1.0 mm，原始内径 8.1 mm，流速升高达 628 cm/s，远端流速减低 53 cm/s，频谱形态改变，峰时后延（图 1-10-2）。

**TCCD** 提示：同侧颈内动脉颅内段、大脑中动脉无狭窄（图 1-10-3）。

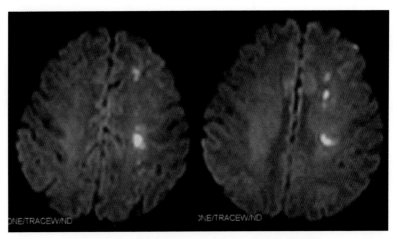

图 1-10-1  头颅 MRI 示左侧内分水岭区域脑梗死

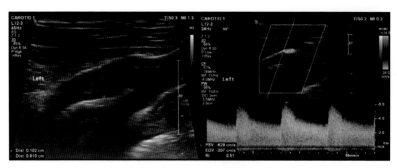

图 1-10-2　颈动脉超声

根据以上各项检查结果，此次脑梗死的发病机制考虑为左侧颈动脉球部重度狭窄导致的低血流动力学。结合 2018 年急性缺血性脑卒中早期管理指南的建议，该患者应当在急性期（2 ～ 7 天）进行左侧颈动脉血管成形支架植入术，以预防卒中的复发。

在脑梗死发病的第 5 天（NIHSS 3 分），患者进行了全脑血管造影，提示左侧颈内动脉起始部中度狭窄伴血栓形成，同侧颈内动脉远段、大脑中动脉显影良好（图 1-10-4）。

将栓子保护装置（EV3-SPIDER 5 mm）在颈动脉岩骨段释放，

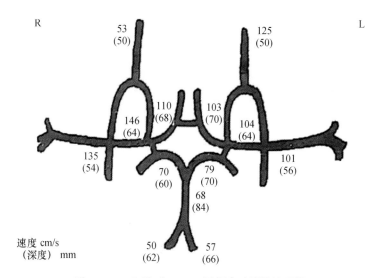

图 1-10-3　入院时 TCCD 示颅内动脉流速正常

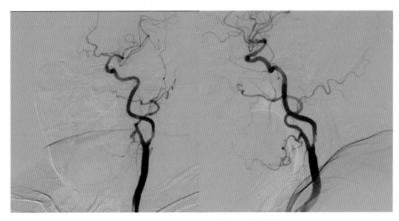

图 1-10-4　DSA：全脑血管造影

球囊（AVIATOR 5 mm×30 mm）以 14 个大气压的压力进行预扩张，残余轻度狭窄，伴夹层形成，查体患者无不适，语言功能、肢体活动正常，同术前。因颈内 / 颈总动脉直径相差较大，植入锥形开环支架［ACCULINK（6 ～ 8）mm×40 mm］，术后造影提示左侧颈动脉血管成形良好（图 1-10-5），同侧颅内血管造影无异常。

　　然而就在手术即将结束，进行最后一次查体时（10 点 28 分），突然发现患者运动性失语、右侧肢体肌力 I 级，NIHSS 11 分。

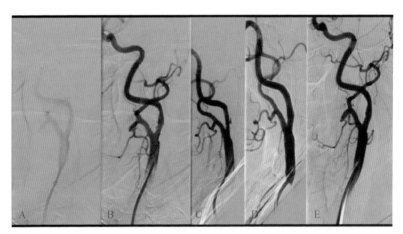

图 1-10-5　术后血管造影。**A.** 显示保护伞位置；**B**、**C.** 球囊扩张后；**D**、**E.** 支架植入后

## 问题 1：患者目前的主要问题是什么？

**答：**首先考虑的是脑梗死。

原因：支架内急性血栓形成还是栓子脱落？——立即造影复查，左侧颈动脉支架内通畅，左侧大脑中动脉、大脑前动脉主干血管、分支血管显影正常（图 1-10-6）。

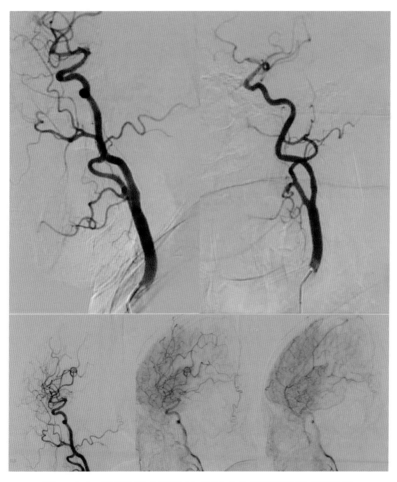

图 1-10-6　复查造影（时间 10 点 35 分）显示颈动脉支架通畅

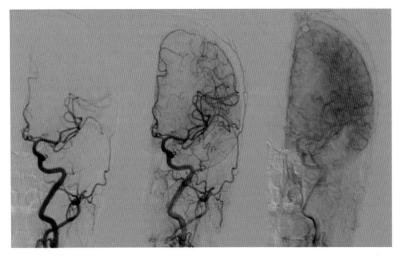

图 1-10-6（续）

## 问题 2：如果不是脑梗死，那是高灌注综合征还是脑出血？

答：马上进行平板（Xper）-CT：未见颅内出血，但可以看到左侧半球皮质稍有肿胀，脑沟回中可见造影剂渗出（图 1-10-7）。

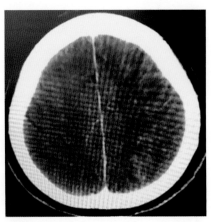

图 1-10-7 头颅 CT 示左侧半球皮质肿胀，脑沟回中可见造影剂渗出

## 问题3：有没有可能是造影剂脑病？

答：造影剂脑病是一种罕见的造影剂相关的一过性现象，通常在造影剂使用30 min 到几小时内出现，症状包括偏瘫、失语、皮质盲、癫痫甚至昏迷，2～4天可完全缓解。影像学检查可出现皮质水肿，皮质、皮质下强化，蛛网膜下腔内高信号（类似蛛网膜下腔出血表现）。

造影剂脑病的发病率为0.3%～1%，非离子型、高渗性造影剂（碘海醇、碘克沙醇均有报道）更容易出现，发病机制认为与造影剂的高渗性或直接神经毒性有关，危险因素有长期高血压、脑血管储备能力达极限等。如诊断造影剂脑病，可密切观察病情变化，给予甘露醇脱水治疗是合理的。

密切观察，患者症状逐步好转，30 min 后已完全恢复至术前状态，NIHSS 3 分（10 点 56 分）。患者返回病房，由于术前患者血压180 mmHg，故术后血压控制在140 mmHg。

下午17点30分，患者病情突然加重，出现混合性失语，右侧肢体肌力0级，NIHSS 17 分。

复查头颅CT：左侧大脑半球脑回肿胀（图1-10-8）。

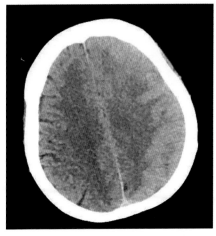

图 1-10-8　复查头颅 CT 示左侧大脑半球脑回肿胀

## 问题 4：此时病情加重，从哪方面排查原因？

**答**：没有颅内出血，急诊复查造影，左侧颈动脉支架内通畅，左侧前循环颅内动脉显影良好，再次除外急性脑梗死，给予静脉乌拉地尔控制血压、甘露醇脱水降颅压治疗后，患者病情稍有缓解，NIHSS 12 分，同时查灌注成像（图 1-10-9）、TCCD 未提示术后高灌注表现（图 1-10-10）。

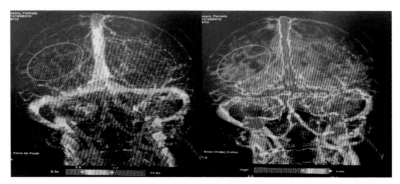

图 1-10-9　DSA 下行脑灌注检查（到达时间、达峰时间）双侧无明显差异

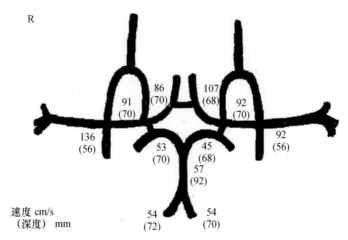

图 1-10-10　复查造影时行 TCCD 检查，未见高灌注表现

　　患者转至监护室继续控制血压、脱水降颅压治疗，病情逐步好转。次日复查头颅 MRI（图 1-10-11），脑肿胀明显减轻，但 DWI 也提示在左侧半球散在点状高信号，核磁灌注成像示双侧半球基本对称（图 1-10-12）。TCCD 提示左侧半球血流速度正常（图 1-10-13）。

　　颈动脉血管成形支架植入术后即刻出现神经功能缺损，需要考虑三种并发症（3 "C"）。

- Cerebral Infarction——脑梗死
- Cerebral Hyperperfusion Syndrome——脑过度灌注综合征
- Contrast Induced Encephalopathy——造影剂脑病

**思路：**

　　首先考虑到的还是手术本身的问题，是否支架内血管形成？使用的是 Spider 栓子保护装置，网孔不是最小的，是否有狭窄处的血栓脱落并逃逸？但复查造影排除了这种可能。

　　其次，是否为脑过度灌注综合征？造影显示颈动脉仅为中度狭窄，术后高灌注可能性应该很低，并且脑过度灌注综合征往往发生在术后 3 h 之后，而该患者症状出现在支架释放后 5 min 时。平扫 CT 未见颅内出血，CT 提示的左侧半球造影剂外渗伴皮质水

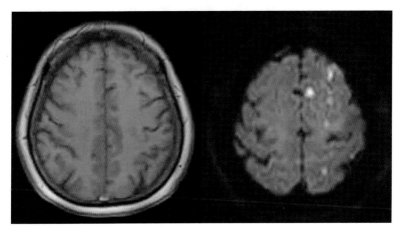

图 1-10-11　术后头颅 MRI DWI 示散在点状高信号

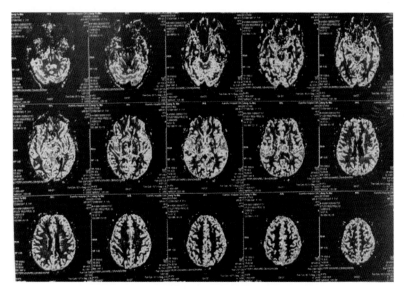

图 1-10-12　核磁灌注成像示双侧半球无差异

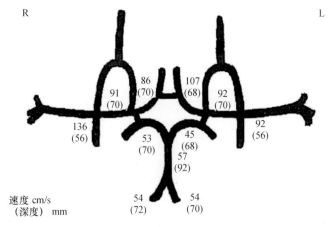

图 1-10-13　术后第二天 TCCD：正常

肿，是造影剂脑病吗？

随着患者转出监护室，回到普通病房后第二天病情的再次波动，提示患者颈动脉血管成形支架植入术后的神经功能缺损反复出现是脑过度灌注综合征的表现。严格控制收缩压在 120 mmHg，患者术后第 5 天，NIHSS 3 分，完全恢复至术前情况。

总结患者的病情变化曲线见图 1-10-14。

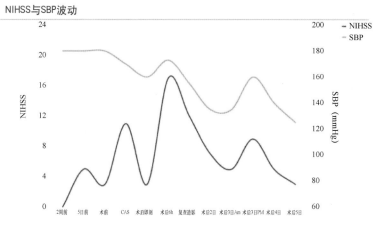

图 1-10-14 病情变化曲线

## 问题 5：究竟是"脑过度灌注综合征"的一元论，还是"祸不单行"，多因素共同促使——手术即刻是栓塞事件，随即出现造影剂脑病，术后 6 h 出现脑过度灌注综合征？

答：更倾向于"祸不单行"，即在梗死急性期血脑屏障破坏基础上造影剂正常"过度"灌注。换种说法，虽然血流是正常的，但梗死后早期血脑屏障破坏，导致局部相对容易受到造影剂影响，尤其是高渗造影剂，从而造成特殊的造影剂脑病——但还是仅限于推测。

## 本病例要点

本例患者颈动脉血管成形支架植入术后即刻出现神经功能缺

损，主要有三个原因需要考虑：栓塞，脑过度灌注综合征，造影剂脑病。该患者可能是多个原因并存：梗死后早期血脑屏障破坏，虽然血流是正常的，但仍处于相对"高灌注"，导致局部相对容易受到造影剂影响，从而造成特殊的造影剂脑病。诊断要点主要依赖影像学。此期间应注意血压监测，并积极控制血压、脱水降颅压治疗。

（陈飞　宋海庆）

# 病例 11　心、脑双梗死溶栓——神经内科、心内科交叉

患者男，52 岁，因突发左侧肢体无力麻木 1 小时 25 分钟送入急诊。

患者于来院 1 小时 25 分前由坐位站起时突然出现左侧肢体无力伴麻木，主要表现为左上肢上抬费力，左下肢站立不稳，伴左侧肢体麻木，无头痛及头晕，无言语不清，无意识障碍、肢体抽搐，无胸闷、胸痛症状。

既往史：糖尿病 7 年，用胰岛素皮下注射控制血糖，血糖控制欠佳，有吸烟及饮酒史，无药物过敏史。

急诊查体：血压：171/85 mmHg，左侧中枢性面舌瘫，左侧肢体肌力Ⅲ级，左侧肢体浅感觉减退，左侧 Babinski 征阳性。NIHSS 6 分（面瘫 1，左上 2，左下 2，感觉 1），头颅 CT 检查：未见出血。胸部 CT：右侧胸膜背部局限性增厚，余未见异常。

入院后诊断：①急性脑梗死（acute cerebral infarction，ACI），大动脉粥样硬化型卒中（large-artery atherosclerosis stroke，LAAS）？心源性脑栓塞（cardio embolism，CE）？② 2 型糖尿病（diabetes mellitus，DM）。患者有静脉溶栓指征，溶栓前测血压 188/86 mmHg，予以乌拉地尔静脉推注及泵入控制血压至 170/83 mmHg，给予阿替普酶（rt-PA）总量 63 mg 静脉溶栓，应用阿替普酶泵入后 13 min 时患者突发心前区疼痛，伴左上肢疼痛，较为剧烈，立即行心电图示：Ⅰ、aVL、$V_1 \sim V_5$ 导联 ST 段抬高（图 1-11-1），急查 N 末端 BNP 及心梗三项、心肌酶四项未见异常，考虑急性 ST 段抬高型心肌梗死（ST-segment elevation myocardial infarction，STEMI）。此时查体：血压：154/78 mmHg，左侧中枢性面舌瘫，左侧肢体肌力Ⅲ级，左侧肢体浅感觉减退，左侧 Babinski 征阳性。NIHSS

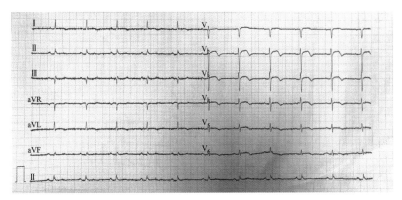

图 1-11-1　心电图改变

6 分（面瘫 1，左上 2，左下 2，感觉 1），神经系统体征无明显改变。

## 问题 1：患者目前的主要问题是什么？如何处理？

答：患者出现心前区及左上肢疼痛，且心电图提示 Ⅰ 、aVL、$V_1 \sim V_5$ 导联 ST 段抬高，心肌酶未见异常，首先考虑急性 ST 段抬高型心肌梗死，急请心内科会诊。

心内科会诊：①结合患者症状及心电图表现，考虑诊断急性 ST 段抬高型心肌梗死，但患者合并急性脑血管病，无法按我科溶栓剂量溶栓，暂时无法行冠状动脉造影检查；②继续目前剂量溶栓，目前剂量溶栓无法恢复冠状动脉血流，动态监测心肌酶（心肌酶全项及心梗三项，溶栓结束后复查心肌酶全项，注意酶峰出现时间）、心电图（1 h 复查），如溶栓结束后冠状动脉未开通，继续冠心病二级预防药物治疗；③患者急性心肌梗死需加用双联抗血小板药（拜阿司匹林及氯吡格雷各 300 mg，后各 1 片 1 次 / 日口服）及低分子量肝素（标准剂量每 12 h 一次，建议使用 1 周），但急性脑血管病时给予心内科剂量药物脑出血风险高，建议神经内科评估病情并及时加用药物；④若患者胸痛症状明显，可给予吗啡 3 ～ 5 mg 皮下注射或使用哌替啶（咨询神经内科有无禁忌，是否会影响脑水肿等）；如果血压允许可使用硝酸异山梨酯（异舒吉）泵入扩张血管，维持电解质稳定，建议维持血钾大于 4.0 mmol/L，监测肾功能以及心功能；⑤完善超声心动图；⑥警惕再发心肌梗死，出现恶性心律失常、急性心力衰竭、心脏破裂等情况。

结合心内科意见，处理如下：①动态复查心电图，心肌酶四项，N 末端 BNP 及心梗三项。②继续原剂量应用阿替普酶（rt-PA）静脉溶栓。溶栓后加用抗血小板药物，因急性脑梗死溶栓后合并用药出血风险较高，给予阿司匹林肠溶片 100 mg，氢氯吡格雷 75 mg 及抗凝药物依诺肝素钠 0.4 ml 皮下注射。

## 问题 2：这个患者可能的诊断是什么？如何处理及治疗？

答：该患者目前诊断是急性脑梗死合并急性 ST 段抬高型心肌梗死，患者有胸痛表现，还需要考虑①主动脉夹层可能，但主动脉夹层患者多合并高血压，且长期高血压控制不理想，胸痛多为突发，疼痛多剧烈，呈撕裂样，休息不能缓解，该患者胸痛 3 h 后症状完全缓解，与本病不符，故可除外本病。②急性肺栓塞可能，急性肺栓塞患者多有长期卧床病史或下肢深静脉血栓等高危因素，除胸痛外，多有咯血、发热表现，伴 D- 二聚体升高，与本患者表现不符，故可除外本病。

处理及治疗：

（1）溶栓后心电图复查提示 I 、aVL、$V_1 \sim V_5$ 导联 ST 段已回落，查二次心肌酶阴性，患者胸痛 3 h 后症状完全缓解，提示可能冠状动脉开通，故未立即行 PCI。

（2）收住病房后查头部磁共振成像（magnetic resonance imaging，MRI）弥散加权成像（diffusion weighted imaging，DWI）提示右侧小脑梗死（图 1-11-2），梗死面积较小，出血转化风险较低，继续给予依诺肝素抗凝、阿司匹林肠溶片抗血小板聚集治疗，同时给予阿托伐他汀钙降脂稳定斑块，丁苯酞软胶囊改善循环，血栓通针改善脑循环、单硝酸异山梨酯扩冠状动脉及补液等对症支持治疗，并继续给予胰岛素针控制血糖。

（3）再次请心内科会诊了解有无冠状动脉介入必要性及时机。

（4）进一步完善检查了解冠状动脉、头颈部血管、心脏情况。进一步行冠状动脉造影了解冠状动脉情况。查 TCCD：高阻型脑血流改变，右侧大脑中动脉狭窄（轻度）。查颈部血管彩超提示：双侧颈动脉内-中膜不均匀增厚伴斑块，右侧椎动脉全程细（生理性）。头颈部 CTA：头颈部动脉轻度硬化（图 1-11-3）。查冠状动脉 CTA 提示右优势型冠状动脉，左右冠状动脉起源和走行正常。左冠状动脉主干、旋支及其分支显示良好，未见狭窄及扩张，未见钙化灶。前降支管腔粗细不均，未见钙化灶，中段管腔轻-中度狭窄。右冠状动脉管腔粗细不均，中段管壁增厚伴钙化，管腔轻度狭窄。冠状动脉硬化改变（图 1-11-4）。查超声心动图检查：二、三尖瓣反流（轻度），左心室舒张功能减低。查冠状动脉造影提示前降支中段至远端弥漫斑块，D1 发出后偏心斑块，狭窄 60%。余未见明显异常。

出院时心电图见图 1-11-5。

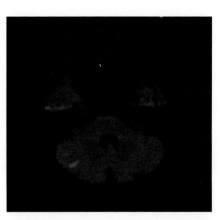

图 1-11-2　MRI DWI 提示右侧小脑梗死

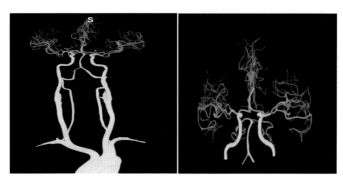

图 1-11-3　头颈部 CTA

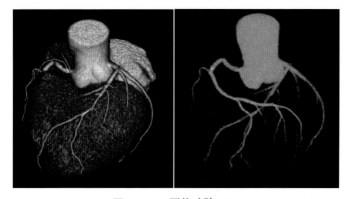

图 1-11-4　冠状动脉 CTA

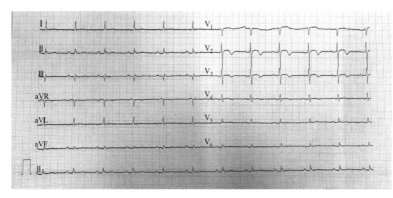

图 1-11-5　出院时复查心电图

# 关于急性脑梗死合并急性心肌梗死

## 1. 定义

急性脑梗死（ACI）又称急性缺血性卒中（acute ischemic stroke，AIS），是指多种因素共同作用所致的脑血管病变，引起脑血流循环不足、脑组织缺血缺氧坏死，对应躯体部位出现感觉、运动能力缺失。急性心肌梗死是指在原本冠状动脉粥样硬化狭窄的基础上，血供急剧减少或中断导致的心肌细胞缺血死亡。

脑梗死和心肌梗死等心血管疾病是危害人类健康及生命的主要疾病，两者共同的病理基础为血管内膜损伤和动脉粥样硬化，有相似的发病机制和共同的危险因素，常合并发生[1-2]。

## 2. 病因及发病机制

急性脑梗死合并心肌梗死可能与以下几点因素有关：①支配心脏活动的高级自主神经位于脑干、下丘脑和边缘系统，急性脑梗死会对该自主神经系统中枢造成影响，兴奋交感神经，加速儿茶酚胺合成、分泌，从而造成冠状动脉收缩或痉挛，造成心肌细胞坏死、心肌收缩，进而引起心肌梗死[3]。②多数老年人伴有冠心病、高血压、高血脂等基础疾病，存在一定程度的动脉硬化症。当高血压患者发生急性脑梗死时，易损伤左心室舒张功能，减少冠状动脉灌注量，致使患者出现脱水、电解质紊乱、血容量不足等，加重心肌缺氧、缺血，进而引发心肌梗死。③急性脑梗死发作时机体会在短时间内处于高凝状态，激活全身凝血系统，加上脱落的血栓和冠状动脉高危因素共同影响，会引起冠状动脉缺血，形成血栓，而引起心肌梗死。④脑梗死发作后可能会使颅内压增高，致使交感神经兴奋，加快心率，使心肌耗氧量增加，加重心肌缺氧、缺血，诱发心肌梗死。

## 3. 急性脑梗死静脉溶栓后急性心肌梗死机制

一是静脉溶栓可能导致心脏内原有血栓裂解并进一步栓塞冠状动脉。二是全身溶栓治疗后的继发性促凝状态可进一步加剧冠状动脉血栓形成[4]。药物带来的继发性促凝状态，进一步在原本狭窄的冠状动脉内形成血栓，导致急性心肌梗死。

**4. 确立 STEMI 诊断的主要依据**

①梗死性心绞痛的特点（程度重，时间＞ 20 min，含服硝酸甘油或硝酸异山梨酯或速效救心丸后不缓解）；② STEMI 心电图 ST-T 动态演变（T 波增宽、增高→ ST-T 融合抬高→ ST-T 单向曲线型抬高→ Q 波形成）；③心肌坏死标志物水平升高［肌酸激酶同工酶（creatine kinase-MB，CK-MB），心肌肌钙蛋白（cardiac troponin，cTn）I/T 超过正常值上限 2 倍］。值得重视的是，STEMI 早期并无典型 ST 段单向曲线型抬高及 Q 波形成，仅见 T 波增宽增高等超急性损伤期改变和对应导联的镜像性改变；另外，STEMI 发病 2 h 内心肌坏死标志物可不升高，故早期 STEMI 诊断治疗不必等待心肌坏死标志物的升高、不必等待心电图呈典型 ST 段单向曲线型抬高及病理性 Q 波形成（即"三不等"），可主要依据梗死性心绞痛特点及心电图 T 波增宽增高、ST-T 融合抬高做出 STEMI 的早期诊断。

**5. 治疗**

（1）静脉溶栓：2018 年中国急性缺血性脑卒中指南提出急性脑梗死合并急性心肌梗死时，应行标准静脉溶栓，根据情况行冠状动脉血管造影桥接和急诊支架植入。重组组织型纤溶酶原激活剂（recombinant tissue plasminogen activator，rt-PA）是临床治疗急性心肌梗死和急性脑梗死的常用药物，能选择性将血栓部位的纤溶酶原激活，促使其转换为纤溶酶，使血栓快速溶解，及时开通心肌梗死患者梗死相关动脉，缩小梗死面积，重建血运，减少死亡率，并可改善患者预后；同时溶解急性脑梗死部分血栓，使闭塞脑血管尽早重新开通，恢复血流，减少脑组织损伤，从而改善病情。

（2）介入治疗：脑梗死的血管内治疗包括经皮腔内血管成形术和血管内支架植入术。脑梗死的血管内治疗主要针对的是颈动脉狭窄＞ 70% 或者狭窄＞ 50% 合并明显缺血症状者。该患者不符合脑血管介入治疗指征。大量研究表明急性心肌梗死患者 12 h 内特别是 6 h 内实施早期再灌注治疗，尽早开通犯罪血管，可改善心肌细胞的低灌注状态，促进心脏功能恢复，进而保证脑的血液循环，对预防脑梗死效果显著。但是在进行经皮冠状动脉介入治疗（percutaneous coronary intervention，PCI）的过程中通常大量使用肝素等抗凝药物，因此在筛选心脑同时梗死患者进行 PCI 时需十分谨慎，谨防脑出血的发生。依据 PCI 术适应证及禁忌证[5]，急性脑梗死的患者主要面临出血性转化的风险，急性期不宜进行介入治疗。同时依据 PCI 术适应证[5]，对于脑梗死 14 d 后发生的急性心肌梗死患者，如无发生脑出血转化和介入手术禁忌，心肌梗死症状发作 12 h 内行直接 PCI 是相对安全的；对于脑梗死 14 d 内发生的急性心肌梗死患者，可于脑梗死发生 14 d、心肌梗死发生 7 d 后行延期 PCI 术。

（3）抗血小板：纤维蛋白特异性纤溶酶原激活剂的作用机制是将纤维蛋白降解为纤维蛋白片段而溶解血栓，并不降解循环中的纤维蛋白原。STEMI 早期体内凝血系统活性很高，凝血及纤溶系统处于动态平衡之中，在溶栓药物溶解的同时或之后仍然不断有新的血栓形成。因此，溶栓治疗期间及之后必须联合使用抗凝和抗血小板治疗，以抑制新的血栓形成，防止梗死相关动脉再闭塞。目前尚未发现针对急性心肌梗死合并脑梗死患者的抗血小板治疗的专项研究，治疗方案存在很大争议。心脏关系到全身血液循环的供应，急性心肌梗死后常常危及患者生命，需要较强的抗血小板治疗，而急性脑梗死又面临出血风险，因此常常不需要同心肌梗死相同强度的抗血小板治疗，这是急性心肌梗死合并脑梗死患者的抗血小板治疗所面临的难题。现依据《2016 年 ACC/AHA 冠心病患者双抗疗程指南》[6] 及《中国缺血性脑卒中和短暂性脑缺血发作二级预防指南 2014》[7] 推荐内容进行探讨，可作为急性心肌梗死合并急性脑梗死抗血小板治疗的参考。对于急性心肌梗死合并急性脑梗死的患者，如果为非出血高风险的非心源性脑梗死患者，宜 24 h 内启用氯吡格雷联合阿司匹林双联抗血小板药物治疗，且至少维持 12 个月以上；如果为非出血高风险的心源性脑梗死患者，宜先采用氯吡格雷或阿司匹林单药治疗 14 d 后脑出血转化风险降低，再采用双联抗血小板药物治疗 12 个月以上；对于高出血风险患者，宜采用氯吡格雷或阿司匹林单药抗血小板，且氯吡格雷优于阿司匹林。

（4）抗凝：推荐静脉溶栓治疗的 STEMI 患者应至少接受 48 h 抗凝治疗，或直至接受血运重建治疗，或住院期间使用，最长不超过 8 日（推荐类别Ⅰ，证据等级 A）。可根据病情选用普通肝素、依诺肝素或磺达肝葵钠[8-11]。

（5）β 受体阻滞剂：β 受体阻滞剂有利于缩小心肌梗死面积，减少复发性心肌缺血、再梗死、心室颤动及其他恶性心律失常，对降低急性期病死率有肯定的疗效。

（6）血管紧张素转化酶抑制剂（angiotensin-converting enzyme inhibitor，ACEI）/ 血管紧张素Ⅱ受体阻滞剂（angiotensin Ⅱ receptor blocker，ARB）：ACEI/ARB 通过影响心肌重塑、减轻心室过度扩张而减少心力衰竭的发生，降低死亡率。

（7）他汀类药物：所有无禁忌证的 STEMI 患者入院后均应尽早开始高强度他汀类药物治疗，且无需考虑胆固醇水平（推荐类别Ⅰ，证据等级 A）。

**6. 预后**

急性脑梗死合并心肌梗死具有起病急、病情重等特点，病死率、致残率较高，预后较差。

## 本病例要点

本例患者诊断为急性脑梗死合并急性心肌梗死，诊断要点是主要头部影像学及心电图、心肌酶谱、心脏彩超及冠状动脉 CTA、冠状动脉造影。其发病可能与其糖尿病病史有关，患者血糖控制不佳，且发病前有情绪不良，入院时血压明显增高，导致患者发病。患者发病后在急诊静脉应用阿替普酶过程中出现急性心肌梗死，应用药物后神经系统及心脏症状均完全缓解，结合后续头部及心脏影像学检查，提示血管均再通成功，抢救及时，患者无后遗症。但患者行冠状动脉造影检查提示冠状动脉有中度狭窄，提示以后应注意血压、血糖、血脂监测及情绪管理，出现神经系统、心脏症状后及时行影像学、心电图检查，诊断后积极治疗。

（马青峰）

# 参考文献

［1］王刚，张小瑜，朱惠莉，等.青年患者急性心肌梗死合并急性脑梗死1例.西南国防医药，2016，26（11）：3-4.

［2］王冬颖，解亚楠，何彦芳，等.1例急性心肌梗死合并脑梗死继发急性左心衰竭病例报道.中国循证心血管医学杂志，2017，9（5）：624-624.

［3］蒲红，邢绣荣，梁潇，等.超急性期脑梗死合并急性心肌缺血患者的早期评估及相关因素分析.中国急救复苏与灾害医学杂志，2017，12（9）：831-834.

［4］Sweta A，Sejal S，Prakash S，et al. Acute myocardial infarction following intravenous tissue plasminogen activator for acute ischemic stroke：An unknown danger. Ann Indian and Neurol，2010，13（1）：64.

［5］葛均波，徐永健.内科学.8版.北京：人民卫生出版社，2013.

［6］Levine G N，Bates E R，Bittl J A，et al. 2016 ACC/AHA Guideline Focused Update on Duration of Dual Antiplatelet Therapy in Patients With Coronary Artery Disease. Journal of the American College of Cardiology，2016，68（10）：1082-1115.

［7］中华医学会神经病学分会，中华医学会神经病学分会脑血管病学组.中国缺血性脑卒中和短暂性脑缺血发作二级预防指南2014.中华神经科杂志，2015，48（4）：258-273.

［8］国家卫生计生委合理用药专家委员会.中国药师协会急性ST段抬高型心肌梗死溶栓治疗的合理用药指南2016.中国医学前沿杂志电子版，2016，8（8）：25-41.

［9］Chinese Society of Neurology，Chinese Stroke Society. Chinese guidelines for diagnosis and treatment of acute ischemic stroke 2018. J Neurol，2018，51（9）：666-682.

［10］中华医学会神经病学分会脑血管病学组急性缺血性脑卒中诊治指南撰写组.中国急性缺血性脑卒中诊治指南2010.中华神经科杂志，2010，43（2）：146-153.

［11］中华医学会心血管病学分会.急性心肌梗死诊断和治疗指南.中华心血管病杂志，2001，29（12）：710-725.

# 病例 12 抗磷脂综合征继发脑静脉系统血栓形成——神经内科、风湿免疫科交叉

患者女，33 岁，主因头痛、恶心呕吐 2 周余入院。

现病史：患者 2 周余前乘坐长途车后出现突发头痛，为全脑胀痛，尚可忍受，伴有头晕、恶心、呕吐，呕吐少量胃内容物，无畏声畏光，无发热，无视物旋转、视物成双，无肢体无力、言语不清，无意识丧失、肢体抽搐等，未诊治，后头痛症状好转。9 天前无明显诱因再次出现头痛、恶心、呕吐，头痛性质同前，但程度明显加重，并伴有视物模糊、发热、咳嗽咳痰，体温最高39℃，无肢体麻木无力，无言语不清，无眼睑下垂、视物成双，无意识障碍、肢体抽搐等。就诊于当地医院，行头颅 CT 示"右侧颞枕叶占位性病变"，怀疑"颅内肿瘤"，遂就诊于我院神经外科，予以甘露醇脱水降颅压等治疗自觉头痛、恶心、呕吐有所好转，未再发热，行头颅 MRI ＋增强、MRV，考虑"静脉窦血栓不除外"，为进一步诊治，收入院。

患者自发病以来精神弱，食欲差，大小便基本正常，体重无明显变化。

既往史、个人史、家族史：抗磷脂综合征 14 年，长期服用华法林、硫酸羟氯喹、醋酸泼尼松（入院时使用剂量为：华法林3 mg 隔日 1 次及（次日）4 mg 隔日 1 次，硫酸羟氯喹 200 mg 1次 / 日，醋酸泼尼松 8.75 mg 1 次 / 日）；14 年前右肾静脉血栓形成，曾放置滤网，具体不详；贫血、血小板减少 14 年，曾因血小板严重减少输血小板；血栓性静脉炎 10 余年、双下肢皮肤多发瘀斑及破溃；1 个月前曾因双下肢肿胀、疼痛无法行走，使用低分子量肝素 5000 IU 2 次 / 日 20 余天；否认家族史；否认吸烟、

饮酒史；曾怀孕 1 次，主动流产；否认过敏史。

入院查体：T 36.4℃，P 78 次 / 分，左上肢血压 109/90 mmHg，右上肢血压 106/88 mmHg，RR 18 次 / 分；身高 156 cm，体重 48.5 kg，发育不良，全身多发皮下瘀斑，右侧胫前破溃约 3 cm×3 cm，表面结痂，局部有渗液，双侧下肢远端色素沉着，双侧足背动脉搏动弱。双侧颈动脉未闻及杂音。双肺呼吸音清，未闻及干湿啰音，心律齐，未闻及杂音，腹软，无压痛，肝脾未触及（图 1-12-1）。

神经系统查体：神志清楚、语言流利，时间、地点、人物定向力、记忆力、计算力粗测正常，双侧瞳孔等大等圆，直径 3 mm，双侧瞳孔直接及间接对光反射灵敏，眼底视乳头边界不清，眼动正常，未见眼震（图 1-12-2）。双侧面部针刺觉对称，双侧角膜反射正常引出，双侧咀嚼对称有力。双侧额纹、面纹对称，闭目及示齿有力。双耳粗测听力可，Weber 征居中，Rinne 试验双侧气导＞骨导。双侧软腭上抬有力，双侧咽反射存在。双侧转颈、耸肩有力，伸舌居中，未见舌肌纤颤。四肢肌容积正

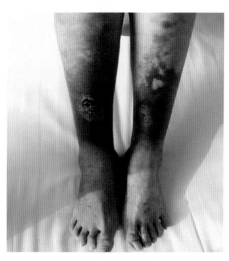

图 1-12-1　右侧胫前破溃约 3 cm×3 cm，表面结痂，局部有渗液，双侧下肢远端色素沉着

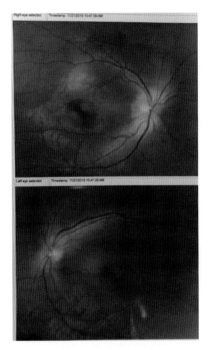

图 1-12-2　眼底检查

常，四肢肌力Ⅴ级，四肢肌张力对称正常。双侧轮替试验、指鼻
试验、跟膝胫试验稳准。双侧四肢针刺觉及音叉振动觉对称。双
侧腱反射对称引出。双侧掌颏反射、霍夫曼（Hoffmann）征阴
性。双侧巴宾斯基征阴性。颈强2横指，克尼格征＜135°，布鲁
津斯基征阳性。

辅助检查：

头颅CT＋骨窗：右侧颞顶枕可见团块状混杂密度影，边界
清，周围水肿显著，中线结构基本居中，右侧脑室略受压，局部
脑沟裂变浅，局部骨质较对侧增厚（图1-12-3）。

凝血6项：凝血酶原时间113.9 s，国际标准化比值（INR）
10.35，活化部分凝血活酶时间56.3 s，纤维蛋白原1.64 g/L，凝
血酶时间18.9 s，D-二聚体0.74 μg/ml。

抗磷脂抗体谱4项：心磷脂抗体阳性，抗β2糖蛋白1抗体

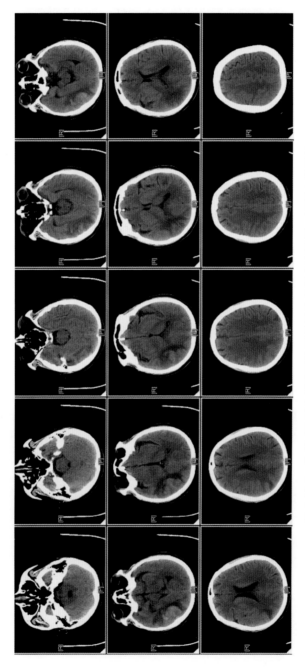

图 1-12-3　头颅 CT 示右侧颞顶枕可见团块状混杂密度影，周围水肿明显

IgM 阳性，抗 β2 糖蛋白 1 抗体 IgA 阴性，抗 β2 糖蛋白 1 抗体 IgG 阴性。

凝血因子 8 项、狼疮抗凝物 6 项、易栓症筛查：蛋白 S 活性 21.9% ↓，蛋白 C 36% ↓，标准化比率（狼疮抗凝物 SCT 试剂）1.81 ↑，标准化比率（狼疮抗凝物 DRVVT 试剂）2.36 ↑，凝血因子 II 7.1% ↓，凝血因子 VII 6.4% ↓，凝血因子 X 5% ↓，凝血因子 IX 9.3% ↓；余大致正常范围。

自身抗体谱：增殖细胞核抗原抗体弱阳性，抗线粒体抗体阳性，余阴性。

## 问题 1：患者目前的主要问题是什么？如何处理？

**答：**患者青年女性，急性起病，临床主要表现为头痛、恶心呕吐、视乳头水肿等颅内压增高表现，头颅 CT 示右侧颞顶枕叶团块状混杂密度影，周围水肿明显。需鉴别患者颅内占位的病因以指导下一步治疗。

患者既往有抗磷脂综合征，提示血栓形成风险高，需考虑颅内静脉窦血栓形成可能，进一步完善头颅 MRI ＋增强、SWI、MRV 等以鉴别颅内占位性质和病因。

头颅 MRI ＋增强：右颞枕不规则片状混杂长 T1、长 T2 信号（大小约 55 mm×33 mm×39 mm），边界欠清，DWI 为略低信号，周围可见斑片状略高信号，鼻窦黏膜略增厚，增强后可见其内散在线样强化，双侧乳突内异常信号（图 1-12-4）。

头颅高分辨 MRV：右侧横窦、乙状窦及颈内静脉未显示，左侧横窦局部狭窄；右侧颞枕叶占位性病变；双侧小脑幕增厚（图 1-12-5）。

SWI 示高低混杂信号，增强后病变边缘环状强化，双侧小脑幕增厚强化（图 1-12-6）。

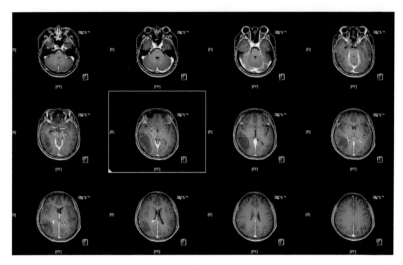

图 1-12-4　头颅 MRI ＋增强示右颞顶枕占位，增强后可见其内散在线样强化

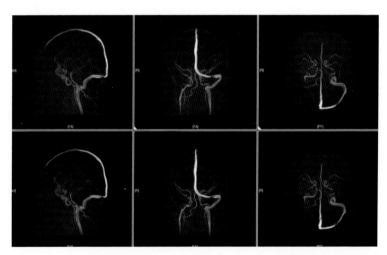

图 1-12-5　头颅高分辨 MRV 示右侧横窦、乙状窦及颈内静脉未显示，左侧横窦局部狭窄

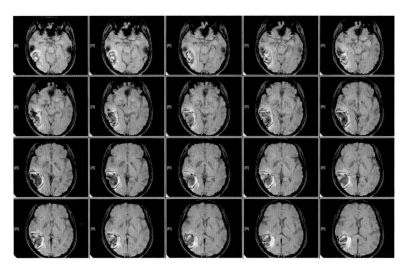

图 1-12-6 SWI 呈高低混杂信号，增强后病变边缘环状强化，双侧小脑幕增厚强化

## 问题 2：该患者的可能诊断是什么？如何治疗？

**定位诊断：**

（1）右侧颞顶枕叶：患者头颅 CT、MRI 示右侧颞顶枕叶团块状异常信号，故定位。

（2）脑膜及脑脊液循环系统：患者临床表现有头痛、恶心呕吐，查体眼底视乳头水肿，提示颅内压增高，脑膜刺激征阳性，故考虑累及脑膜及脑脊液循环系统。

（3）右侧横窦及乙状窦：患者有头痛、恶心呕吐、视乳头水肿等颅内压增高表现，结合影像学示右侧横窦及乙状窦未显示，考虑脑静脉系统引流异常导致颅内压增高可能，故定位。

**定性诊断：**

颅内静脉窦血栓形成伴出血可能性大。

患者青年女性，急性起病，临床主要表现为颅内压增高，头颅 CT 示右侧颞顶枕叶团块状混杂密度影，周围水肿明显，SWI

提示患者颅内占位为出血性病变，患者既往有抗磷脂综合征，提示血栓形成风险高，MRV 示右侧横窦及乙状窦未显示，故考虑颅内静脉窦血栓形成伴出血可能性大。

患者入院后完善常规化验检查，发现凝血功能严重异常，凝血酶原时间 113.9 s，国际标准化比值 10.35，凝血酶时间 18.9 s，活化部分凝血活酶时间 59.3 s，暂停华法林，并给予肌内注射维生素 K 一次，后复查凝血功能逐渐恢复，INR 降至 1.25。住院期间为进一步明确病因，完善高分辨核磁、颈静脉彩超、DSA 等，结合病史及患者影像学表现，考虑颅内静脉窦血栓形成导致颅内血肿可能性大，给予甘露醇脱水降颅压、维持水和电解质平衡等治疗。患者患有抗磷脂综合征，机体处于高凝风险，且合并有凝血功能异常、血小板减少，请风湿免疫科、血液内科会诊协助诊治，重启抗凝治疗，给予低分子量肝素 4000 IU 每 12 h 皮下注射抗凝治疗，并逐渐过渡至口服华法林，同时予硫酸羟氯喹 200 mg 2 次 / 日、醋酸泼尼松 8.75 mg 1 次 / 日免疫治疗。经治疗后患者头痛等症状逐渐缓解，复查头颅 CT 颅内血肿吸收期，水肿较前缓解。

经治疗后患者头痛明显好转，无恶心呕吐。查体眼底视乳头水肿缓解、颈强消失。

复查头颅 CT：右侧颞枕叶异常密度影：出血性病变吸收期。

## 关于抗磷脂综合征

### 1. 定义

抗磷脂综合征（antiphospholipid syndrome，APS）是一种以反复动脉或静脉血栓形成、自发性流产、血小板减少以及持续的抗磷脂抗体（antiphospholipid antibodies，aPL）阳性为主要特征的非炎症性自身免疫性疾病。

### 2. 病因及发病机制

抗磷脂抗体是一组以磷脂和（或）磷脂结合蛋白为靶抗原的自身抗体总称，常见的包括抗心磷脂抗体（anticardiolipin antibody， aCL）、抗 β2GP1 抗体（anti-β2 glyco-protein 1，抗 β2 糖蛋白 1 抗体）及狼疮抗凝物（lupus anticoagulant，LAC）等[1]。

### 3. 临床表现

出现以下两种临床情形时临床上应怀疑 APS：

出现其他原因无法解释的一个或多个静脉或动脉血栓形成事件，尤其是在年轻患者中。

出现一个或多个与妊娠相关的特定不良结局，包括：妊娠 10 周后死胎；重度子痫前期或胎盘功能不全导致的早产；或多次胚胎丢失（＜ 10 孕周）。

若患者存在以上任一种情况，同时还有网状青斑、心脏瓣膜疾病和（或）神经系统表现（如认知障碍和白质病变），则应进一步增加对 APS 的怀疑。若患者有系统性自身免疫性疾病（尤其是系统性红斑狼疮），则应在有相应临床症状时增加对 APS 的怀疑。

APS 的神经系统常见表现包括（括号内为发生率）：脑卒中（13.1% ～ 19.8%）、TIA（7.0% ～ 11.1%）、脑静脉血栓形成（0.7%）、头痛及偏头痛（20.2%）、眼部病变（15% ～ 88%）、癫痫（7.0% ～ 8.6%）、多发梗死性痴呆（2.5%）、舞蹈病（1.3%）、偏侧投掷症（0.3%）、Sneddon 综合征、多发性硬化样综合征、脊髓病（＜ 1%）、吉兰-巴雷综合征、周围神经病变、急性脑病（1.1%）、短暂性全面性遗忘（0.7%）、精神疾病等。特别值得注意的是，某些患者同时或短期内进行性出现多部位（3 个或 3 个以上）血栓形成，常累及脑、肾、肝或心等重要器官，出现多器官功能衰竭而死亡，称之为恶性 / 灾难性抗磷脂综合征（catastrophic antiphospholipid syndrome，CAPS），预后不佳[2-3]。

APS 也有很多其他临床表现，会累及多个脏器。

（1）血液系统异常：血小板减少是 APS 患者的常见表现，发生率为 22% ～ 42%。SLE 相关 APS 患者的血小板减少发生率更高。但血小板减少不严重，不会导致出血倾向。APS 还可以导致自身免疫性溶血性贫血、骨髓坏死；最严重的可导致血栓性微血管病综合征。

（2）肺部受累：主要是累及肺血管病变。比如肺血栓栓塞性疾病、血栓栓塞性和非血栓栓塞性肺高压、肺动脉血栓形成、肺微血栓形成、急性呼吸窘迫综合征和弥漫性肺泡出血。

（3）心脏病变：最常累及瓣膜，包括瓣膜增厚和瓣膜结节。其中二尖瓣最易受累，其次为主动脉瓣。心脏瓣膜病变也增加脑卒中风险；APS也增加冠心病风险。

（4）肾脏病变：不止是肾血管病变，也可以直接损伤肾小球，如出现膜性肾病、微小病变肾病和寡免疫性肾小球肾炎等。

（5）消化系统病变：由于血栓而导致食管、胃、十二指肠、空肠、回肠或结肠缺血，造成胃肠道出血、腹痛、急腹症、不典型消化性溃疡；肝受累而出现肝或门静脉血栓形成可导致巴德-吉亚利（Budd-Chiari）综合征、肝小静脉闭塞病、肝梗死、门静脉高压等。

（6）皮肤改变：APS与多种皮肤异常相关，包括裂片形出血、网状青斑、皮肤坏死和梗死、浅静脉血栓形成、指（趾）坏疽、皮肤溃疡、类似于血管炎的病变以及青斑样血管病变、皮肤松弛皱缩等。

（7）眼睛病变：可增加眼部闭塞性血管病变风险，从而造成一过性黑矇、视网膜静脉和动脉闭塞，以及前部缺血性视神经病变。

### 4. 诊断标准

1990年首次提出了APS Sapporo分类标准，并于2006年悉尼召开的第十一届抗磷脂抗体国际大会对该标准进行了修订（简称2006年标准）[1]。患者必须同时满足临床和实验室标准才能符合APS诊断。

临床标准包括：客观证实的静脉、动脉或小血管血栓或病态妊娠（包括妊娠10周以上的1次以上原因不明正常形态胎儿死亡；至少1次妊娠≤34周的正常形态胎儿早产；连续3次及以上的妊娠不足；10周的不明原因自然流产）。

实验室标准包括：根据国际血栓与止血学会公布的指南检测

到的狼疮抗凝物，抗心磷脂（aCL）抗体（IgG 或 IgM）> 40 个 IgG 或 IgM 抗磷脂单位，或抗 β2GP1 抗体（IgG 或 IgM）水平 > 第 99 百分位。建议在两种不同的情况下进行检测，至少间隔 12 周。

2019 年，《尼德兰医学杂志》（*The Netherlands Journal of Medicine*）发表了新的抗磷脂综合征诊断和治疗共识[3]（表 1-12-1），其诊断标准依然需要满足一项临床标准和一项实验室标准，但较 2006 年标准有了明显变化。

**表 1-12-1 《尼德兰医学杂志》抗磷脂综合征诊断标准（2019）**

| 临床标准 | |
| --- | --- |
| 血栓（通过影像学和组织学检查确定） | 任何组织或器官一个或多个动脉、静脉或小血管血栓的临床表现 |
| 病态妊娠 | 连续 3 次或以上 10 周孕前的自发性流产或<br>形态正常的胎儿在 10 周孕后出现原因不明的死胎或子痫、严重的先兆子痫或胎位异常导致形态正常的胎儿出现 34 周孕前的早产 |
| **实验室标准** | |
| | 狼疮抗凝物（LAC）间隔 12 周 2 次阳性<br>抗 β2GP1（IgG 或 IgM）的血清或血浆滴度（第 99 百分位临界值）间隔 12 周 2 次阳性 |

国外已有研究提示，GAPSS（国际 APS 评分）系统［包括高血压 1 分，高脂血症 3 分，LA 4 分，aCL-IgG/IgM 5 分，抗 β2GP1-IgG/IgM 4 分，抗磷脂酰丝氨酸-凝血酶原复合物抗体（aPS/PT）3 分］能有效预测 SLE 和 APS 患者血栓再发风险；GAPSS ≥ 10 分为血栓再发高危人群。

### 5. 治疗

治疗 APS 的目的是减少血栓事件、减少不良妊娠，而不是让 aPL 下降至正常。非 SLE 患者且无 APS 临床征象者不应考虑 APS 而治疗，因为单纯的 aPL 检验阳性可能是其他因素所致，以及无临床意义的化验异常。目前 APS 的主流治疗药物有阿司匹林、肝素（或低分子量肝素）、华法林、羟氯喹。目前在 APS 治疗领域还没有足够数据支持新一代抗凝药物替代华法林[4]。

对于无血栓事件、不良妊娠的 SLE 患者来说，定期评估 APS 的风险是必要的，而积极的羟氯喹治疗有助于减少血栓风险。aPL 阳性的 SLE，但无血栓事件则还需联合小剂量阿司匹林治疗，同时需避免血栓高风险生活方式，比如吸烟、口服避孕药。

对已有血栓事件者，肝素和华法林是主流方案。如积极治疗后仍有血栓事件发生（而不是单纯根据化验结果），联合阿司匹林是标准方案。无论是否有 SLE，羟氯喹可能有益。对于初发静脉血栓的 APS 患者，在使用维生素 K 拮抗剂（VKA）的同时应当使国际标准化比值（INR）维持在 2.0 ～ 3.0。对于复发性静脉血栓的病例，即使 INR 维持在 2.0 ～ 3.0，也应当加强抗凝治疗，使得目标 INR 达到 2.5 ～ 3.5。对于目标 INR 维持在 2.5 ～ 3.5 但仍有复发性静脉血栓的患者，在使用低分子量肝素（LMWH）治疗 2 周后，建议增加阿司匹林作为长期治疗，或用 VKA 加强治疗，使 INR 达到 3.0 ～ 4.0。对于有明确的短暂性诱发因素（例如吸烟、疾病活动、口服避孕药）而出现单一静脉血栓事件的 APS 患者，并且 aPL 转阴，可以考虑停止抗凝治疗[2-4]。

### 6. 预后

APS 患者的并发症发生率和死亡率增加。一项大型多中心前瞻性研究纳入了 1000 例 APS 患者，发现 10 年时生存率降至 90.7%[5]。10 年随访期间的主要死因包括血栓形成（31%）、脓毒症（27%）、恶性肿瘤（14%）、出血（11%）、SLE 相关（8%）和 CAPS（5%）。平均死亡年龄为 59 岁，标准差为 14 岁。存在基础疾病的情况下死亡率无差异：SLE 相关 APS 患者中死亡率为 6.8%，而原发性 APS 患者中死亡率为 7.1%。

## 本病例要点

颅内静脉和静脉窦血栓形成（cerebral venous and sinus thrombosis,

CVST）最初于 1825 年由 Ribes 等描述，占所有卒中的 0.5% ～ 1%，多见于孕妇、服用口服避孕药的女性以及年龄 < 45 岁的年轻人群[6]。其中 54% 的患者正在服用口服避孕药，34% 处于遗传性或获得性血栓形成前状态，2% 为孕妇或产褥期女性，其他诱因包括感染（12%）、癌症（7%）及血液系统疾病（12%）。由于 CVST 临床症状谱广且常呈亚急性或迁延起病，因此往往被漏诊或延误诊断。静脉血栓相关的脑实质受损，常发生于静脉高压或血栓延伸进入浅表静脉的情况。脑实质损伤并发症包括细胞毒性或血管源性脑水肿、脑梗死或脑出血。大脑镰和小脑幕脑膜的异常强化，是脑静脉血栓形成的一种间接表现征象，可以伴随静脉性脑梗死或出血同时出现。静脉窦血栓形成最常累及矢状窦、横窦及乙状窦。有时，静脉窦发育的先天变异常使狭窄或闭塞的评估变得复杂。由于静脉窦发育的不对称，MRV 对慢血流血管的显示能力欠佳，静脉窦缓慢流动的血液难以与静止组织相区别，可以造成 MRV 成像信号缺失，而出现假阳性，因此，需要与常规 MRI 结合观察，才能提高准确性。对比剂增强的 MRV 或 CTV 诊断静脉窦血栓更可靠。在慢性期，增强 MRV 扫描作用有限，因为已经机化的血栓或部分再通的血栓也可出现强化，有可能误认为是正常的。临床工作中，有时影像科医师也较难给出明确的诊断倾向，难免延误诊治。临床医师的诊断思路应该从详细询问病史和认真进行神经系统体检开始，尤其是询问病史十分重要，结合病史及体检对疾病的定性判断起到帮助，不能仅仅依靠某一单项辅助检查就做出结论性诊断。

该病例患者仅从影像学表现难以区别占位性病变，但结合患者为青年女性，既往有抗磷脂综合征、既往有反复血栓病史，不仅有益于联想到 CVST，避免误诊漏诊，对 CVST 的病因诊断和治疗也有重要意义。多种自身免疫性疾病可导致 CVST，临床进行 CVST 的病因诊断时应重视自身免疫性抗体的检测及完善其他相关检查。

（姜睿璇　冀瑞俊　赵性泉）

# 参考文献

［1］Miyakis S，Lockshin MD，Atsumi T，et al. International consensus statement on an update of the classification criteria for definite antiphospholipid syndrome（APS）. J Thromb Haemost，2006，4：295-306.

［2］Garcia D，Erkan D. Diagnosis and management of the antiphospholipid syndrome. N Engl J Med，2018，378：2010-2021.

［3］Limper M，de Leeuw K Lely AT，et al. Diagnosing and treating antiphospholipid syndrome：a consensus paper. Neth J Med，2019，77（3）：98-108.

［4］Ruiz-Irastorza G，Cuadrado MJ，Ruiz-Arruza I，et al. Evidence-based recommendations for the prevention and long-term management of thrombosis in antiphospholipid antibody-positive patients：report of a task Force at the 13th International Congress on antiphospholipid antibodies. Lupus，2011，20：206-218.

［5］Cervera R，Serrano R，Pons-Estel GJ，et al. Morbidity and mortality in the antiphospholipid syndrome during a 10-year period：a multicentre prospective study of 1000 patients. Ann Rheum Dis，2015，74：1011.

［6］静脉和静脉窦血栓形成诊治的多中心专家共识组 . 颅内静脉和静脉窦血栓形成诊治的中国专家共识［J］. 中华内科杂志，2013，52（12）：1088-1091.

# 病例13 抗心磷脂抗体综合征——神经内科、风湿免疫科、血液科、消化科交叉

患者男，63岁，主因周身乏力、小便失禁伴嗜睡7天收入院。

现病史：7天前患者家属发现其小便失禁，行动迟缓，行走时步态不稳，音量减低，伴发热，体温最高39.2℃，在外院予头孢及赖氨匹林治疗后患者体温下降至37.4℃，6天前患者出现大便失禁，嗜睡，可叫醒，双下肢无力，需搀扶方可行走，但未再发热，无肢体麻木、吞咽困难及饮水呛咳，无头晕、头痛及恶心呕吐，无胸闷胸痛，在急诊行头颅MRI检查发现急性多发性脑梗死，为进一步诊治收入院。

既往史：4年前有车祸头部外伤史；2个月前外地旅游回家后因乏力、嗜睡，面部黄染，肝功能异常在外院诊断肝功能损害，肝硬化（免疫性？药源性？），给予相应治疗45天肝功能正常后出院。否认高血压、糖尿病、冠心病史；有青霉素类药物过敏史。

入院查体：T 36.5℃，P 74次/分，RR 20次/分，BP 118/98 mmHg。神志清楚，言语欠流利。近记忆力、计算力、定向力、判断力减退，脑神经查体未见明显异常。上肢肌力正常，双下肢肌力 III$^+$ 级，四肢肌张力正常，四肢腱反射正常引出，双侧巴宾斯基（Babinski）征阳性，共济和感觉查体不配合，脑膜刺激征阴性。NIHSS评分：6分。饮水试验：1级。

入院后诊断考虑急性多发性脑梗死，给予阿司匹林抗血小板聚集，阿托伐他汀降脂治疗以及改善微循环治疗，并完善相关检查，寻找梗死病因。入院后完善血尿便常规、红细胞沉降率（血沉）、C反应蛋白、生化全项＋同型半胱氨酸、凝血四项＋D-二聚体、甲状腺功能全项、乙型肝炎五项及抗体三项、甲型肝炎/丙型肝炎/戊型肝炎抗体、肿瘤标志物、风湿三项＋免疫五项、

抗核抗体、抗 ENA 抗体谱、抗 dsDNA、ANCA、抗心磷脂抗体、狼疮抗凝物、脑脊液（常规、生化、免疫球蛋白、病毒抗体、脱髓鞘相关抗体、副肿瘤相关抗体、自身免疫性脑炎相关抗体）实验室检查以及 CA＋TCD、头颈 CTA、心脏彩超、24 h Holter、腹部超声等辅助检查。发现患者存在：血沉快（104 mm/h）、超敏 C 反应蛋白增高（4.55 mg/L）、低蛋白血症（24.88 g/L）、肿瘤标志物多项指标异常（癌胚抗原 8.27 ng/ml，肿瘤相关抗原 125 55.10 U/ml，肿瘤相关抗原 19-9 87.60 U/ml，肿瘤相关抗原 15-3 40.40 U/ml，血清骨胶素 CYFRA21-1 3.96 ng/ml，肿瘤相关抗原 72-4 8.92 U/ml，甲胎蛋白 10.30 ng/ml）、凝血指标异常（凝血酶原时间 15.3 s，活化部分凝血活酶时间 43.6 s，血浆 D- 二聚体 0.65 μg/ml）；抗心磷脂抗体（IgA/G/M 64.00 RU/ml）和抗 β2-糖蛋白 1 抗体（IgA/G/M 138.00 RU/ml）明显增高；超敏 C 反应蛋白升高（4.55 mg/L）。CA＋TCD 以及头颈 CTA 示右侧椎动脉纤细，动脉硬化性改变（图 1-13-1），余未见明显血管异常；心脏彩超提示可能存在卵圆孔未闭（微量左向右分流）。腹部超声提示脾大。患者住院过程中出现左侧肢体麻木，复查头颅 MRI＋DWI 显示右侧放射冠新发腔隙性梗死灶（较上次影像学表现为新发病灶）（图 1-13-2，图 1-13-3），且住院期间出现一过性发热、血红蛋白急剧下降，最低降至 76 g/L，但无黑便及呕血、尿血，实验室检查示网织红细胞增高（网织红细胞计数 14.0%），肝功能异常（谷丙转氨酶 52 IU/L）。

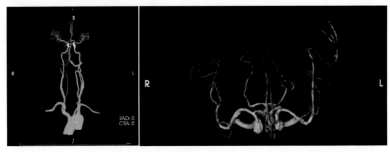

图 1-13-1　头颈 CTA：右侧椎动脉全程纤细，动脉硬化性改变

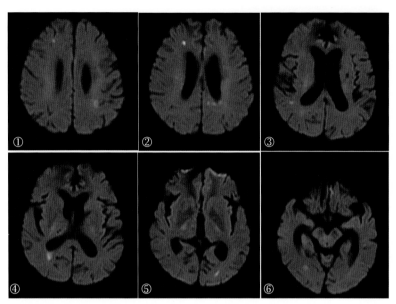

图 1-13-2　头颅 MRI ＋ DWI：DWI 像示双侧半球皮质下多发散在点片状高信号，考虑急性脑梗死

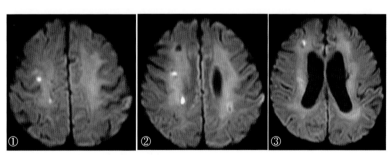

图 1-13-3　复查头颅 MRI ＋ DWI：DWI 像示右侧放射冠多发点片状高信号（较上次影像学表现为新发异常信号），考虑新发梗死

## 问题 1：从目前的情况看，患者存在多发急性梗死的可能病因有哪几方面？下一步需要请哪些学科会诊，进一步完善哪些相关检查？

　　答：患者脑梗死特点为多发性，累及多个血管区域，以皮质和皮质下为主的小片状新发梗死为主，结合 CA ＋ TCD 以及头颈 CTA 除一侧椎动脉全程细外，未发现明显血管狭窄，因此考虑心源性或主动脉弓栓塞性机制、原发或继发小血管炎、高凝状态（血液系统疾病、肿瘤、抗心磷脂抗体综合征等）造成的易栓状态几种病因可能。患者普通心脏彩超以及 24 h holter 已排除高危心源性卒中的病因，结合患者存在 D- 二聚体增高，抗心磷脂抗体滴度增高这些提示高凝状态存在的情况下，是否存在 PFO 反常栓塞需要进一步确认，需要进一步完善 TCD 发泡试验、经食管心脏彩超检查、下肢静脉超声；患者存在抗心磷脂抗体滴度明显升高，存在抗心磷脂抗体综合征可能，但患者存在低蛋白血症、肝功能异常、肿瘤标志物增高、发作性血红蛋白下降这些情况，需要进一步排除恶性肿瘤、血液系统疾病的可能性。因此基于以上考虑，请血液科、消化科、风湿免疫科进行了多学科会诊。消化科考虑存在不明原因肝损害，肝硬化情况＋多项肿瘤标志物增高，建议完善全腹部 CT ＋强化、盆腔 CT ＋强化，必要时行全身 PET 进一步排除恶性肿瘤可能。血液科考虑患者出现一过性血红蛋白明显下降，而无明显消化道及其他部位出血情况，考虑溶血性贫血可能性大，且可进一步检查骨髓穿刺＋流式细胞学、Coombs 试验辅助检查排除免疫性溶血性贫血或其他血液增殖性疾病可能。风湿免疫科考虑患者抗心磷脂抗体均升高，存在神经系统、肝脏、血液多系统损害，故不除外结缔组织病及抗磷脂综合征，但需要排除肿瘤和血液系统疾病，建议复查凝血、抗心磷脂抗体、结缔组织病相关抗体以及特殊免疫性肝炎相关抗体（GP210、SP100、IgG4）。

进一步完善检查的结果回报：骨髓穿刺＋流式细胞学骨髓红系增生旺盛。流式细胞检查：PNH 克隆占 0.0%；成熟粒细胞和单核细胞均未检出 PNH 克隆，Coombs 试验（－）；全腹部 CT ＋强化胆囊结石；盆腔 CT ＋强化（－）；PET-CT 未提示肿瘤病变；心磷脂抗体复查仍明显增高，凝血指标复查仍提示异常，结缔组织病相关抗体复查未见异常，特殊免疫性肝炎相关抗体（GP210、SP100、IgG4）阴性。TCD 发泡试验＋经食管心脏超声＋声学造影提示存在卵圆孔未闭（潜在右向左分流），下肢静脉超声未见异常。

## 问题 2：患者最终的可能诊断是什么？如何治疗？

**答：**结合患者存在多发急性脑梗死，除发现存在心脏卵圆孔未闭，潜在右向左分流、多次查抗心磷脂抗体和抗 β2- 糖蛋白 1 抗体明显增高，未发现其他可以解释脑梗死的病因，尽管患者的实验室指标未能达到抗磷脂抗体综合征的诊断标准，结合患者同时存在溶血性贫血、凝血指标 APPT 延长，D- 二聚体增高，肝功能异常多系统损害，并行肿瘤相关筛查，结缔组织病相关抗体检测，骨髓穿刺进一步排除了血液系统疾病、肿瘤以及结缔组织病可能，因此考虑原发性抗磷脂抗体综合征可能性大。对于此患者，抗磷脂抗体综合征引起多发急性脑梗死推测是由于高凝状态直接引起小动脉血栓或者高凝状态造成静脉系统不显性血栓形成，通过卵圆孔未闭潜在的右向左分流造成反常栓塞可能。治疗上给予华法林抗凝治疗，并调整 INR 值处于 2.5～3.0。

### 关于脑卒中与抗磷脂抗体综合征

抗磷脂综合征的特征是持续（间隔 12 周重复检测）存在狼疮抗凝物、抗心磷脂或抗 -β2 糖蛋白 1 高滴度抗体，加上临床标准的证据，如血管血栓形成或病理妊娠[1]。脑梗死本身就是抗磷脂抗体综合征诊断临床标准中的 1 次血栓事件。因此，对于脑梗死患者，如果间隔 12 周发现 3 种抗磷脂抗体任何一种持续阳性，就可以诊断为脑梗死合并抗磷脂抗体综合征[2]。脑梗死或 TIA 患者，合并抗磷脂抗体阳性，或者符合抗磷脂抗体综合征诊断的并不罕见。有研究显示，30～85 岁的急性缺血性脑卒中患者，发病 30 天内检测抗磷脂抗体 1 次，结果显示 41%（720/1770）的患者至少 1 种抗磷脂抗体阳性[3]。另有研究表明，13% 的抗磷脂抗体综合征患者会以脑卒中作为疾病的初始临床表现而就诊[4]。卒中人群中抗磷脂综合征的患病率各不相同，但年轻人群受影响最为普遍[5]。在有血栓形成或风湿病病史的隐源性卒中患者中，考虑检测抗磷脂抗体似乎是合理的[6-7]，而在血管危险因素频率不断增加的老年人群中，没有证据支持系统检测抗磷脂抗体。在临床中，隐源性缺血性卒中患者，尤其是在年轻患者中，如果同时合并网状青斑、心脏瓣膜疾病和（或）神经系统表现（如认知障碍和白质病变）[8]，则应进一步增加对抗磷脂抗体综合征的怀疑，而在既往有静脉血栓栓塞史、中期妊娠流产史或血液病史的情况下，可考虑对获得性抗磷脂综合征进行血清检测[2]。尽管合并易栓状态可能增加脑卒中复发的风险，但目前关于脑卒中合并抗磷脂抗体阳性或抗磷脂抗体综合征的抗栓治疗的证据非常有限，缺乏专门针对卒中患者进行抗血栓干预的试验，很多临床问题尚不清楚，如缺乏静脉血栓情况下，仅有卒中是否需要抗凝治疗；缺乏静脉系统血栓情况下，出现 PFO 会不会进一步增加易栓状态患者的卒中风险以及是否需要改变抗栓策略等临床问题都需要进一步研究来证实[2]。关于卒中合并抗磷脂抗体阳性或抗磷脂抗体综合征的抗栓治疗，2021 年美国心脏协会（AHA）/ 美国卒中协会（ASA）脑梗死和 TIA 二级预防指南中，根据目前现有的研究证据，做出了以下推荐[2]：①缺血性脑卒中或 TIA 患者，如果单次抗磷脂抗体检测阳性，且不符合抗磷脂抗体综合征的诊断标准，推荐单纯抗血小板治疗以预防卒中的复发。②缺血性脑卒中或 TIA 患者，如果符合抗磷脂抗体综合征的诊断标准，使用华法林减少卒中复发的风险是合理的。③缺血性脑卒中或 TIA 患者，如果确诊为抗磷脂抗体综合征，且使用华法林抗凝治疗，将 INR 维持在 2 ~ 3 比 INR 维持在 3 以上更为合理，因为 INR 2 ~ 3 更好地平衡了出血和血栓的风险。④缺血性脑卒中或 TIA 患者，如果合并抗磷脂抗体综合征，既往有血栓病史，且 3 种抗磷脂抗体（狼疮抗凝物质、抗心磷脂抗体、抗 β2 糖蛋白 1 抗体）均为阳性，不推荐使用利伐沙班抗凝治疗，因为与华法林相比，利伐沙班治疗的血栓风险更高。

本例患者为以急性出现的周身乏力、小便失禁伴嗜睡为主要表现，头颅 MRI ＋ DWI 提示多发急性脑梗死，除发现存在心脏卵圆孔未闭，潜在右向左分流、2 次查抗心磷脂抗体和抗 β2- 糖蛋白 1 抗体明显增高，未发现其他可以解释脑梗死的病因，尽管患者的实验室指标未能达到抗磷脂抗体综合征的诊断标准，结合患者同时存在溶血性贫血、凝血指标 APPT 延长，D- 二聚体增高，肝功能异常多系统损害，并行肿瘤相关筛查、结缔组织病相关抗体检测、骨髓穿刺，进一步排除了血液系统疾病、肿瘤以及结缔组织病可能，因此考虑原发性抗磷脂抗体综合征可能性大，因为在积极抗血小板治疗后仍有新发梗死出现，故治疗上建议给予抗凝治疗，并随诊及复查抗磷脂抗体，以明确诊断。

（薛素芳　宋海庆）

## 参考文献

[ 1 ] Miyakis S，Lockshin MD，Átsumi T，et al. International consensus statement on an update of the classification criteria for definite antiphospholipid syndrome（APS）. J Thromb Haemost，2006，4：295-306. doi：10.1111/j.1538-7836.2006.01753.x.

[ 2 ] Kleindorfer DO，Towfighi A，Chaturvedi S，et al. 2021 Guideline for the Prevention of Stroke in Patients With Stroke and Transient Ischemic Attack：A Guideline From the American Heart Association/American Stroke Association. Stroke，2021：STR0000000000000375. doi：10.1161/STR.0000000000000375.

[ 3 ] Levine SR，Brey RL，Tilley BC，et al；APASS Investigators. Antiphospholipid antibodies and subsequent thrombo-occlusive events in patients with ischemic stroke. JAMA，2004，291：576-584. doi：10.1001/jama.291.5.576.

[ 4 ] Cervera R，Piette JC，Font J，et al；EuroPhospholipid Project Group. Antiphospholipid syndrome：clinical and immunologic manifestations and patterns of disease expression in a cohort of 1，000 patients. Arthritis Rheum，2002，46：1019-1027. doi：10.1002/art.10187.

[ 5 ] Andreoli L，Chighizola CB，Banzato A，et al. Estimated frequency of antiphospholipid antibodies in patients with pregnancy morbidity，stroke，

myocardial infarction, and deep vein thrombosis: a critical review of the literature. Arthritis Care Res（Hoboken）, 2013, 65: 1869-1873. doi: 10.1002/acr.22066.

［6］Nojima J, Kuratsune H, Suehisa E, et al. Strong correlation between the prevalence of cerebral infarction and the presence of anti-cardiolipin/beta2-glycoprotein I and anti-phosphatidylserine/prothrombin antibodies: co-existence of these antibodies enhances ADPinduced platelet activation in vitro. Thromb Haemost, 2004, 91: 967-976. doi: 10.1160/TH03-10-0608.

［7］Tektonidou MG, Andreoli L, Limper M, et al. EULAR recommendations for the management of antiphospholipid syndrome in adults. Ann Rheum Dis, 2019, 78: 1296-1304. doi: 10.1136/annrheumdis-2019-215213.

［8］Limper M, de Leeuw K, Lely AT, et al. Diagnosing and treating antiphospholipid syndrome: a consensus paper. Neth J Med, 2019, 77（3）: 98-108.

# 病例 14　感染性心内膜炎导致感染性颅内动脉瘤破裂——神经内科、神经外科、神经介入科、心外科、麻醉科等多学科交叉

　　患者，男，42 岁，因"发热 1.5 个月，突发头痛 6 天"收入院。

　　现病史：患者 1.5 个月前出现咳嗽伴乏力，未予重视，服用止咳药物后咳嗽好转，1 个月前患者出现午后低热，最高体温 38.3℃，伴乏力、盗汗，伴面色苍白，无胸闷、气喘等，未就诊，半月内体重下降约 7.5 kg。2 周前因发热就诊于外院，患者行超声心动图检查和血培养，超声心动图提示：主动脉瓣及二尖瓣赘生物形成，主动脉瓣轻度狭窄合并重度关闭不全，二尖瓣轻度关闭不全，血培养提示副血链球菌，考虑为感染性心内膜炎，给予"头孢米诺"抗感染治疗 4 天，发热好转，当时头颅 CT 未见异常，为行手术治疗，给予低分子量肝素皮下注射治疗。6 天前出现头痛，以后枕部为著，为持续性胀痛，可忍受，无恶心、呕吐，无视物模糊，无肢体麻木无力。外院头颅 CTA（图 1-14-1）示左侧大脑中动脉 M1 ～ M2 分叉处见小囊状突起，大小约 2.8 mm×2.3 mm，考虑"左侧大脑中动脉分叉处动脉瘤"继续抗凝及抗感染治疗，并转诊至阜外医院，给予"头孢呋辛"1.5 g 2 次 / 日抗感染治疗＋低分子量肝素抗凝治疗。5 天前头痛剧烈，并伴有呕吐，复查头颅 CT 示"蛛网膜下腔出血（SAH）"，遂来我院急诊。

　　既往史及个人史：高血压病史 22 年，最高达 160/100 mmHg，未规律监测及服药。否认糖尿病、食物药物过敏史。左胸部及左腿外伤史 20 年，曾致血气胸。心肌梗死，冠状动脉支架置入术后 4 年，规律服用阿司匹林、氯吡格雷、阿托伐他汀治疗。2 个月前曾出现一过性左上肢麻木，无明显无力，持续约 40 min 好

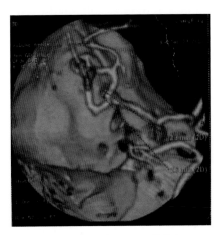

图 1-14-1　头 CTA（外院）

转，当地医院诊断为"短暂性脑缺血发作"，给予输液治疗，症状未再复发。

入院查体：右侧血压 121/61 mmHg，左侧血压 119/61 mmHg。双肺呼吸音清，未闻及干湿啰音，心律齐，主动脉瓣听诊区可闻及舒张早期叹气样杂音。腹软，无压痛及反跳痛，肝脾肋下未触及。神经系统查体：神清，语利，高级皮质功能粗测正常。双侧瞳孔等大等圆，直径 3 mm，双侧瞳孔直接及间接对光反射灵敏，眼球各向运动充分，未见眼震。双侧面部针刺觉对称，双侧咀嚼对称有力。双侧额纹、面纹对称，闭目及示齿有力。伸舌居中。四肢肌力Ⅴ级，肌张力正常。双侧指鼻、跟膝胫试验稳准。双侧针刺觉及音叉振动觉对称。四肢腱反射对称引出。双侧巴宾斯基征阴性。颈软，脑膜刺激征阴性。

## 问题 1：目前如何考虑头痛、SAH 和动脉瘤的原因？结合病史，此患者还需进行哪些检查？如何处理？

答：患者以发热起病，伴有体重减轻，根据外院超声心动图考虑原发疾病为感染性心内膜炎。患者的第一次头颅 CT 检查并未发现颅内异常。给予抗感染治疗后全身症状好转，但是在此过程中，突然出现头痛，表现为全脑胀痛，后枕部为重，头颅 CTA 发现左侧大脑中动脉瘤。头痛可能的原因：颅内压增高、脑膜刺激症状、颅内痛敏结构受累。此后患者出现剧烈头痛，头颅 CT 提示左侧半球侧裂内高信号影（图 1-14-2），考虑蛛网膜下腔出血，并且出血位于左侧大脑中动脉动脉瘤处。因此考虑为责任动脉瘤。综合考虑，患者头痛是由蛛网膜下腔出血导致，而左侧大脑中动脉动脉瘤破裂则是蛛网膜下腔出血的病因。

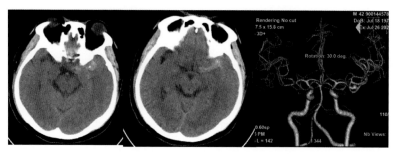

**图 1-14-2　头颅 CT + CTA**　左侧外侧裂高信号影，蛛网膜下腔出血。左侧大脑中动脉分叉处动脉瘤

　　患者入院后进一步完善超声心动图、头颅 CT + CTA 检查、头颅 MRI 等相关检查，并根据药敏培养结果给予哌拉西林钠-舒巴坦钠抗感染及甘露醇等药物治疗。由于患者出现了蛛网膜下腔出血，因此，停用低分子量肝素抗凝治疗。

## 问题 2：如何判断动脉瘤与感染性心内膜炎的关系？诊断思路是什么？

　　**答**：患者入院后头颅 CTA（图 1-14-2）提示"左侧大脑中动脉动脉瘤、蛛网膜下腔出血"，与此前头颅 CTA（图 1-14-1）对比，发现患者动脉瘤有明显增大，形态也不规则（见图 1-14-2）。

颅内动脉瘤的最常见病因是原发动脉瘤，此外还有感染、创伤、夹层都可以导致动脉瘤。结合患者感染性心内膜炎病史，动脉瘤在短期内明显增大，并且 SAH 局限在侧裂，不排除存在局部粘连的可能，综合上述考虑感染性动脉瘤的可能性大。目前存在动脉瘤继续增大，再次出血的风险，同时由于不能抗凝治疗，患者也有发生脑栓塞的风险。

**入院后诊断：**

左侧大脑中动脉动脉瘤（感染性动脉瘤）破裂伴蛛网膜下腔出血

感染性心内膜炎

冠状动脉支架置入术后

**辅助检查：**

（1）影像学检查结果

1）CT 头部平扫＋CTA＋CT 灌注＋CTV：左外侧裂池高密度影：蛛网膜下腔出血，局部动脉瘤伴钙化？右椎动脉较纤细；基底动脉起始部小突起：血管起始部？小动脉瘤待除外；右大脑中动脉 M1 段、双大脑后动脉 P1～P2 段粗细不均；CT 灌注未见明显异常。

2）经胸超声心动图：主动脉瓣、二尖瓣附着物，结合病史，考虑感染性心内膜炎，赘生物形成，左心增大；二尖瓣中–重度关闭不全；主动脉瓣重度关闭不全；主动脉瓣上血流速度增快；心包积液（少量、局限）。

3）全脑血管造影（图 1-14-3）：左侧大脑中动脉 M1 分叉处动脉瘤。M1 段血管痉挛。

4）头颅磁共振（图 1-14-4）：左侧外侧裂、左颞叶出血吸收期；脑内多发缺血梗死灶急性期；鼻窦炎；MRA 示左侧颈内动脉交通段、左侧大脑中动脉狭窄，分叉部动脉瘤；右侧椎动脉颅内段纤细。

（2）检验结果：

1）血常规＋CRP：快速 C 反应蛋白 62.19 mg/L ↑，白细胞绝对值 $10.9\times10^9$/L ↑，中性粒细胞绝对值 $8.34\times10^9$/L ↑，淋巴细

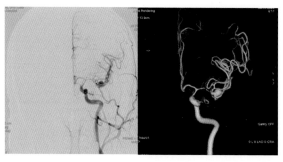

图 1-14-3　全脑血管造影　左侧大脑中动脉分叉处动脉瘤

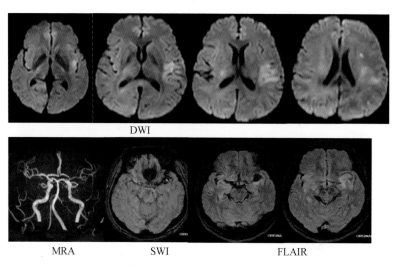

DWI

MRA　　　SWI　　　FLAIR

图 1-14-4　头颅 MRI ＋ MRA

胞群相对值 19.1% ↓，嗜酸性细胞相对值 0.2% ↓，红细胞绝对值
$4.03 \times 10^{12}$/L ↓，血红蛋白 113 g/L ↓，血细胞比容 0.35 L/L ↓，中
性粒细胞相对值 76.4% ↑。

　　2）心梗 3 项＋B 型利钠肽：B 型利钠肽 700.7 pg/ml ↑；肌
红蛋白 17.7 ng/ml，肌钙蛋白 I 0.023 ng/ml，磷酸肌酸激酶同工酶
（质量法）1.03 ng/ml。

　　3）凝血 6 项：凝血酶原时间 14.1 s ↑，国际标准化比值
1.28 ↑，纤维蛋白原 4.75 g/L ↑。

## 问题 3：患者虽然在感染性心内膜炎确诊后就接受"头孢米诺、头孢呋辛"抗感染治疗，但仍出现左侧大脑中动脉 M1 分叉处动脉瘤进行性增大并破裂出血，可能的原因是什么？

**答**：本例患者虽经有效的抗菌治疗后体温恢复正常，血培养阴性，但考虑抗菌治疗的时间较短，患者仍可能存在菌血症，或是局部栓塞感染病灶未能完全清除。文献报道，50%～85%的感染性动脉瘤患者血培养阳性，但血培养阴性时不能排除感染性动脉瘤。因此虽然患者全身症状在好转，但是动脉瘤处的局部感染症状在加重。

因此入院后，患者的抗生素升级为美罗培南静脉滴注 2 g 每 8 h ＋万古霉素 1 g 每 12 h。入院第二天患者突发言语不清，不伴头痛、头晕、肢体无力等症状，持续不缓解，急查头颅 MRI（图 1-14-4）示脑内多发散在 DWI 高信号，表观弥散系数（ADC）低信号，考虑为心源性栓塞可能性大。1 h 后患者言语不清完全缓解。

## 问题 4：患者突发急性脑梗死的病因是什么，是否需要静脉溶栓治疗？

**答**：缺血性卒中是感染性心内膜炎常见的神经系统并发症，常与金黄色葡萄球菌感染、二尖瓣附着的较大赘生物脱落有关。本例患者急性脑梗死考虑为心源性栓塞的可能。但患者的病灶主要位于左侧大脑中动脉，结合患者 CTA 提示左侧大脑中动脉 M1 段狭窄，不能排除局部血管痉挛、M1 段栓子脱落的可能。患者院内发生急性脑梗死，在溶栓时间窗内，但感染性心内膜炎导致的缺血性卒中易发生出血转化，目前认为溶栓的获益要小于风险，因此未考虑静脉溶栓治疗。

## 问题5：患者目前有感染性心内膜炎、蛛网膜下腔出血、动脉瘤破裂、急性脑梗死，下一步的治疗方案是什么？

**答：** 患者病情复杂，目前疾病涉及多个学科，需要多学科协作诊疗。因此急请全院会诊，包括神经外科、神经介入科、神经感染免疫科（天坛医院特色亚专科）、心外科、麻醉科及感染科。

**神经介入科意见：** 患者年轻，动脉瘤并破裂出血，有手术指征，根据患者动脉瘤体积及形状，首选开颅手术，优点是动脉瘤夹闭充分。介入手术也可以考虑，对血流动力学影响相对小，但有动脉瘤处理不充分可能。目前患者左侧大脑中动脉M1段痉挛明显。因此建议首选外科手术治疗，必要时介入、神经外科联合手术。患者有心脏结构及瓣膜病变，需要进行充分麻醉评估。

**神经外科意见：** 感染性动脉瘤一般瘤体相对小，抗感染治疗可逐渐消退，但该患者动脉瘤逐渐增大，确有手术指征，可行开颅动脉瘤夹闭手术，但患者有基础心脏疾病，需要进行麻醉评估，是否可耐受手术；同时手术有导致感染扩散风险。另外，患者术后至少1周内有抗凝禁忌，这与患者感染性心内膜炎需抗凝治疗矛盾，需要充分考虑。

**心外科意见：** 感染性心内膜炎需先抗感染治疗4～6周后再行手术治疗，手术后继续抗感染4～6周。目前患者感染控制时程不足，且存在颅内动脉瘤，非心脏手术最佳时间。虽然患者颅内动脉瘤始于感染性心内膜炎，但目前阶段动脉瘤手术优先于心脏手术。

**感染科意见：** 患者感染性心内膜炎，应用三代头孢控制感染，发热症状好转，但确实颅内动脉瘤在逐渐增大，同时患者需要进一步行开颅手术，可继续目前美罗培南＋万古霉素抗生素治疗，待完善手术酌情把抗生素降级至三代头孢控制感染。

**麻醉科意见：** 患者确需急诊手术治疗，目前存在感染性心内膜炎及心脏瓣膜病变，为影响手术的因素，需充分评估。首先要求控制感染，其次要保证血流动力学稳定。

**神经感染免疫科意见：**目前不明确是否有颅内感染，但患者头 MRI 的 FLAIR 像提示左侧颞叶靠近侧裂处有实质高信号病变，并且患者的急性脑梗死不能排除细菌性栓子的可能，因此可能存在颅内感染的可能。感染会破坏血脑屏障，美罗培南＋万古霉素可通过血脑屏障达到抗感染目的。

明确治疗方案后，患者行急诊左侧大脑中动脉瘤切除术＋颞浅动脉后支–大脑中动脉分支旁路移植（搭桥）术，术中可见大脑中动脉壁广泛异常淡黄色赘生物，进一步探查见动脉瘤位于大脑中动脉 M1 段分叉处，和周围组织广泛粘连，指向左外上方，瘤颈和大脑中动脉分叉处广泛粘连，动脉瘤壁淡黄色，内可见脓性分泌物，部分瘤壁极薄，可见瘤颈呈感染性改变，证实感染性动脉瘤的诊断，存在局部感染。患者术后出现左侧肢体无力、混合性失语，复查头颅 CT 提示有新发的脑梗死（图 1-14-5），给予改善循环、抗凝及抗感染治疗，患者神经功能缺损症状逐渐改善。

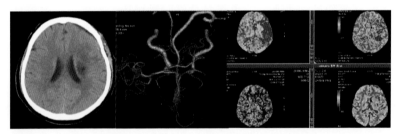

**图 1-14-5　术后头颅 CT ＋ CTA**　左侧侧脑室旁新发梗死灶，左侧大脑中动脉 M1 远端未显影。左侧额颞顶片状对比剂平均通过时间（MTT）、对比剂峰值时间（TTP）延长，脑血流流量（CBF）轻度下降，脑血流容量（CBV）升高

## 关于感染性心内膜炎导致颅内感染性动脉瘤

### 1. 定义

感染性心内膜炎（infective endocarditis，IE）是一种由细菌、真菌、病毒、立克次体、衣原体、螺旋体等病原微生物感染引起

的心内膜和（或）心瓣膜炎症的感染性疾病。据美国流行病学资料统计，年发病率为（3～7）/10万，病死率达14%～46%[1-4]。

**2. 病原学**

绝大多数由草绿色链球菌或金黄色葡萄球菌感染引起，凝固酶阴性葡萄球菌和耐甲氧西林金黄色葡萄球菌也开始增多。

**3. 临床表现**

10%～40%感染性心内膜炎患者合并神经功能缺损，最常见的原因是因菌栓脱落导致的缺血性卒中，其次是感染性动脉瘤、短暂性脑缺血发作和脑膜炎等[5-6]。

1869年，Church第一个描述了一位患有心内膜炎的13岁男孩死于感染性大脑中动脉瘤破裂。1885年Osler提出真菌性动脉瘤的概念，原指真菌感染。随着微生物学的发展，发现这种动脉瘤的致病菌大部分是细菌，抗生素治疗有效，因此又使用细菌性动脉瘤来命名。现在还发现不只是真菌、细菌，还包括寄生虫等多种致病菌均可导致动脉瘤，临床统称为感染性动脉瘤（infectious aneurysm，IA）。

感染性动脉瘤是病原微生物侵袭动脉血管壁甚至周围组织，导致血管局部或弥漫性扩张而形成的一种特殊类型的动脉瘤，部分穿孔进展为假性动脉瘤，通常较其他类型动脉瘤更易破裂出血。最常见的病因是感染性心内膜炎，约65%～68%的感染性动脉瘤患者伴有细菌性心内膜炎。感染性动脉瘤尚无统一或明确的临床诊断标准。感染性心内膜炎继发感染性动脉瘤的发生率为3%～5%，受累动脉依次为近端主动脉，脑、内脏和四肢动脉，5年生存率为35%～55%，如果动脉瘤破裂，病死率可高达80%～90%[7-9]。

**4. 诊断**

依据Kannoth[10]等提出的ⅡA临床诊断标准筛选感染性颅内动脉瘤。该标准需要同时满足必备诊断标准加3项辅助诊断标准，必备诊断标准是影像学检查发现动脉瘤。辅助诊断标准包括：①伴有易感因素（包含以下任一项）：感染性心内膜炎，脑膜炎，睑周蜂窝织炎，海绵窦血栓性静脉炎；②脑血管造影影像学特点（包含以下任一项）：多发，远端位置，梭形，短期随访发现形态大小改变或新发动脉瘤；③其他支持诊断特点：年龄<45岁，近1周发热病史，近期腰椎穿刺，CT或MRI提示脑实质出血。

**5. 治疗**

（1）内科治疗：同普通囊状动脉瘤不同，感染性动脉瘤需要抗感染治疗。因此，对于感染性动脉瘤患者不仅需要尽早开始抗感染治疗，并且要求在抗生素使用前行血培养、脑脊液培养等以指导药物选择。根据2015年欧洲心脏病学会关于感染性心内膜炎指南[11]，抗感染疗程2～6周，对于耐药菌或人工瓣膜性感染性心内膜炎，抗感染至少持续6周。

如果发生缺血性卒中或者出血性卒中，则需要停止抗凝治疗。对于感染性心内膜炎导致的缺血性卒中，溶栓治疗的风险远大于获益。

（2）手术治疗：感染性颅内动脉瘤的手术治疗需要考虑3个方面：①动脉瘤是否破裂，②是否有占位效应的血肿或颅内压增高，③载瘤动脉供血脑组织是否属于功能区。

目前对于未破裂或者动脉远端较小分支的动脉瘤，先内科抗感染治疗；有动脉瘤破裂导致蛛网膜下腔出血或血肿形成，或者载瘤动脉属于功能区的，采取开颅手术治疗。目前认为，对于动脉瘤破裂并开颅手术的患者，术后抗感染2～3周再行心脏手术。没有血肿形成，且载瘤动脉属于非功能区的，可采用介入治疗。

大部分感染性颅内动脉瘤位于动脉的外周端，限制了血管内治疗。同时介入治疗的血管闭塞率较高，文献报道介入治疗的载瘤动脉闭塞率约为手术治疗的2倍。但是介入治疗仍有其独特的优势：避免开颅，安全性稍高，一次可处理多个动脉瘤，术中可进行动脉供血区的功能测定。介入治疗对患者的耐受力要求低，可早期行心脏手术，特别是介入治疗后仍可使用抗凝治疗，这与心脏方面的治疗不矛盾。因此，部分神经外科医生认为血管内介入治疗应该是药物治疗感染性颅内动脉瘤无效时优先考虑的治疗方式。

## 本病例要点

本例患者诊断感染性心内膜炎继发颅内感染性动脉瘤，在治疗过程中患者出现动脉瘤体积迅速增大、破裂，导致蛛网膜下腔出血及血肿。患者首发为感染性心内膜炎，因此感染性动脉瘤的诊断较为明确。有相当比例的患者可能是以动脉瘤为首发，感染性动脉瘤的诊断较为困难。需要综合患者的临床、影像特点判断。此外对于感染性心内膜炎的早期抗生素治疗需要足量、足疗程。

（方瑞乐　鞠奕）

## 参考文献

［1］Duval，X. Temporal trends in infective endocarditis in the context of prophylaxis guideline modifications：three successive population-based surveys. J Am Coll Cardiol，2012，59（22）：1968-1976.

［2］Correa，D.S.D. Epidemiological trends of infective endocarditis：a population-based study in Olmsted County，Minnesota. Mayo Clin Proc，2010，85（5）：422-426.

［3］Federspiel，J.J. Increasing US rates of endocarditis with Staphylococcus aureus：1999-2008. Arch Intern Med，2012，172（4）：363-365.

［4］Tleyjeh，I.M. A systematic review of population-based studies of infective endocarditis. Chest，2007，132（3）：1025-1035.

［5］Yao，F. Surgical treatment of multivalvular endocarditis：twenty-one-year single center experience. J Thorac Cardiovasc Surg，2009，137（6）：1475-1480.

［6］Cantrell，M.，T.T. Yoshikawa. Stroke in infective endocarditis. Journal of the American Geriatrics Society，1990，21（4）：695-700.

［7］Sorelius，K. Endovascular treatment of mycotic aortic aneurysms：a European multicenter study. Circulation，2014，130（24）：2136-2142.

［8］Muller，B.T. Mycotic aneurysms of the thoracic and abdominal aorta and iliac arteries：experience with anatomic and extra-anatomic repair in 33 cases. J Vasc Surg, 2001, 33（1）: 106-113.

［9］ Lin, C.H., R.B. Hsu. Primary Infected Aortic Aneurysm: Clinical Presentation, Pathogen, and Outcome. Acta Cardiol Sin, 2014, 30（6）: 514-521.

［10］ Kannoth, S. Proposed diagnostic criteria for intracranial infectious aneurysms. J Neurol Neurosurg Psychiatry, 2008, 79（8）: 943-946.

［11］ Habib, G. 2015 ESC Guidelines for the management of infective endocarditis: The Task Force for the Management of Infective Endocarditis of the European Society of Cardiology（ESC）. Endorsed by: European Association for Cardio-Thoracic Surgery（EACTS）, the European Association of Nuclear Medicine（EANM）. Eur Heart J, 2015, 36（44）: 3075-3128.

# 病例 15 围术期脑梗死溶栓——神经内科、耳鼻喉科交叉

患者男，71 岁，鼻窦术后 2 天，醒后发现言语不清，伴左上肢无力入院。

患者因"持续双侧鼻堵 15 年"入院，诊断为"慢性鼻窦炎"，于耳鼻喉科行鼻内镜下全组鼻窦开放、鼻腔鼻窦病变去除术，手术过程顺利。术后第一天去除鼻腔内填充物，患者无不适，鼻腔无出血及异常渗出物。术后第二天患者 6:30 醒后觉舌头发硬、发音不清，伴左手握力下降及持物不稳，但未告知医护人员。因症状持续不缓解，患者于 8:45 告知耳鼻喉科查房医生。

既往史：糖尿病 10 余年，口服降糖药联合长效胰岛素，血糖控制不佳；高血压 10 余年，最高血压 160 ~ 170/90 ~ 100 mmHg，平素血压尚可，未用药；否认心脏病、脑血管病史。

## 问题 1：考虑什么疾病？应如何处理？

**答**：患者老年男性，既往高血压、糖尿病，出现新发神经系统局灶体征——言语不清及左上肢无力，考虑急性脑血管病不除外，急请神经内科会诊，进行紧急神经影像学检查。

知晓患者情况后耳鼻喉科医生当即电话联系神经内科会诊医师，告知上述情况，神经内科会诊医师建议立即前往急诊行头颅 CT 检查。9:06 耳鼻喉科医生陪同患者到达急诊完成头颅 CT 检查（图 1-15-1）。

**影像学诊断**：①右侧颞叶脑梗死；②脑白质脱髓鞘变性；③鼻窦炎。

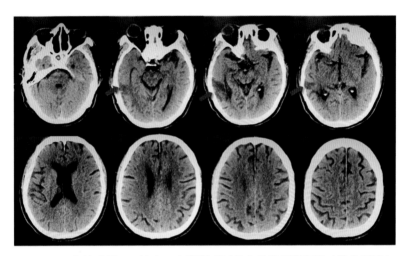

**图 1-15-1　急诊头颅 CT 检查**　右侧颞叶可见大片状低密度影（箭头所示），双侧侧脑室旁见片状脑白质密度减低区，脑室系统未见明显异常，双侧上颌窦、左侧筛窦及额窦见软组织密度影

## 问题 2：需补充哪些关键信息？下一步如何治疗？

　　**答：**患者出现新发神经系统局灶体征，头颅 CT 未见出血表现，考虑急性缺血性卒中可能，需进一步明确发病时间、检测快速血糖，评估是否存在 rt-PA 静脉溶栓治疗适应证及溶栓禁忌证。

　　神经内科医师于 9:15 在急诊会诊，追问病史，患者醒后发病，患者晚 22:00 睡前及晨 5:30 起夜时均正常，确定最后正常时间为 5:30。询问患者及家属，核对既往史无溶栓禁忌。

　　**神经系统查体：**神清，言语欠清，左侧肢体肌力 V⁻ 级，左上肢共济运动欠稳，余未及明显异常，NIHSS 评分 2 分。

　　**快速血糖** 7.9 mmol/L。查看患者住院期间检查结果，HbA1c 8.9% 明显升高，余血常规、凝血、肝肾功能、心肌酶、电解质均未见明显异常，心电图正常。

　　患者老年男性，醒后发病，距最后正常时间 3 小时 45 分，既往高血压、糖尿病，查体有明确神经功能缺损体征，血糖正常，头颅 CT 未见出血及新发梗死灶，右侧颞叶陈旧梗死灶可能，考虑急性脑梗死，有静脉溶栓指征，需决定下一步是否进行静脉溶栓治疗。

## 问题 3：术后 2 天的患者是否可静脉溶栓？

答：患者鼻窦术后 2 天，无鼻腔活动出血，溶栓后鼻出血风险高，但非溶栓绝对禁忌，与耳鼻喉科医生沟通，鼻部手术损伤较小，非颅内手术，若发生鼻出血可进行局部填塞止血。虽然患者目前症状较轻，但具有较多脑血管病危险因素，颅内血管情况及发病时间不详，存在病情加重风险。与患者本人及家属充分沟通，告知溶栓风险、获益及替代治疗，患者及家属均同意溶栓。

9:35 患者于急诊开始 rt-PA 0.9 mg/kg 标准剂量溶栓，血压 143/78 mmHg；溶栓 15 min，患者言语不清完全好转；溶栓 30 min，患者觉鼻腔烧灼感，伴头胀，新鲜血液自咽后壁流出，血压升高至 176/99 mmHg，神经系统查体同前。

## 问题 4：目前的主要问题是什么？如何处理？

答：溶栓后患者神经系统症状好转，但出现鼻腔活动性出血，予局部棉球填塞及停用 rt-PA。溶栓 45 min，新鲜血液自患者鼻腔、口腔流出，继续鼻腔压迫，血压 167/98 mmHg，患者肢体无力完全好转，NIHSS 评分 0 分，转运复查头颅 CT（图 1-15-2）。

**复查急诊头颅 CT 影像学诊断：**①右侧颞叶脑梗死；②脑白质脱髓鞘变性；③鼻窦炎术后改变。

溶栓后 75 min，复查头颅 CT 未见新发颅内出血，可见鼻腔及鼻窦出血，患者鼻腔新鲜出血一过性增多，后头胀症状好转、鼻腔活动性出血减少，NIHSS 评分 0 分，返回耳鼻喉科病房。溶栓后 2 h，患者无头部不适，口腔内少量血性分泌物，右侧鼻腔填充膨胀海绵在位，少量血染，鼻腔无活动性出血，咽后壁少量新鲜血液，较前明显减少，血压 137/85 mmHg，NIHSS 评分 0 分；

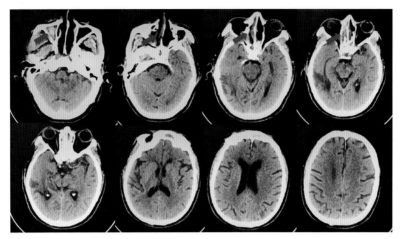

**图 1-15-2　复查急诊头颅 CT 检查**　双侧上颌窦、左侧筛窦、蝶窦及额窦见软组织密度影，其内可见高密度影，鼻腔内见片状稍高密度填充影（箭头所示）。余同前

溶栓后 6 h，患者未诉不适，鼻腔、咽后壁及口腔内均无活动性出血，NIHSS 评分 0 分。溶栓 24 h，复查头颅 CT 未见颅内出血，患者无不适主诉，转入神经内科病房，后行头颅 MRI 及 MRA 检查（图 1-15-3，图 1-15-4）。

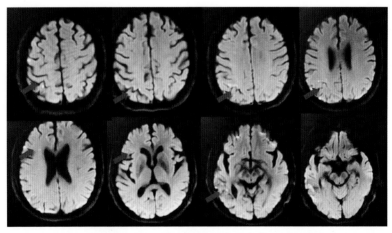

**图 1-15-3　DWI：右额顶枕叶见多发点状高信号灶（箭头所示）**

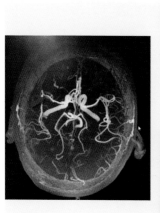
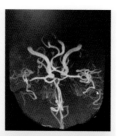
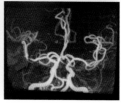

**图 1-15-4　头颅 MRA**　右侧大脑中动脉 M1-2 段交界处管腔重度狭窄（箭头所示），远端分支减少。双侧颈内动脉虹吸段管腔轻度狭窄

**头颅 MRI 影像学诊断：**右额顶枕叶急性脑梗死。

**头颅 MRA 影像学诊断：**①脑动脉硬化；②右侧大脑中动脉重度狭窄。

考虑患者急性脑梗死诊断明确，发病机制为大动脉粥样硬化，动脉-动脉栓塞，低灌注 / 栓子清除率下降可能性大，予阿司匹林联合氯吡格雷抗血小板治疗、阿托伐他汀强化降脂稳定斑块及神经保护治疗，患者发病 14 天出院，住院期间未再出现卒中症状及鼻出血，出院时 NIHSS 评分 0 分。

# 关于围术期缺血性卒中

## 1. 定义

围术期缺血性卒中（perioperative ischemic stroke）是手术过程中或手术 30 天内发生的缺血性卒中[1-2]。

## 2. 病因及发病机制

血栓形成（thrombosis）、栓塞（embolism）、贫血组织缺氧（anemic tissue hypoxia）和脑灌注不足（cerebral hypoperfusion）

是导致围术期缺血性卒中的主要病因[2]。

### 3. 危险因素

（1）手术类型：不同手术的围术期卒中发病率相差很大，既往研究显示围术期缺血性卒中发病率在非心脏非神经非大血管手术中仅为约 0.1%，在大血管手术中为 5.6%，而在心脏手术中则高达 9.7%[2]。

（2）患者相关危险因素：高龄（> 62 岁），既往 TIA、卒中史，既往心脏病史，肾功能不全，围术期感染，急诊手术等[1-2]。

### 4. 临床表现

围术期缺血性卒中与急性缺血性卒中表现类似，患者可能出现一侧肢体（伴或不伴面部）无力或麻木、一侧面部麻木或口角歪斜、说话不清或理解语言困难、双眼向一侧凝视、单眼或双眼视力丧失或模糊、眩晕伴呕吐、既往少见的严重头痛、呕吐、意识障碍或抽搐[3]。

### 5. 预防

（1）术前评估：对患者进行脑血管病风险评估，完善颅脑影像学检查及血管评估，识别出卒中高危患者，例如高龄、既往心脑血管病史、肾功能不全等[1-2]。

（2）注意可改变的危险因素[2, 4]：

1）建议在卒中发病 9 个月后再进行择期手术，尽量避免对有近期卒中史的患者进行手术；

2）进行监测，避免术中脑缺氧；

3）避免低血压，避免使平均动脉压较基线下降> 30%；

4）有高血栓栓塞风险时，循证进行桥接治疗；

5）全麻、骨关节置换术，尽量采用椎管内麻醉；

6）如果应用 β 受体阻滞剂，输血保证患者血红蛋白≥ 90 g/L。

### 6. 评估及诊断

大多数围术期缺血性卒中发生于手术 24 h 后，既往研究显示与社区发病的卒中相比，院内卒中存在症状识别延迟、神经影像学延迟、卒中严重程度高、患者预后更差等情况[2]。因此，医生应持续保持警惕，及时联系神经内科会诊，进行紧急神经影像学检查[2-4]。

（1）评估：明确最后正常时间（醒后/不明发病时间卒中结合神经影像学检查），进行神经系统检查（包括 NIHSS 评分），检测血糖、肌钙蛋白、电解质、血常规、凝血，做心电图，进行紧急神经影像学检查（头颅 CT、MRI，头颅 MRA，头颈 CTA，颈动脉超声等）[2-5]。

（2）诊断：手术过程中或手术 30 天内发生，并且符合急性缺血性卒中诊断标准：①急性起病；②局灶神经功能缺损，少数为全面发病神经功能缺损；③影像学出现责任病灶或症状/体征持续 24 h 以上；④排除非血管性病因；⑤头颅 CT/MRI 排除脑出血[3-5]。

### 7. 治疗

诊断为急性缺血性卒中的患者需立即评估是否可行 rt-PA 静脉溶栓，同时联系神经外科、神经介入医生评估是否进行外科干预[2-3]。

（1）rt-PA 静脉溶栓：根据国内外指南[3, 5-6]，对缺血性脑卒中发病 3 h 内和 3～4.5 h 的患者，应按照适应证、禁忌证和相对禁忌证严格筛选患者，尽快给予静脉溶栓。手术相关静脉溶栓禁忌证：

1）近 3 个月内接受颅内或椎管内手术；

2）近 2 周内接受不可压迫部位大型外科手术（腹部、胸部、头颅、血供丰富组织或大血管手术等）；

3）近 3 周内有胃肠或泌尿系统出血；

4）活动性内脏出血；

5）近 1 周内有不易压迫止血部位的动脉穿刺。

其他手术非溶栓绝对禁忌，但因 rt-PA 为全身给药，用药有增加手术部位出血的风险[6-7]，需权衡利弊，充分与手术医生、患者及家属沟通，综合考量是否进行溶栓治疗。

（2）血管内治疗：包括血管内机械取栓、动脉溶栓及血管成形术[3]，遵循静脉溶栓优先原则，对存在静脉溶栓禁忌的部分患者使用血管内治疗是合理的，需联系神经外科、神经介入医生会诊评估是否进行外科干预，结合发病时间、病变血管部位、病情严重程度综合评估[1-6]。

（3）二级预防：对不符合静脉溶栓或血管内治疗适应证且无禁忌证的缺血性脑卒中患者应在发病后尽早给予口服抗血小板药；对有抗凝适应证的患者依据卒中的大小和范围评估何时启动抗凝治疗[4]。应用抗血小板药和抗凝治疗，需谨慎权衡用药风险及获益。

## 本病例要点

本例患者鼻窦术后 2 天发生醒后卒中，发病时 NIHSS 评分 2 分，经静脉溶栓治疗神经系统症状完全好转，但出现活动性鼻腔出血，予停药及鼻腔填塞后好转，后经神经影像学检查证实为右侧额顶枕叶急性脑梗死，责任血管右侧大脑中动脉重度狭窄。患者老年男性，既往高血压、糖尿病，具有脑血管病危险因素，应进行术前评估。医生应对围术期缺血性卒中持续保持警惕，进行静脉溶栓需严格权衡利弊，充分与手术医生、患者及家属沟通，综合考量是否进行。

（陈君逸　杨琼）

## 参考文献

[1] Leary MC，Varade P. Perioperative Stroke. Curr Neurol Neurosci Rep，2020，20（5）：12.

[2] Vlisides P，Mashour GA. Perioperative stroke. Can J Anaesth，2016，63（2）：193-204.

[3] 中华医学会神经病学分会，中华医学会神经病学分会脑血管病学组. 中国急性缺血性脑卒中诊治指南 2018. 中华神经科杂志，2018，51（9）：666-682.

[4] Jayaraman DK，Mehla S，Joshi S，et al. Update in the Evaluation and

Management of Perioperative Stroke. Curr Treat Options Cardiovasc Med，2019，21（11）：76.

［5］Powers WJ，Rabinstein AA，Ackerson T，et al. Guidelines for the Early Management of Patients With Acute Ischemic Stroke：2019 Update to the 2018 Guidelines for the Early Management of Acute Ischemic Stroke：A Guideline for Healthcare Professionals From the American Heart Association/American Stroke Association. Stroke，2019，50（12）：e344-e418.

［6］Berge E，Whiteley W，Audebert H，et al. European Stroke Organisation（ESO）guidelines on intravenous thrombolysis for acute ischaemic stroke. European Stroke Journal，2020，accepted，ahead of publication.

［7］朱美娜，代英杰，蒋智林 . 围术期阿替普酶治疗急性脑梗塞疗效观察 . 临床军医杂志，2017，45（09）：960-962 ＋ 965.

# 第二部分

## 神经外科相关交叉学科病例

# 病例 1　造影剂脑病——神经外科、影像科交叉

患者，女，69 岁，主因"造影检查后出现意识障碍"会诊。

主诉：主因间断胸闷 3 年入院。

3 年前患者快走 100～200 m 及爬楼梯 1～2 层时出现胸闷，伴憋气、心悸，偶有右上肢发沉感，无大汗，无咳嗽、咳痰、呼吸困难等，休息 5 min 左右可自行缓解，未诊治，近 3 年症状间断发作，均未诊治。1 年来患者活动量较低，未再发病。1 周前患者因腰椎管狭窄行术前评估，于我院查超声心动图示左心室下、后壁基底段运动减低。为进一步明确冠状动脉情况，收入住院。患者自发病以来，精神好，睡眠欠佳，食欲好，小便无异常，尿量正常，大便无异常，体重无明显变化。

既往史：高血压 30 年，血压最高 170/80 mmHg，平素口服硝苯地平缓释片治疗，血压控制在 130～140/70～80 mmHg。左侧颈内动脉狭窄 4～5 年，口服阿司匹林、他汀类药物数月后自行停药。腰椎管狭窄 1 年。睡眠障碍多年，平素口服艾司唑仑。否认糖尿病、高脂血症、脑血管疾病、精神疾病史，否认手术、外伤、输血史，否认肝炎、结核、疟疾病史，对虾过敏，食用后心悸。否认药物过敏史，预防接种史不详。

个人史：生于河北省，久居本地，无吸毒史，无吸烟、饮酒史。

月经婚育史：已绝经，适龄结婚，配偶体健，育有 1 子 1 女体健。

家族史：父母已故，死因不详。否认早发冠心病家族史。

体格检查：T 36.0℃，P 68 次 / 分，RR 16 次 / 分，BP 146/79 mmHg，神志清楚，查体合作，双肺呼吸音清晰，未闻及干湿啰音，无胸膜摩擦音。心前区无隆起，心尖搏动无增强，心浊音界正常，心率 68 次 / 分，律齐，心音有力，A2 ＞ P2，各瓣膜听

诊区未闻及杂音，无心脏附加音，无心包摩擦音。腹部查体无异常，双下肢无水肿。

患者入院后完善相关检查：血常规（静脉血）：白细胞 21.79×$10^9$/L ↑，红细胞 4.53×$10^{12}$/L，血红蛋白 132.0 g/L，血细胞比容（红细胞压积）0.4，血小板 304.0×$10^9$/L。凝血Ⅲ：凝血酶原时间 11.0 s，凝血酶原活动度 95.0%，国际标准化比值 1.03，纤维蛋白原 4.61 g/L，纤维蛋白降解产物 5.0 μg/ml，活化部分凝血活酶时间 21.4 s ↓，APTT 比率 0.62 ↓，凝血酶时间 12.3 s，TT 比率 0.85，D-二聚体定量 0.73 μg/ml ↑；急查 N 末端利钠肽前体 490.0 pg/ml ↑，急查降钙素原 0.371 ng/ml ↑；快速谷丙转氨酶 19.0 U/L，快速谷草转氨酶 38.0 U/L，快速肌酐（酶法）53.0 μmol/L；血脂 -1：总胆固醇 4.6 mmol/L，甘油三酯 3.1 mmol/L，高密度脂蛋白胆固醇 0.73 mmol/L，低密度脂蛋白胆固醇 3.2 mmol/L；快速尿素 9.49 mmol/L ↑，快速钾 4.13 mmol/L，快速钠 133.3 mmol/L。超声心动图（含下腔静脉），室间隔基底段增厚，LVEF 74%，下腔静脉内径及呼吸动度正常。

患者本次入院后考虑诊断为稳定型心绞痛，完善入院相关检查后，给予双联抗血小板治疗，他汀降脂稳定斑块，依折麦布降脂，美托洛尔（倍他乐克）和蒙诺普利等冠心病二级预防，患者肾功能正常，于 11 月 2 日行冠状动脉造影检查：左主干（LM）钙化，开口狭窄 50%；左前降支（LAD）近中段长病变，狭窄 50%～60%，第一对角支（D1）近中段狭窄 40%～50%；左回旋支（LCX）中段长病变，狭窄 90%，第一钝圆支（OM1）次全闭塞；右冠状动脉（RCA）近段狭窄 80%，中段狭窄 20%～30%，右优势型冠状动脉，并于 LCX 植入 2 枚支架，RCA 植入 1 枚支架，植入支架过程顺利。但患者拔除右桡动脉鞘管，突发双眼向上凝视，呼之不应，心电监测提示心率 92 次/分，血压 174/89 mmHg，约 1～2 min 呼之可应。随后出现躁动、谵妄、胡言乱语等，给予咪达唑仑（力月西）镇静，双侧瞳孔等大、正圆，对光反射存在，保留右桡动脉鞘管，急查活化凝血时间（ACT）168 s。

## 问题 1：目前主要问题是什么？如何处理？

**答：**患者出现明显的神经功能障碍：双眼向上凝视，呼之不应，随后出现躁动、谵妄、胡言乱语等精神症状。急请神经外科、神经内科会诊。

急查头颅 CT 结果回报：可见大脑镰、小脑幕密度增高，侧脑室顶角周围可见密度减低区域，右侧脑室旁、基底节区软化灶形成，脑白质脱髓鞘，左上颌窦炎（图 2-1-1）。并行头颅 MRI 检查未见明显新鲜出血和梗死（图 2-1-2），MRA 未见明确动脉瘤（图 2-1-3），不考虑急性脑血管疾病，查心电图和心肌酶未见明显异常，暂不考虑心源性障碍。

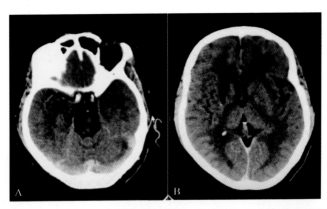

**图 2-1-1** **A.** 头颅 CT 小脑幕密度增高；**B.** 头颅 CT 大脑镰密度增高

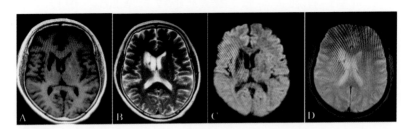

**图 2-1-2** **A.** MRI T1 像；**B.** MRI T2 像；**C.** MRI DWI 像；**D.** MRI T2* 像

# 病例2　垂体腺瘤——神经外科、内分泌科交叉

患者，女，52岁，主因"进展性库欣（Cushing）综合征"会诊。

主诉：患者主因面部肿胀、体重难控2年，高血压1年，乏力2个月就诊。

现病史：患者2年前无明显诱因出现颜面部肿胀，体重难以控制，平素体重68 kg，短期内增加到72 kg，以面部、颈部、腹部增加显著，患者通过积极控制饮食和运动，体重无明显增加。1年前，患者体检发现血压升高，150/90 mmHg，口服氨氯地平5 mg 1次/日治疗，血压控制于120～130/80～90 mmHg，无阵发性血压波动，无周期性麻痹，无发作性心慌、大汗、恶心、呕吐、腹痛、腹泻症状。2个月前患者无诱因出现全身乏力，肌无力，以骨盆肌和下肢肌为主，蹲起困难，抬腿费力，走路不稳，半月前于我院门诊就诊，8点促肾上腺皮质激素（ACTH）112.2 pg/ml，血清皮质醇（Cor）34.3 μg/ml，为进一步诊治以皮质醇增多症收入院。患者自发病以来，无怕冷多汗、反应迟钝，无口干、多饮、多食、视力下降。近来夜尿1次/晚，习惯性失眠，饮食可，精神可，大便正常，体重无明显改变。

既往史：46年前行股骨干骨折手术。7年前体检超声示甲状腺异常，外院就诊诊断桥本氏甲状腺炎，目前口服优甲乐50 μg 1次/日治疗。1年前发现血糖升高，外院行OGTT，诊断糖调节受损。右侧肩袖撕裂伤3年余。否认肝炎、结核、疟疾病史，否认心脏病史，否认脑血管疾病、精神疾病史，否认输血史，否认食物、药物过敏史，预防接种史不详。

个人史：生于北京市，久居本地，无疫区、疫情、疫水接触史，无牧区、矿山、高氟区、低碘区居住史，无化学性物质、放射性物质、有毒物质接触史，无吸毒史，无吸烟、饮酒史。

月经婚育史：12 岁初潮，50 岁绝经，未婚，无子女。

家族史：父亲 50 岁诊断高血压，母体健。

查体：满月脸，多血质面貌，向心性肥胖（面部、颈部、锁骨上窝、腹部脂肪垫），口周、额头、颈后毳毛增多，蹲起困难，双下肢肌力 V⁻，无皮肤紫纹、痤疮、黑棘皮。未见口腔黏膜、关节伸侧色素沉着，乳晕无明显色素沉着（患者自诉无显著变化），皮肤菲薄，下肢明显，皮下血管网明显，皮肤干燥，上下肢肌力 V⁻，腱反射略减弱。眼球各向运动好，无复视，粗测视野正常。

入院完善相关检查：

血常规：淋巴细胞百分数 10.0%↓，淋巴细胞绝对值 $0.65×10^9$/L↓，中性粒细胞百分数 82.6%↑，中性粒细胞绝对值 $5.4×10^9$/L，嗜酸性粒细胞百分数 0.2%↓，嗜酸性粒细胞绝对值 $0.01×10^9$/L↓。

尿常规，浊度，颜色：尿糖 4＋，尿酮体－，尿比重 1.021，尿 pH 6.5。

降钙素原测定 0.065 ng/ml。

生化组合：谷丙转氨酶 87.0 U/L，谷草转氨酶 32.0 U/L，γ-谷氨酰转移酶 46.0 U/L↑，估算的肾小球滤过率 96.0 ml/(min·1.73 m²)，总胆固醇 5.97 mmol/L↑，甘油三酯 1.73 mmol/L↑，低密度脂蛋白胆固醇 3.16 mmol/L。

2019-11-10 粪便常规＋隐血：隐血试验阳性。

2019-11-13 粪便常规＋隐血：隐血试验阴性。

电解质化验见表 2-2-1，表 2-2-2。皮质醇节律见表 2-2-3。小剂量地塞米松、大剂量地塞米松抑制试验见表 2-2-4。甲状腺功能见表 2-2-5。口服葡萄糖耐量试验（OGTT）见表 2-2-6。肾素-血管紧张素-醛固酮系统（RASS）见表 2-2-7。

甲状腺彩超：甲状腺左侧叶厚 1.2 cm；甲状腺右侧叶厚 1.3 cm；峡部厚 0.2 cm。甲状腺实质回声均匀，未见明显肿物。彩色多普勒显像（CDI）：甲状腺内血流分布正常。诊断结论：甲状腺未见明显异常。

表 2-2-1　电解质化验（一）

| 时间 | 血钾（mmol/L） | 24 h 尿钾（mmol/24 h） | 24 h VMA（mg/24 h） |
|---|---|---|---|
| 11-07 | 3.13 | | |
| 11-09 | 2.94 | 46.9 | 8.8 |
| 11-10 | 3.38 | 94.5 | 12.1 |

VMA，香草扁桃酸

表 2-2-2　电解质化验（二）

| 项目 | 去甲肾上腺素（pmol/ml） | 肾上腺素（pmol/ml） | 多巴胺（pmol/ml） |
|---|---|---|---|
| 数值 | 5.302 | 0.033 | 0.059 |

表 2-2-3　皮质醇节律

| 时间 | 11-08 | | | 11-09 | | |
|---|---|---|---|---|---|---|
| | 8点 | 16点 | 0点 | 8点 | 16点 | 0点 |
| ACTH pg/ml | 173.3 | 114.3 | 73.2 | 122.8 | 120.4 | 77.3 |
| Cor μg/dl | 30.3 | 23.8 | 22.6 | 29.9 | 24.4 | 20 |
| 24 h 尿游离皮质醇（UFC）μg/24 h | 2511/666 | | | 3408/1312.5 | | |

表 2-2-4　小剂量地塞米松、大剂量地塞米松抑制试验

| 项目 | 基础 1 | 基础 2 | 小剂量地塞米松 | 大剂量地塞米松 | 大剂量地塞米松抑制率 |
|---|---|---|---|---|---|
| ACTH pg/ml | 173.3 | 122.8 | 146.4 | 144 | |
| Cor μg/dl | 30.3 | 29.9 | 33.1 | 28.8 | |
| 24 h 游离皮质醇 μg/24 h | 2511 | 3408 | 1692 | 907 | 63% |
| 金域 24 h UFC μg/24 h | 666.1 | 1312.5 | 679.1 | 220.6 | 66.9% |
| 24 h 尿量 ml | 2150 | 3350 | 2950 | 4250 | |

表 2-2-5 甲状腺功能

| 时间 | FT3（本院正常值 3.1~6.8） | FT4（本院正常值 12~22） | T3（本院正常值 1.3~3.1） | T4（本院正常值 66~181） | TSH（本院正常值 0.27~4.2） |
| --- | --- | --- | --- | --- | --- |
| 2016-06-01 | 1.75（外院正常值 1.7~3.7） | 0.89（外院正常值 0.7~1.5） | 0.56↓（外院正常值 0.58~1.6） | 4.19↓（外院正常值 4.87~11.72） | 0.73（外院正常值 0.35~4.94） |
| 2017-11-16 | 3.71 | 18.89 | 1.03↓ | 81.55 | 0.91 |
| 2018-09-20 | 4.96（外院正常值 4.26~8.1） | 10.8（外院正常值 10~28.2） | 1.071（外院正常值 1.49~2.6） | 654（外院正常值 71~141） | 1.42（外院正常值 0.46~4.68） |
| 2019-02-11 | 3.53 | 22.77↑ | 1.3 | 94.62 | 0.18↓ |
| 2019-03-09 | 3.75 | 20.05 | 0.92↓ | 91.05 | 0.05↓ |
| 2019-04-03 | 3.52 | 21.27 | 1.01↓ | 82.73 | 0.06↓ |

表 2-2-6　OGTT

| 项目 ＼ 时间 | 0 min | 30 min | 60 min | 120 min |
|---|---|---|---|---|
| 葡萄糖 mmol/L | 6.5 | 15.2 | 19.4 | 12.4 |
| 胰岛素 mU/L | 7.6 | 22.2 | 51.4 | 27.5 |

表 2-2-7　RASS

| 项目 | 立位 |
|---|---|
| 肾素 ng/（ml·h） | 2.86 |
| 血管紧张素Ⅱ pg/ml | 48.05 |
| 醛固酮 pg/ml | 285.98 |
| 肾素活性（ARR） | 9.99 |

糖类抗原 125 11.33 U/ml；甲胎蛋白 6.13 ng/ml，胃泌素释放肽前体 47.1 pg/ml，神经元特异性烯醇化酶 14.34 ng/ml，癌胚抗原 4.16 ng/ml，糖类抗原 125 11.35 U/ml，糖类抗原 19-9 42.15 U/ml↑。

性激素：垂体泌乳素 17.5 ng/ml，卵泡生成素 45.8 mIU/ml，促黄体生成素 17.1 mIU/ml，雌二醇 79.7 pmol/L，睾酮 T 1.38 nmol/L，雄烯二酮 30.5 nmol/L，孕酮 P 1.44 nmol/L；硫酸去氢表雄酮 383.0 μg/dl；生长激素组合：胰岛素样生长因子 242.0 ng/ml↑，生长激素 0.39 ng/ml。

超声心动图（含下腔静脉），诊断结论：心内结构大致正常，左心室舒张功能减退，LVEF 71%，下腔静脉内径宽及呼吸动度正常。

骨密度检查：最小 T 值－1.8，L1-L4：（1.8，－1.1，－1.2，0）；双侧股骨颈 T 值－0.8，－1.5。

腹部彩超（多系统），诊断结论：肝、胆、胰、脾、肾未见明显异常。

心电图：窦性 P 波，心率 78 次/分，电轴不偏，QRS 波不增宽，ST-T 无特异性改变，诊断窦性心律，非特异性 T 波异常。

## 问题 1：目前主要问题是什么？

**答**：患者 52 岁中年绝经女性，存在原发性甲状腺功能减退症（甲减）病史，3 年前患者出现甲功减低但 TSH 无升高，回顾病史提示甲状腺轴已受累。近 2 年，患者自我察觉颜面部水肿，脸型改变，但未重视。体重较前难控制，短期内体重从 68 kg 增加到 72 kg，通过积极控制，体重恢复到 68 kg。1 年前体检发现甲功异常，外院就诊调整优甲乐剂量，查体发现血压升高，150/90 mmHg，给予络活喜 5 mg 1 次 / 日治疗，血压控制可达标。但近 2 个月，患者颜面部水肿、脸型改变加重，同时出现全身乏力、肌无力，以下肢肌力减退为主，随后就诊于我院。患者入院前后查皮质醇、ACTH 水平升高且失节律，结合患者典型的 Cushing 面容，皮质醇增多症诊断明确且为 ACTH 依赖型。入院后行大小剂量地塞米松抑制试验，血、尿皮质醇不能被小剂量地塞米松抑制，但尿皮质醇可被大剂量地塞米松抑制，诊断为库欣综合征。高皮质醇血症对患者全身多系统产生影响：①代谢方面：患者胆固醇、甘油三酯轻度升高，入院 OGTT 已明确糖尿病诊断，目前给予门冬胰岛素 4-4-3U 三餐前降糖治疗。②水盐平衡：患者高血压伴低血钾，已除外嗜铬细胞瘤和原发性醛固酮增多症，目前 5 mg 氨氯地平（络活喜）血压控制达标，氯化钾缓释片 1 g 3 次 / 日，血钾维持正常。③消化系统：患者入院便常规潜血阳性，无腹痛、腹泻，复查便潜血转阴，患者拒绝肛肠科进一步治疗。④呼吸系统：无咳嗽、咳痰、呼吸困难，无肺部感染证据。⑤泌尿系统：患者存在夜尿增多，考虑与患者焦虑导致自发多饮有关，入院尿白蛋白肌酐比（UACR）、尿白蛋白排泄率（UAER）正常，暂无泌尿系结石证据。⑥骨骼肌肉：患者肌无力症状明显，考虑与蛋白代谢异常有关，骨密度检查示骨量减少。⑦血液系统：血常规示中性粒细胞比例、计数升高，淋巴细胞、嗜酸性粒细胞比例、计数降低。无明显感染征象，降钙素原（PCT）正常。⑦眼：彩色眼底照相示双眼视网膜动脉硬化（Ⅰ级），无白内障。⑧情绪改变：患者目前处于焦虑状态，夜晚失眠，依赖药物助眠。

## 问题 2：该患者可能的诊断是什么？如何治疗？

**答**：根据患者症状、体征以及功能学和影像学结果，库欣综合征诊断明确。由于血 ACTH、皮质醇不能被大剂量地塞米松抑制，需考虑异位 ACTH 可能。进一步筛查肿瘤标志物和胸部 CT（图 2-2-1），未见明显异常。对于异位 ACTH 暂不考虑——异位 ACTH 综合征患者血 ACTH 会更高，且不伴有垂体异常。但需鉴别异位 CRH，异位 CRH 多来源于肺部肿瘤，但患者胸部 CT、腹部彩超未见明显异常（图 2-2-2），异位 CRH 证据不足，亦暂不诊断。

完善头颅（含鞍区）MRI（图 2-2-3）示：垂体占位病变，进一步筛查垂体前叶其余激素轴受累情况。除皮质轴以及甲状腺轴受累情况明确外，生长激素、性腺轴无明显受累证据。患者出入量虽有升高，但结合患者焦虑情绪和口腔溃疡，存在自发多饮，患者无低比重尿，垂体核磁可见垂体后叶，因此暂不考虑垂体后叶受累。垂体占位效应方面，患者无视力下降、视野缺损，无流

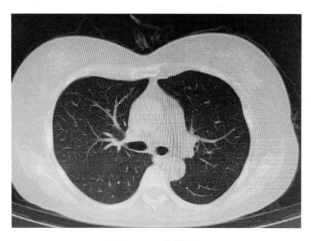

**图 2-2-1** 胸部 CT

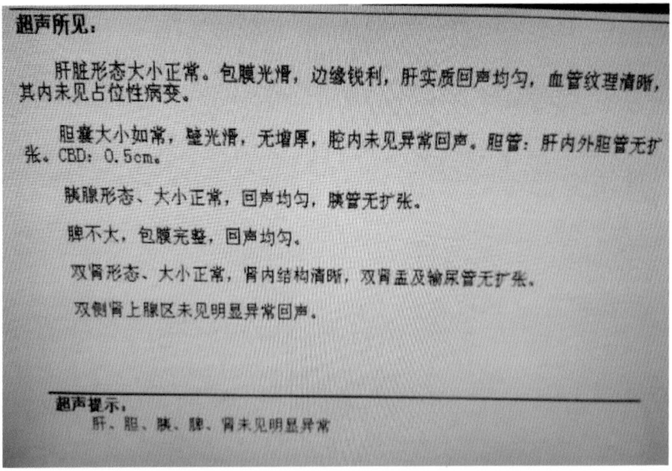

超声所见：

　　肝脏形态大小正常。包膜光滑，边缘锐利，肝实质回声均匀，血管纹理清晰，其内未见占位性病变。

　　胆囊大小如常，壁光滑，无增厚，腔内未见异常回声。胆管：肝内外胆管无扩张。CBD：0.5cm。

　　胰腺形态、大小正常，回声均匀，胰管无扩张。

　　脾不大，包膜完整，回声均匀。

　　双肾形态、大小正常，肾内结构清晰，双肾盂及输尿管无扩张。

　　双侧肾上腺区未见明显异常回声。

超声提示：
　　肝、胆、胰、脾、肾未见明显异常

图 2-2-2　腹部彩超

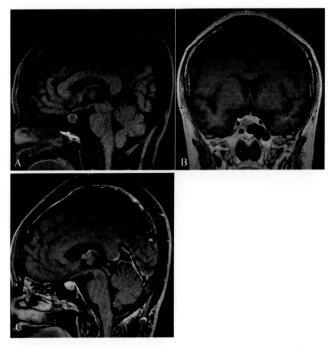

图 2-2-3　**A.**头颅 MRI T1 像；**B.**头颅 MRI T1 冠状位增强像；**C.**头颅 MRI T1 矢状位增强像

清涕的脑脊液漏表现，暂无垂体明显占位效应。

# 关于库欣病

## 1. 概念

ACTH 依赖性库欣综合征（ACTH-dependent cushing syndrome）指下丘脑–垂体或垂体以外的某些肿瘤组织分泌过量 ACTH 和（或）促肾上腺皮质激素释放激素引起双侧肾上腺皮质增生并分泌过量的皮质醇。包括垂体源库欣综合征即库欣病。

## 2. 病因

近年来主要观点为大多数垂体腺瘤是由于体细胞的单克隆突变所引起[1]。

## 3. 临床表现

主要为垂体 ACTH 依赖性库欣综合征，病程数月至 10 年不等，平均 3 ～ 4 年，多为青壮年，女性多于男性[2]。脂肪代谢紊乱和分布异常，体重指数示超重（＞ 0.24 kg/m²）者达 80% 以上，呈明显的向心性肥胖；满月脸，水牛背，锁骨上脂肪垫，脂肪还堆积在躯干的胸、腹、臀部，四肢相对瘦小，动脉粥样硬化。

（1）**面部及躯体改变**：皮肤菲薄，毛细血管扩张，呈现多血质。出现紫纹，多见于腋部、下腹、下腰背、臀和大腿部。毛细血管脆性增加，易出现紫癜。骨质疏松，腰背跳痛，易致病理性脊柱压缩性骨折和肋骨骨折。肌无力，肌萎缩。伤口不易愈合及易感染。

（2）**性腺功能影响**：过多皮质醇抑制垂体促性腺激素[3]，多数女性性欲减退，月经稀少，闭经，溢乳，不孕。约 20% 男性性欲减退，阳痿，精子减少，睾丸萎缩。继发于过多 ACTH 刺激男性性激素增加可出现痤疮（多见于面部、前胸后背），女性体毛增多，长胡须，喉结增大。

（3）**电解质代谢紊乱**：少数患者因过多 ACTH 致盐皮质醇增加，出现低血钾、低氯、高血钠，严重者可致低钾性碱中毒，需急诊处理[4]。

**（4）其他：**可出现胰岛素抵抗和糖耐量减低，高血压，皮肤黑色素沉着等。有的出现精神异常，以忧郁症多见，亦有欣快、情绪激动，甚至狂躁等[5]。青春期前发病者会严重影响生长发育，以矮胖多见[6]。晚期常因并发心血管疾病、脑血管疾病、呼吸道和感染性疾病（抗感染能力低下）而死亡。

垂体 ACTH 腺瘤向鞍上发展压迫视神经、视交叉，可呈现视力减退、视野缺损和视神经萎缩，肿瘤压迫或侵蚀海绵窦者可出现脑神经麻痹。

### 4. 内分泌学检查

内分泌学检查对库欣综合征及其病因的诊断和鉴别诊断的意义尤为重要。CT 或 MRI 阴性，并不能排除垂体微腺瘤的存在。

对疑诊 ACTH 腺瘤患者可测定血浆 ACTH（正常人上午 8 ~ 10 时平均值为 22 pg/ml，晚 10 ~ 11 时为 9.6 pg/ml），ACTH 很不稳定，进入血浆中很快被分解，含量甚微；测血浆皮质醇（正常值为 20 ~ 30 μg/ml）；测尿游离皮质醇（UFC）（正常值为 20 ~ 80 μg/24 h），> 100 μg/24 h 有诊断意义。

### 5. 治疗

（1）**手术治疗：**一旦垂体 ACTH 依赖性库欣综合征即库欣病诊断成立，要达到治愈而不造成永久性肾上腺功能和其他垂体功能不足，其理想的首选治疗方法是经蝶显微外科切除垂体 ACTH 腺瘤[7]。

垂体 ACTH 腺瘤术后可降低血浆 ACTH 和皮质醇及尿游离皮质醇（UFC），从而改善临床症状和体征。

（2）**放射治疗：**照射时若没有对准病灶可引起视交叉、下丘脑等重要邻近中枢的破坏。尚不能完全避免放射性坏死和垂体功能衰竭。所以放射治疗还不够理想，一般多用作辅助治疗（肾上腺或垂体术后）[0]。

（3）**药物治疗：**尚不理想，分为作用于肾上腺和中枢两大类药物。

## 本病例要点

本例患者诊断为库欣病，诊断要点主要在于明确皮质醇轴改变，辅以影像学检查明确垂体病变。明确诊断后优先选择手术治疗。

（司雨　马长城）

## 参考文献

［1］Marcos Lahera Vargas，César Varela da Costa. Prevalence，etiology and clinical findings of Cushing's syndrome. Endocrinologia Y nutricion，2009，56（1）：32-39.

［2］J R Meinardi，B H R Wolffenbuttel，R P F Dullaart. Cyclic Cushing's syndrome：a clinical challenge. European journal of endocrinology/ European Federation of Endocrine Societies，2007，157（3）：245-254.

［3］Vance ML，Findling JW，Grossman AB，et al. Diagnosis and complications of Cushing's syndrome：a consensus statement. The Journal of Clinical Endocrinology & Metabolism，2003，88（12）：5593-5602.

［4］Lochs H，Gerl H，Biering H，et al. Prevalence of diabetes in acromegaly and Cushing syndrome［J］. Acta medica Austriaca，2000，27（1）：27-31.

［5］J M Tremble，M Buxton-Thomas，D Hopkins，et al. Cushing's syndrome associated with a chemodectoma and a carcinoid tumour. Clinical endocrinology，2000，52（6）：789-793.

［6］Ty Carroll，Hershel Raff，James W Findling. Late-night salivary cortisol for the diagnosis of Cushing syndrome：a meta-analysis. Endocrine practice，1900，15（4）：335-342.

［7］Amy Deipolyi，Ali Karaosmanolu，Cicero Habito，et al. The role of bilateral inferior petrosal sinus sampling in the diagnostic evaluation of Cushing syndrome. Diagnostic and interventional radiology（Ankara，Turkey），1900，18（1）：132-138.

［8］Laurberg P，Schmidt K，Astrup J，et al. Incidence and late prognosis of cushing's syndrome：a population-based study. The Journal of Clinical Endocrinology & Metabolism，2001，86（1）：117-123.

# 病例 3 脊髓血管畸形——神经外科、骨科交叉

患者，男，51 岁，主因"脊髓异常信号"会诊。

主诉：患者主因双下肢麻木无力 4 个月，加重 1 个半月入院。

现病史：患者 4 个月前于晨跑后发现双下肢麻木、无力，脚踩棉花感，伴有头晕、视物旋转，恶心呕吐，就诊于当地医院，考虑"后循环缺血"给予对症治疗后症状缓解出院，2 个月前再次出现上述症状，予当地医院完善颈椎＋腰椎 MRI 提示颈椎、腰椎退行性变，建议其手术治疗，患者拒绝，自行于推拿店进行推拿、理疗。1 个半月前患者于推拿腰椎复位次日出现双下肢不能站立，伴有肢体麻木，大小便失禁，再次就诊于当地医院，完善胸椎 MRI 未见明显异常，给予激素、营养神经、改善循环、持续导尿等治疗，症状未见明显缓解，且进行性加重，遂于 2019-11-01 转入上级医院，考虑"脊髓病变"，入院积极给予静注人免疫球蛋白及甲泼尼龙琥珀酸钠，改善循环、营养神经、抗血小板聚集等治疗，患者自诉出现呼吸、咳痰无力，说话费力，上肢无力，双下肢无自主活动，于 2019-11-02 转入监护室，怀疑平面上升累及呼吸肌，复查颈椎＋胸椎 MRI：颈部脊髓可见杂乱血管影，胸段脊髓未见明显异常。2019-11-04 患者症状有所缓解，继续人免疫球蛋白（共输 5 天）及激素等治疗，患者病情平稳后，于 2019-11-29 转入当地医院康复科，进行肢体功能训练，配合电动起立床、针灸、电刺激等治疗，患者下肢肌力有所改善，双下肢近端仍无收缩，远端脚可稍活动，为进一步恢复功能，门诊以"脊髓损伤"收入院，患者自发病以来，无发热，饮食、睡眠可，小便留置导尿管，大便控制差，需"开塞露"辅助，体重较病前下降。

既往史：患者自诉发病前 2～3 天有感冒病史。患者此次病

后外院给予激素治疗，目前口服美卓乐 40 mg 1 次 / 日。高血压病史 50 余年，最高 150/90 mmHg，既往服用缬沙坦，此次病后监测血压偏低，故停用降压药治疗；糖尿病史 10 余年，应用二甲双胍缓释片、阿卡波糖及门冬胰岛素 30 治疗，自诉血糖控制满意；腔隙性脑梗死、动脉粥样硬化病史 3 年，应用拜阿司匹林＋瑞舒伐他汀进行卒中二级预防；静脉曲张术后 3 年。否认肝炎、结核、疟疾病史，否认心脏病史，否认外伤、输血史，否认食物、药物过敏史，预防接种史不详。

个人史：生于山东省，久居本地，无疫区、疫情、疫水接触史，无牧区、矿山、高氟区、低碘区居住史，无化学性物质、放射性物质、有毒物质接触史，无吸毒史，吸烟 20 年，每天 1 包，戒烟 10 年；偶有饮酒，每次半斤左右。

婚育史：适龄结婚，育有 2 子 1 女，配偶及子女体健。

家族史：否认家族性遗传病史。

患者平车推入病房，神志清，精神可，查体合作。双下肢无水肿。感觉检查：轻触觉：双侧 L3 支配区减弱，双侧 L4 支配区及以下消失；针刺觉：右侧 T11 支配区及以下消失，左侧 T10 支配区及以下消失。双下肢远端振动觉、运动觉存在。运动检查：双下肢肌容积下降、肌张力正常；双下肢胫前肌、姆长伸肌、小腿三头肌 2 级，余关键肌 0 级。反射：腹壁反射存在；双侧膝腱反射、跟腱反射消失；双侧下肢巴宾斯基征（＋）。骶区：双侧轻触觉减弱，针刺觉消失，直肠深压觉存在，肛门括约肌自主收缩消失。肛门指诊反射、球海绵体反射、耻骨上叩击反射、肛周反射存在。不能独坐，不能独站。修饰、吃饭、穿衣需部分帮助，大小便、用厕、转移、活动、洗澡依赖他人，不能上下楼梯。当地医院：中枢神经系统脱髓鞘疾病序列未见异常［水通道蛋白 4（AQP4）＋少突胶质细胞糖蛋白免疫球蛋白 G 抗体（MOG）＋骨髓碱性蛋白（MBP）］，抗核抗体：127 AU/ml（正常值 0～40 AU/ml），已完善唇腺活检：腺体小叶结构存在，间质见少量散在分布的淋巴单核样细胞浸润。入院完善颈椎＋腰椎 MR 平扫：2019-12-14 颈椎 MR 平扫，诊断结论：颈椎轻度退行性变，C2～5椎间盘突出，椎管狭窄，颈髓局部水肿。2019-12-14腰椎MR平扫，诊断结论：腰椎退行性变，L4-S1椎间盘膨出、突出，继发椎管狭窄。诊断：①脊髓损伤（T9 AIS B级），截瘫，神经源性膀胱，神经源性直肠，肌肉萎缩，平衡障碍，日常生活能力障碍，社会参与能力障碍；②高血压1级，很高危；③2型糖尿病；④静脉曲张术后；⑤腔隙性脑梗死。

考虑患者存在脊髓损伤。针对功能障碍给予身体功能障碍作业疗法训练、器械运动训练、日常生活动作训练、耐力训练、康复踏车训练、转移动作训练、运动协调性训练、基本手法推拿治疗、运动关节手法推拿治疗、肢体牵引治疗及肌肉电刺激等理疗，给予间歇性导尿等处理。但患者症状无明显变化。

## 问题1：目前主要问题是什么？如何处理？

答：患者中年男性，因双下肢无力入院，疾病呈进行性加重，累及胸10水平，治疗过程中，出现一过性上肢无力，呼吸困难、咳痰、说话无力，既往有高血压、糖尿病、腔隙性脑梗死病史，血压、血糖控制尚可。查体：胸10及以下感觉减退或消失，无深感觉障碍。双侧屈髋肌肌力0级，右侧伸膝肌肌力Ⅰ级，左侧伸膝肌肌力Ⅱ级，双下肢胫前肌、拇长伸肌、小腿三头肌肌力Ⅱ级。反射：腹壁反射存在；双侧膝腱反射、跟腱反射消失；双侧病理征（＋）。辅助检查可见脊髓周围异常血管影，脊髓肿胀，呈异常高信号。可见部分胸段异常血管影。请神经内科、神经外科、放射科会诊协助诊断，指导下一步治疗。

## 问题2：该患者可能的诊断是什么？如何治疗？

答：依据患者病史、体格检查、辅助检查，考虑诊断为脊髓血管畸形。血管畸形以颈胸段常见，MRI检查对脊髓血管畸形的诊断有明显提示意义，在T1加权像和T2加权像均呈血管流空信号，脊髓血管可以比较粗大、迂曲（图2-3-1）。

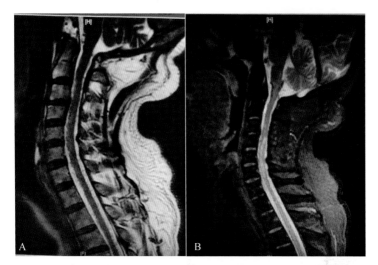

图 2-3-1　**A.** 颈椎 MRI T2 像；**B.** 颈椎 MRI T2 压脂像

　　患者应进一步行脊髓 CTA 或者脊髓血管造影检查。明确诊断及瘘口位置，然后根据具体情况，可行介入栓塞治疗或者手术治疗。

## 关于脊髓血管畸形

### 1. 分类

　　脊髓血管畸形是一种少见病[1]。迄今为止，已提出多种脊髓血管畸形的分类方法。有根据瘘的类型将绝大多数畸形归为两类：动静脉瘘（AVF）或者动静脉畸形（AVM）；根据发病部位可归类为：①硬膜下髓内型；②硬膜下髓周型；③硬脊膜型；④硬膜外型（位于硬膜外和脊柱旁）。但有时鉴别动静脉瘘和动静脉畸形是困难的，对影像资料的解读也带有主观性。目前正需要一种公认的分类方法，能够让临床医师方便交流。根据多数学者接受的分类方法，分别讨论不同类型的脊髓血管畸形的特点。

　　（1）髓内动静脉畸形（IM-AVM），它包括供血动脉、引流静脉和畸形团三个部分。患者通常在 20 ～ 30 岁年龄段发病，女性的发病率高于男性，病变多位于颈胸段，确诊时大约半数已发生过蛛网膜下腔出血或脊髓血肿。出血导致患者急性神经功能缺陷，其余表现有背痛、性功能障碍等。脊髓 MRI 上可见髓内的病灶和扩张的引流静脉，脊髓血管造影可见脊髓前（后）动脉供血于一畸形血管团，可能伴发脊髓动脉瘤。

（2）髓周动静脉瘘（PM-AVF）是脊髓的动脉和静脉间的异常交通，没有实质的畸形团，从儿童到青年均有发病，很多患者有数月到数年的神经根或脊髓症状，有或无进行性加重；发生出血或者静脉血栓形成是发生急性症状或进行性症状加重的原因，在脊髓 MRI 上表现有髓周的流空影伴脊髓异常信号；脊髓血管造影很容易识别脊髓表面蜿蜒扩张的引流静脉。髓周动静脉瘘分型：Ⅰ型：单一小瘘口，1 支动脉供血，血流慢，引流静脉中度扩张；Ⅱ型：瘘口中等大小，单支或双支明显扩张的动脉供血，血流速度较快，引流静脉起始端可有袋状扩张，引流静脉扩张；Ⅲ型：瘘口巨大，多支大管径动脉供血，血流很快，引流静脉扩张非常明显，可有假性发育不良。

（3）硬脊膜动静脉瘘（dAVF）是一种病因不明的后天获得性疾病，有人认为感染、外伤和手术操作等都与该病相关。动静脉分流位于硬膜近脊神经根处，来自根脊膜动脉的血流流入根静脉，根静脉血流再逆流入脊髓冠状静脉丛，引起可逆或不可逆的充血性脊髓缺血[2]。本病以中老年人多见，男女发病率无明显差异，病变部位以胸、腰段多见，通常表现为慢性进行性脊髓病变，首发症状有疼痛、下肢乏力和感觉异常。括约肌功能障碍多见于晚期患者。出血并不常见，但颈段 dAVF 常表现为自发性蛛网膜下腔出血。脊髓 MRI 上见脊髓背侧流空影及脊髓轻度肿胀。脊髓血管造影可发现根脊膜动脉与神经根静脉间的瘘口。

（4）脊髓海绵状血管瘤，亦称脊髓海绵状血管畸形，是隐匿性脊髓血管畸形的一种，以往较为少见，随着 MRI 的广泛应用，脊髓海绵状血管瘤的诊断和治疗水平得到很大提高。其发生率各文献报道不一，目前认为，脊髓海绵状血管瘤约占脊髓血管性疾病的 3%～16%。其起源及机制同颅内海绵状血管瘤，是脊髓血管先天性、非血管瘤性的发育异常。根据发生部位，可分为Ⅰ型：髓内型，最多见；Ⅱ型：硬膜内型；Ⅲ型：硬膜外型，最少见；Ⅳ型：椎体型，亦较多见，可侵犯至硬膜外。血管瘤可发生于脊髓的不同部位，好发于胸段。出现症状，一旦确诊，早期手术则可获得较好疗效。

目前诊断脊髓血管畸形首选脊髓血管造影，它是脊髓血管畸形诊断和分型的金标准。它的缺点是有创，且对脊髓的损伤程度和出血无法显示。MRI 诊断脊髓血管畸形的优势是敏感而且无创。它可显示畸形血管的流空现象、髓内信号的改变以及有无合并出血等，尤其对隐匿性血管畸形的诊断优于 DSA。

## 2. 治疗

脊髓血管畸形的自然转归不良。Aminoff 等[3]观察认为自发病以来的 3 年内仅 9% 的患者无严重脊髓功能障碍，而 50% 以上有肢体运动和感觉障碍及括约肌功能障碍。因此脊髓血管畸形一旦确诊，进行及时有效的治疗很关键。如果脊髓缺血时间长，神经组织受损严重，虽经手术或栓塞治疗，症状亦难以明显缓解[4]。显微镜下全切除畸形血管团或者切除瘘口是脊髓血管畸形的理想治疗，特别是畸形团位于脊髓背侧髓外或髓内近中央区。血管内栓塞治疗是一种创伤小、并发症相对较少的治疗方法。它通过微导管超选畸形血管供血动脉，注射胶体样物质堵塞瘘口或畸形血管团。改变血流状态而达到治疗目的。血管内治疗原则：①优先栓塞动脉瘤或静脉瘤，减少出血风险；②优先栓塞动静脉瘘口；③避免栓塞与根髓大动脉和脊髓前动脉共干的血管[5]。术前行丙泊酚功能试验［5 mg( 0.5 ml ) 丙泊酚稀释至 1 ml，从微导管中推注］，确认患者无感觉和运动功能障碍后进行栓塞[6]，这样可显著减少栓塞后脊髓功能障碍的发生率。栓塞治疗后可因静脉血流的淤滞而出现继发血栓，出现脊髓水肿的症状。有研究显示髓内 AVM 患者栓塞后下肢肌力下降、感觉障碍加重，MRI 发现髓内新的高信号影像。后手术探查证实引流静脉内有血栓形成。这一现象启示术后需抗凝和扩容治疗，以防止脊髓血管急性血栓形成等并发症[7]，必要时给予激素和脱水治疗以缓解脊髓水肿。由于每一种脊髓血管畸形有不同的血管构筑方式，治疗方案常常需要显微手术和介入栓塞结合使用。①髓内动静脉畸形（IM-AVM），当供血血管主要是脊髓后动脉时应首先考虑对其进行栓塞，这样的操作危险性小，是相对安全的。因为脊髓后动脉是放射状分布供应脊髓后侧面的，之间交织的血管网相连；当要进行脊髓前动脉的栓塞时，需要越过或避开主干，确保正常分支免受伤害；供血动脉上有动脉瘤时可先尝试栓塞动脉瘤而减少再出血的风险，即使不能完全栓塞畸形团，也能使手术切除病灶变得相对容易；病灶位于脊髓背侧或髓内近中央区可通过显微手术完全切除。②髓周动静脉瘘（PM-AVF），对于Ⅰ型患者首先考虑显微外科手术切除瘘口，因为其瘘口供血动脉细长而且距瘘口较远。Ⅲ型髓周动静脉瘘有多支大的供血动脉，静脉高度扩张，首选介入栓塞。Ⅱ型瘘常常需要栓塞结合手术的方法。③硬脊膜动静脉瘘（dAVF），因栓塞治疗的复发率偏高，而手术切除瘘口的疗效确切，所以更多的学者主张手术治疗。手术仅需要切除瘘口，要注意保护脊髓表面的引流静脉，因为该静脉同时也是正常脊髓的回流静脉[8]。Hanel 等[9] 于 2010 年首先报道了吲哚菁绿血管造影在硬脊膜动静脉瘘手术中的应用。国内牛胤等[10] 在 2013 年也报道术中吲哚菁绿血管造影通过血流的变化能够帮助外科医生准确判断瘘口位置，明确引流静脉及供血动脉。④脊髓海绵状血管瘤，DSA 检查常常阴性，不能发现明确供血血管，MRI 检查确定病变存在，手术切除是其主要治疗方法。

## 本病例要点

本例患者诊断为脊髓血管畸形，明确诊断的前提是医生要了解并认识该疾病，要点主要依赖影像学。有诊断倾向后，应完善脊髓 CTA 或者脊髓血管造影，明确脊髓血管畸形类型，进而选择介入或者手术治疗。

（司雨　马长城）

# 参考文献

［1］Marcus J., Schwarz J., Singh I.P, et al. Spinal dural arteriovenous fistulas：A review. Current Atherosclerosis Reports，2013，15（7）：111-137.

［2］Fugate J.E., Lanzino G., Rabinstein A.A. Clinical presentation and prognostic factors of spinal dural arteriovenous fistulas：An overview. Neurosurgical focus，2012，32（5）：E17.

［3］Aminoff MJ, Logue V. The Prognosis of Patients with Spinal Vascular Malformations. Brain，1974，97（1）：211-218.

［4］Krauss WE, Atkinson JL, Lanzino G，et al. Surgical treatment of spinal dural arteriovenous fistulae：a consecutive series of 154 patients. Neurosurgery，2010，67（5）：1350-1357.

［5］Hanel RA, Spetzler RF，Nakaji P. Use of microscope-integrated near-infrared indocyanine green videoangiography in the surgical treatment of spinal dural arteriovenous fistulae. Neurosurgery，2010，66（5）：978-984.

［6］Yong Jun Jin，Ki-Jeong Kim，O Ki Kwon，et al. Perimedullary arteriovenous fistula of the filum terminale：case report. Neurosurgery，2010，66（1）：E219-220；discussi0n E220.

［7］Leodante da Costa，Amir R Dehdashti，Karel G terBrugge. Spinal cord vascular shunts：spinal cord vascular malformations and dural arteriovenous fistulas. Neurosurgical focus，2009，26（1）：E6.

［8］Reinges MH，Geibprasert S，Krings T，et al. Endovascular management of spinal vascular malformations. Neurosurgical Review，2010，33（1）：1-9.

［9］Velat Gregory J，Chang Steve W，Abla Adib A，et al. Microsurgical management of glomus spinal arteriovenous malformations：pial resection technique. Journal of Neurosurgery. Spine，2012，16（6）：523-531.

［10］Youxiang Li，Xinjian Yang，Chuhan Jiang，et al. Endovascular embolization for symptomatic perimedullary AVF and intramedullary AVM：a series and a literature review. Neuroradiology，2012，54（4）：349-359.

# 病例 4　骶管囊肿——神经外科、骨科交叉

患者，女，51 岁，主因"腰椎间盘突出合并骶管囊肿"会诊。

**主诉**：患者主因双侧臀部及大腿前外侧麻木 2 年入院。

**现病史**：患者 5 年前腰骶部疼痛，行腰椎 MR 检查时发现 S1～2 骶管囊肿，未予重视；2 年前开始患者逐渐出现双下肢麻木感，麻木区域为双侧臀部及双侧大腿前外侧，久站、久坐、仰卧位加重，伴有双侧臀部酸胀、疼痛，休息后稍缓解；2 个月前出现右脚麻木，麻木区域为右侧第 4、5 趾至脚踝，外院行腰椎 MR，示骶 1～2 椎体水平骶管囊肿，神经根袖囊肿；20 天前于外院行针灸、物理理疗，自述稍有好转。患者无便秘、尿频等症状，下肢活动正常。为求进一步诊治收入院，患者自发病以来，精神可，食欲可，睡眠可，大小便正常，体重无明显变化。

**既往史**：自述过敏性鼻炎史，未予治疗，目前已好转。2020-10-23 行腰椎 MR 示腰椎曲度变直，胸 12～腰 1、腰 5～骶 1 椎间盘突出，腰椎轻度骨质增生。自述颈背部疼痛，行颈椎检查示颈椎曲度改变，具体不详。否认肝炎、结核、疟疾病史，否认高血压、心脏病史，否认糖尿病、脑血管疾病、精神疾病史，否认手术、外伤、输血史，否认食物、药物过敏史，预防接种史不详。

**个人史**：生于内蒙古自治区，久居本地，无疫区、疫情、疫水接触史，无牧区、矿山、高氟区、低碘区居住史，无化学性物质、放射性物质、有毒物质接触史，无吸毒史，无吸烟、饮酒史。

**月经婚育史**：末次月经 2020-12-26，月经周期 25 天，持续

5～6日。有痛经症状，经量较少，偶有血块。育有1子，体健。

家族史：否认家族性遗传病史。

查体：神志清，精神可，自主体位，步入诊室。各棘突无压痛，双上肢感觉及运动功能正常，肌力Ⅴ级，肌张力正常；双下肢感觉功能减退，运动功能正常，肌张力正常，左下肢肌力Ⅳ级，右下肢肌力Ⅴ级；腱反射、膝反射、腹壁反射、肱二头肌反射、肱三头肌反射、桡骨膜反射正常，巴宾斯基（Babinski）征、查多克（Chaddock）征、霍夫曼（Hoffmann）征阴性，直腿抬高试验阴性。

## 问题1：目前主要问题是什么？如何处理？

答：行腰椎MR示腰椎曲度变直，胸12～腰1、腰5～骶1椎间盘突出，腰椎轻度骨质增生，骶1～2椎体水平骶管囊肿，神经根鞘囊肿（图2-4-1至图2-4-3）。请神经外科会诊，明确责任病变。

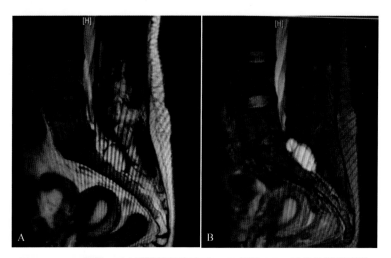

**图2-4-1** **A.** 腰椎MRI示腰椎间盘突出；**B.** 腰椎MRI示多发骶管囊肿

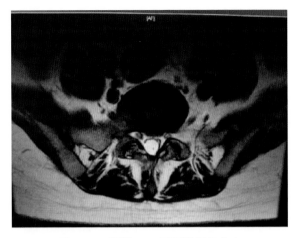

图 2-4-2　腰椎 MRI 示腰椎间盘突出

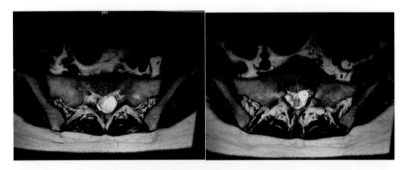

图 2-4-3　腰椎 MRI 示多发骶管囊肿

## 问题 2：该患者可能的诊断是什么？如何治疗？

**答：**该患者的症状应主要考虑由骶管囊肿导致。症状明显、保守治疗无缓解的骶管囊肿应选择手术治疗。根据骶管囊肿内是否有神经根，可选择单纯囊肿切除或者神经根袖重建手术。

### 关于骶管囊肿

骶管囊肿为起源于脊神经根袖的囊性扩张，囊肿通过位于硬脊膜囊内的漏口，与蛛网膜下腔相通，其内充满脑脊液[1]。为方便临床及手术应用，国内学者一般根据囊肿内有无神经根穿行将骶管囊肿分为单纯型和神经根型两型[2]。骶管囊肿的致病因素目前尚不明确，一般认为与硬脊膜的先天性发育异常、后天继发性创伤、神经根鞘炎症有关[3]。骶管囊肿最常见的临床症状包括腰骶部、下肢、肛周和会阴的疼痛、麻木，小便功能障碍如尿频、尿无力、尿潴留，大便功能障碍如排便无力、便秘，性功能障碍等[4]。久站、久坐时症状加重，平卧后减轻；疼痛部位不固定，有时呈游走性疼痛；较易引起括约肌功能障碍是与其他腰骶椎疾病特别是腰椎间盘突出鉴别的要点。无症状性骶管囊肿不需治疗，因此，恰当的手术指征对避免过度治疗非常重要，根据作者经验，患者大小便功能障碍一般很难恢复，因此，膀胱和直肠的早期症状应被认为是外科治疗的有力指征[5]。骶神经调节在治疗膀胱和直肠功能减退方面具有较好疗效，对伴有严重膀胱和直肠功能减退、术后大小便功能恢复不理想的患者，可考虑继续行骶神经调节治疗[6]。在性功能方面，引起男性性功能减退的因素较多，如年龄增长、全身急慢性疾病、生殖系统疾病、精神心理因素、药物因素等，部分患者术后出现性功能减退，这或许并非是手术引起的，因无法辨别引起男性性功能减退的具体因素，男性患者的手术适应证应更加严格。

　　骶管囊肿包括 Nabor 分型中的ⅠB型和Ⅱ型。Nabor Ⅰ型为不含有脊神经根纤维的硬膜外脊膜囊肿，ⅠB亚型专指骶管内的 Nabor Ⅰ型脊膜囊肿，多位于骶 1～3，常为多发性[7]。Nabor Ⅱ型是包含神经根的脊膜囊肿，又称 Tarlov 神经束膜囊肿，一般位于骶管内，也可累及颈椎、胸椎或腰椎神经根[8]。骶管囊肿以 Nabor Ⅱ型 Tarlov 神经束膜囊肿多见，其次为无神经结构的 Nabor ⅠB型囊肿[9]。Nabor ⅠB型囊肿内大多无任何结构，但是在临床上可见到一种特殊的骶管内Ⅰ型囊肿，其囊肿内虽无神经根，但有终丝穿行，我们称之为内含终丝的骶管囊肿[10]。本例患者术中证实为内含终丝的骶管囊肿。内含终丝的骶管囊肿的病因及发病机制尚不清楚，术中可见囊肿多在终丝突破硬膜囊处与终池相通，因此，推测此处硬脊膜的薄弱是囊肿发生的解剖基础。此类囊肿常合并先天性脊髓栓系综合征，提示这类囊肿可能也是一种先天性疾病，与目前认为椎管内脊膜囊肿大多是先天性的观点一致。正常脊髓圆锥过渡为内终丝，内终丝于骶2水平硬膜囊末端突破硬膜过渡为外终丝。此处结构与神经根袖相似，所以这类囊肿的形成机制与骶管 Tarlov 囊肿类似，系发育过程中硬膜囊在终丝突破处闭合不牢，在脑脊液搏动和重力压的作用下形成漏口，脑脊液通过此漏口不断向外聚集，最终形成囊肿。内含终丝的骶管囊肿的囊壁一般由外终丝包鞘形成。内含终丝的骶管囊肿罕见，临床上要做出正确的诊断，需要认识该病的特点。这类囊肿一般病程长，且随着囊液增多，囊肿增大并压迫周围结构，引起会阴区疼痛。随着囊肿内压逐渐升高，压迫症状逐渐加重，多数合并脊髓栓系症状。上述症状缺乏特异性。需结合影像特征才能做出诊断。MRI 是骶管囊肿的首选检查方法。内含终丝的骶管囊肿呈囊性病变，囊液信号与脑脊液信号相似；囊肿内或囊壁可见终丝，部分终丝有脂肪浸润呈线形脂肪条带影，部分脊髓圆锥低位；增强扫描多无明显增强[11]。对于没有脂肪浸润的终丝，可能与神经根相混淆，但终丝一般较粗大，且通过连续观察轴位 MRI，可追踪到从脊髓末端到囊肿内逐渐变化的终丝。以上影像学特点有助于内含终丝的骶管囊肿与其他疾病相鉴别。内含终丝的骶管囊肿大多需手术治疗，手术适应证是出现骶神经根激惹和（或）脊髓栓系症状，前者以骶神经支配区的疼痛为主，后者症状较为复杂，如慢性腰背部疼痛、双下肢无力、肌肉萎缩、大小便功能障碍等。其手术方法与常见骶管囊肿有所不同，除了将囊肿切除外，还需要切断终丝并松解脊髓栓系，硬膜漏口的修补也有其独特性，具体步骤包括：骶管后壁切开、囊肿切除、栓系松解和终池重建。内含终丝的骶管囊肿一般较大，但骶管后壁切除约 1.5 cm 即可，切除范围过大容易损伤骶后孔的神经，也不利于术后伤口愈合。显露出囊肿后沿囊壁钝性分离，囊壁周围可能有重要的骶神经根，操作要轻柔，一定确认无神经后才能进行电凝与锐性剪断。需沿囊肿壁向头端分离，找到正常硬膜囊后再沿硬膜囊末端背侧中线切开。显露出蛛网膜下腔中的内终丝和神经根等结构后，要保护好神经根，沿内终丝向尾端寻找，即能找到其突破硬膜囊处．此处即为脑脊液漏口。延长硬膜切口至漏口处，将内终丝仔细剥离，电凝切断，松解脊髓栓系[12]。将尾端终丝及其突破硬膜囊处硬膜一并切除，硬膜囊末端适当游离，缝合硬膜囊末端漏口，重建完整硬膜囊，形成终池。继续分离切除尾侧囊肿壁，如远端囊壁粘连紧密或由于囊壁菲薄而难以分离时，可将远端囊壁搔刮后旷置。术后嘱患者俯卧位，以减轻漏口压力，促进漏口愈合。终丝和末端硬膜囊漏口的处理是该手术的关键步骤。如果仅切断外终丝，而不在硬膜囊内切断内终丝，很难实现脊髓栓系的松解，而且突破硬膜囊处的终丝不切除，就难以将漏口彻底消除。硬膜囊漏口的处理与大多数Nabor ⅠB型囊肿类似，需进行缝合封闭漏口[13]，但漏口周围的硬膜一般较为菲薄，直接缝合较为困难。将漏口周围硬膜切除后，适当游离硬膜囊末端，用漏口头端相对正常的硬膜缝合以重建硬膜囊终池，效果更加确切。术中 EMG 监测对于手术的安全进行非常重要。囊肿壁周围一般有神经根经过，终丝上也可能有神经根伴行。有时难以依靠肉眼进行分辨。可能造成骶神经根受损，导致神经功能障碍加重。手术中当神经根受到机械刺激或电刺激时。EMG 可实时提示手术医师在操作区附近有神经根存在；必要时可采用探针进行刺激，判别是否有神经穿行，辅助术者进行囊壁的分离和决定终丝切断的部位[14]。

## 本病例要点

本例患者诊断为骶管囊肿，明确诊断的前提是医生要了解并认识该疾病，要点主要依赖临床体格检查和影像学的逻辑吻合。保守治疗无效、症状明显的患者，根据囊肿内有无神经根走行，进而选择单纯囊肿切除或者神经根袖重建手术。

（司雨　马长城）

# 参考文献

［1］Sun Jian-jun，Wang Zhen-yu，Liu Bin，et al. Neck transfixion for sacral extradural spinal meningeal cysts without spinal nerve root fibers. European Spine Journal，2016，25（6）：1945-1952.

［2］Selcuki Mehmet，Mete Mesut，Barutcuoglu Mustafa，et al. Tethered Cord Syndrome in Adults：Experience of 56 Patients. Turkish neurosurgery，2015，25（6）：922-929.

［3］Gentili F，Paradiso G，Lee GY，et al. Surgical management of tethered cord syndrome in adults：indications，techniques，and long-term outcomes in 60 patients. Journal of Neurosurgery——Spine，2006，4（2）：123-131.

［4］M W Nabors，T G Pait，E B Byrd，et al. Updated assessment and current classification of spinal meningeal cysts. Journal of neurosurgery，1988，68（3）：366-77.

［5］S Hukuda，T Mochizuki，M Ogata，et al. Operations for cervical spondylotic myelopathy. A comparison of the results of anterior and posterior procedures. The Journal of bone and joint surgery. British volume，1985，67（4）：609-615.

［6］McGirt MJ，Jallo GI，Chaichana KL，et al. Factors associated with cervical instability requiring fusion after cervical laminectomy for intradural tumor resection. Journal of Neurosurgery. Spine，2008，8（5）：413-419.

［7］Kuhn Felix P.，Hammoud Sonia，Lefevre-Colau Marie-Martine，et al. Prevalence of simple and complex sacral perineural Tarlov cysts in a French cohort of adults and children. Journal of neuroradiology，2017，44（1）：38-43.

［8］Weinstein Philip R，Potts Matthew B，Chin Cynthia T，et al. Microsurgical Fenestration and Paraspinal Muscle Pedicle Flaps for the Treatment of Symptomatic Sacral Tarlov Cysts. World neurosurgery，2016，86：233-242.

［9］Weigel Ralf，Polemikos Manolis，Uksul Nesrin，et al. Tarlov cysts：long-term follow-up after microsurgical inverted plication and sacroplasty. European Spine Journal，2016，25（11）：1-8.

［10］P Ostojic. Sacral perineural cyst mimicking inflammatory low back pain. Zeitschrift fu?r Rheumatologie，2015，74（1）：75-77.

［11］Feigenbaum Frank，Boone Kaitlynn. Persistent Genital Arousal Disorder Caused by Spinal Meningeal Cysts in the Sacrum Successful Neurosurgical Treatment. Obstetrics & Gynecology：Journal of the American College of Obstetricians & Gynecologists，2015，126（4）：839-843.

［12］Toshiyuki Takemori，Kenichiro Kakutani，Koichiro Maeno，et al. Symptomatic perineural cyst：report of two cases treated with cyst-subarachnoid shunts. European Spine Journal，2014，23：2267-2270.

［13］Bonnie Wang，Seong-Jin Moon，William C Olivero，et al. Pelvic pain from a giant presacral Tarlov cyst successfully obliterated using aneurysm clips in a patient with Marfan syndrome. Journal of Neurosurgery——Spine，2014，21（5）：833-836.

［14］Lucantoni C，Than K.D，Wang A.C，et al. Tarlov cysts：A controversial lesion of the sacral spine. Neurosurgical focus，2011，31（6）：E14.

# 病例 5　腰椎管肿瘤——神经外科、骨科交叉

患者，女，67 岁，主因腰痛 10 年，加重伴右下肢无力 1 个月。

现病史：患者 10 年来间断腰痛，站立或行走后腰痛加重，仰卧位缓解。1 个月前，患者腰痛加重，并伴有右下肢无力和麻木。在当地医院寻求治疗，磁共振成像（MRI）平扫显示 L4/5 右侧椎间孔有哑铃型占位。病程中大便和小便功能正常。为进一步手术治疗转入我院。

个人和既往史：无特殊。

神经系统查体：右侧拇长伸肌肌力下降至Ⅳ级，右侧膝腱反射消失，右足背外侧针刺感觉减弱。直腿抬高试验阴性，双侧病理征阴性。

腰椎 MRI 平扫及增强扫描见图 2-5-1，图 2-5-2。

影像学描述：右侧 L4/5 椎间孔及椎旁占位，类圆形，长 T1、混杂长 T2 信号，与 L3/4 椎间盘关系密切。强化呈不均匀的哑铃状（23 mm×29 mm×45 mm）。在椎管内，病灶上部仅呈环状强化。病灶突出椎管外至椎旁区，周围骨质受压吸收。

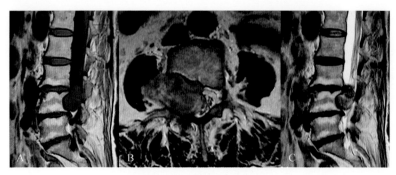

**图 2-5-1　腰椎 MRI 平扫**

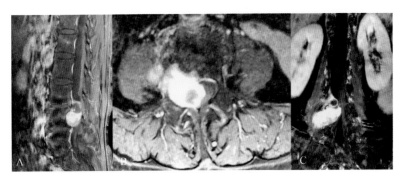

图 2-5-2　腰椎 MRI 增强

## 问题 1：如何解释病变上部环形强化？患者诊断是什么？

**答：**患者症状和体征符合右侧 L4 神经根压迫，结合平扫 MRI 及增强 MRI 特点，病变呈哑铃型，首先诊断考虑为腰椎管 L4/5 椎间孔神经源性肿瘤即神经鞘瘤。肿瘤主体位于硬脊膜外，硬脊膜下是否有肿瘤存疑。平扫 MRI 上，病变上方区域与下方信号明显不同，上方呈更低的信号，且上方增强 MRI 提示为环形强化，下方增强为均匀强化，分析可能：①神经鞘瘤上方囊变，而下方为肿瘤实体，增强会出现这种特点；②病变下方均匀强化部分为神经鞘瘤，上方环形强化部分并非肿瘤，提示不能用单纯神经鞘瘤一元论作为诊断，而病变上方与 L3/4 椎间盘关系极为密切，且该节段间盘明显退化，可能出现髓核脱出可能，也会表现为这种 MRI 平扫和增强特点。

综上，目前诊断应考虑 L4/5 右侧哑铃型神经源性肿瘤，不除外合并 L3/4 脱出髓核可能。

## 问题 2：下一步治疗方案？

**答：**手术指征明确，L4 椎板全切除和右 L4/5 小关节切除，硬膜外哑铃型肿瘤经囊内逐块切除后，硬膜下仍有张力。打开硬脊膜囊，在马尾神经根内可见一个灰白色肿块，类似于先天性肿瘤。轻轻剥离粘连后取出。仔细辨认发现，肿块很可能是髓核组织。再次探查发现 L3/4 硬脊膜破裂处纤维环和后纵韧带均断裂（图 2-5-3 蓝色箭头）。

病理组织学证实：硬脊膜外均匀强化部分为神经鞘瘤，环形强化部分位于硬脊膜下，为髓核组织。

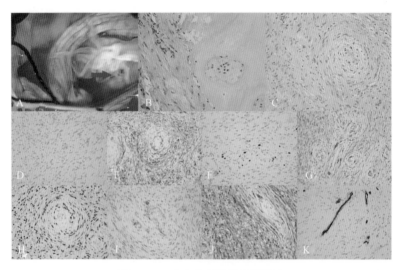

图 2-5-3　术中发现及病理学检查

术后随访 1 个月，患者腰痛及右下肢无力消失。除右足背外侧麻木外，无神经功能缺损。

## 关于椎管哑铃型肿瘤

### 1. 定义
椎管哑铃型肿瘤是指肿瘤横跨椎间孔、在椎管内外均形成占位，形态似哑铃，刺激或压迫神经根、脊髓引起一系列神经功能障碍[1]。

### 2. 临床特点
该型肿瘤多为局部椎间孔责任神经根起源，肿瘤早期表现为神经根刺激症状即典型沿神经根的放射痛，尤其夜间疼痛明显。随着肿瘤生长，向椎管内压迫脊髓会出现脊髓受压表现，即感觉传导和运动传导通路受阻，表现为偏身感觉障碍、运动障碍；肿瘤向椎旁生长，可压迫周围脏器出现相应表现，也可仅表现为局部包块[1-2]。

### 3. 诊断

MRI 平扫及增强是诊断哑铃型肿瘤的首选辅助检查。典型 MRI 平扫特点为稍长 T1、稍长 T2 信号，若肿瘤伴有囊变，可为不均匀混杂 T2 信号[3]；增强 MRI 多为均匀强化，但囊变处仅表现为环形强化。同时，结合 CT 可明确局部椎体、附件受破坏的程度，为指导进一步手术方案选择提供依据。

### 4. 治疗及预后

首选手术切除，多能获得良好预后，切除完全者复发概率低。

## 本病例要点

本例患者 L4/5 右侧椎间孔哑铃型占位，首先诊断哑铃型肿瘤，神经鞘瘤可能性大，从临床表现及 MRI 特点来看，做出上述诊断很容易。但恰恰是这种看似诊断明确的病例反而容易导致漏诊。我们起初理所当然地认为病变上方环形强化区是肿瘤坏死囊变。幸运的是，术中我们仔细地寻找哑铃型肿瘤切除后硬脊膜张力仍较高的原因，最后发现硬脊膜下方脱出的椎间盘髓核。手术后，我们仔细阅读患者的 MRI，发现 L3/4 椎间盘突出，且与环形强化区紧密相连，这是典型的脱出髓核的特点[4-7]。因此，术前仔细阅读影像及分析是防止漏诊的关键。

（韩芸峰）

## 参考文献

[1] Ozawa H, Kokubun S, Aizawa T, et al. Spinal dumbbell tumors: an

analysis of a series of 118 cases. J Neurosurg Spine，2007，7：587-593.

[2] Su X，Ni LC，Yan YH，et al. Giant dumbbell-shaped lumbar schwannoma. Spine J，2013，13：984.

[3] Van Goethem JW，van den Hauwe L，Ozsarlak O，et al. Spinal tumors. Eur J Radiol，2004，50：159-176.

[4] Mailleux P，Marneffe V，Michel I，et al. The "Crumble Disc Sign"：A specific MRI sign of intradural lumbar disc herniation，allowing a preoperative diagnosis. J Belg Soc Radiol，2015，99：25-29.

[5] Crivelli L，Dunet V. Intradural lumbar disc herniation detected by 3D CISS MRI. BMJ Case Rep，2017：bcr 2017 221728.

[6] Ducati LG，Silva MV，Brandão MM，et al. Intradural lumbar disc herniation：report of five cases with literature review. Eur Spine J，2013，3：S404-S408.

[7] Kobayashi K，Imagama S，Matsubara Y，et al. Intradural disc herniation：radiographic findings and surgical results with a literature review. Clin Neurol Neurosurg，2014，125：47-51.

# 病例 6　腰椎管内神经鞘瘤——神经外科、骨科交叉

患者，女，33 岁，主因腰腿痛 20 个月，加重 1 个月。

现病史：患者 20 个月前无明显诱因出现右侧腰部及大腿酸痛，伴麻胀感，坐位及平卧位明显，夜间为著，无明显间歇性跛行，就诊于昌平中西医结合医院，完善腰椎 CT 提示 L5/S1 椎间盘突出，予患者保守治疗及针灸治疗，患者腰腿痛无明显变化。1 个月前患者就诊于北京宣武医院，行"神经阻滞"治疗，患者腰腿痛症状一过性改善后出现逐渐加重，出现双侧腰部、下肢疼痛，为酸麻胀痛，偶有放射性疼痛，夜间明显，影响睡眠，坐位、平卧均可出现双下肢不适，咳嗽、大笑等情况均可诱发疼痛，偶有双下肢发软、无力，步行约 500 m 疼痛明显，休息后可有好转。

既往史：否认肝炎、结核、疟疾病史，否认高血压、心脏病史，否认糖尿病、脑血管疾病、精神疾病史，否认手术、外伤、输血史，丽珠得乐过敏，否认食物过敏史，预防接种史不详。

个人史：生于黑龙江哈尔滨市，久居本地，无疫区、疫情、疫水接触史，无牧区、矿山、高氟区、低碘区居住史，无化学性物质、放射性物质、有毒物质接触史，无吸毒史，无吸烟、饮酒史。

月经婚育史：12 岁初潮，5 天 /30 天，末次月经 2020-10-29，平素月经规律，量中等。未婚未育，妊 0 产 0。

家族史：否认家族性遗传病史。

查体：生命体征平稳。神经系统专科检查：胸 12 ～腰 2 棘突压痛，四肢肌力 V 级，肌张力及肌容积正常，针刺觉正常。

辅助检查：腰椎 CT 平扫（2019-03-09，昌平中西医结合医院）：L5/S1 椎间盘突出。腰椎 CT 平扫（2019-11-12，中国中医

科学院西苑医院）：L5/S1 椎间盘突出；骶 1 椎体不完全腰椎化，左侧横突内假关节形成。

# 问题 1：目前的主要问题是什么，如何处理？

**答**：患者主要症状为腰腿痛，无典型间隙性跛行，给予对症止痛治疗，并请神经外科会诊。

**神经外科会诊**：患者症状为腰腿痛，有根性疼痛表现，虽然多次 CT 显示 L5/S1 椎间盘突出，但患者有夜间痛和平卧痛的特点，且咳嗽、大笑等引起颅内压增高的情况都可诱发疼痛，因此不能除外椎管内占位性病变可能。但 CT 对于椎管内占位性病变的敏感度较低，常常出现假阴性结果，建议完善腰椎磁共振成像（megnetic resonance imaging，MRI）检查。完善腰椎 MRI 后提示：T12 ～ L3 水平椎管内多发肿物影（图 2-6-1 至图 2-6-3）。

**影像学描述**：T12 ～ L3 髓外硬膜下多发短 T2 信号，呈串珠样，增强扫描呈明显均匀强化。大者位于腰 1 和腰 2，充满整个椎管。L5/S1 椎间盘膨出。

**影像学诊断**：① T12 ～ L3 多发髓外硬膜下占位性质待查，神经纤维瘤？②多发神经鞘瘤；③ L5/S1 椎间盘膨出。

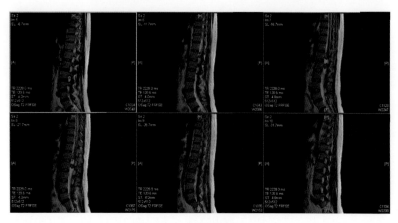

图 2-6-1　腰椎 MRI（一）

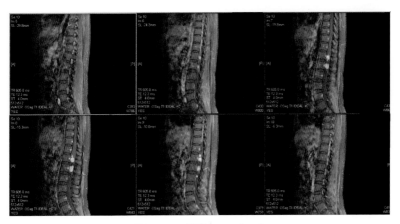

图 2-6-2　腰椎 MRI（二）

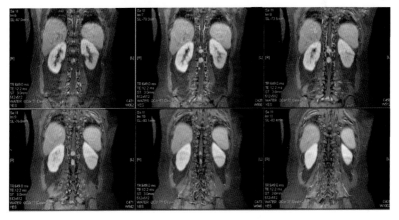

图 2-6-3　腰椎 MRI（三）

## 问题 2：这个患者可能的诊断是什么？下一步还应该完善哪些检查？

答：这个患者诊断 T12～L3 椎管内多发髓外硬膜下占位较为明确。患者以疼痛起病，肿物强化明显，无明显硬膜尾征，暂不考虑脊膜瘤，考虑神经源性肿瘤可能性大。由于肿物多发，不能除外神经纤维瘤病可能，下一步排查患者是否有咖啡牛奶斑，是否有皮下肿物，是否有其他系统受累（如听神经瘤引起的耳鸣、听力下降）。肿物累及圆锥马尾区，完善直肠膀胱功能评估。

患者进一步查体后未发现咖啡牛奶斑或皮下肿物，否认耳鸣、听力下降等其他系统受累的症状。直肠肛管测压和膀胱残余尿正常。

## 问题 3：这个患者的治疗方案是什么？需要注意哪些风险？

**答：**这个患者应行全身麻醉下胸腰段椎管内肿瘤切除术。由于肿瘤较为集中，且其他部位未见明显肿瘤证据，故此次手术应争取将肿瘤全切除。由于患者较为年轻，尽量减少椎骨和肌肉等稳定结构的破坏。对较小的偏于右侧的腰 3 肿瘤，采取右侧半椎板切除进行手术；对于胸 12～腰 2 肿瘤，瘤体较大，几乎充满整个椎管，且靠近脊髓圆锥，因此采用全椎板切开，利于肿瘤切除和保护脊髓，切除肿瘤后再将椎板复位固定，恢复解剖结构。肿瘤考虑为神经源性肿瘤，需交代切除肿瘤过程中载瘤神经损伤引起的神经功能障碍，如麻木、无力等；患者肿瘤多发，且位于圆锥马尾区，需强调术后出现大小便功能障碍的风险；肿瘤多发，不除外有影像学尚不能显示的微小病灶，在术后出现肿瘤复发。

术中证实肿瘤均起源于同一神经根，保护周围的脊髓和神经根的前提下，逐个切除肿瘤，术后患者疼痛消失，神经功能良好。

### 关于神经鞘瘤和腰椎间盘突出症

神经鞘瘤是椎管内最为常见的肿瘤，腰椎间盘突出症是常见的腰椎退行性疾病，两者都常以疼痛起病，当神经鞘瘤位于腰椎管时，有时难以区分。

**1. 定义**

神经鞘瘤是指起源于神经髓鞘细胞的肿瘤，又称为施万细胞

展较快，目前已完全瘫痪。临床上发展较快的椎管内病灶包括椎管内血肿，淋巴瘤等血液系统肿瘤侵犯椎管内，椎管内转移瘤和椎管内感染，追问病史，患者 2008 年曾因"胸椎占位病变"于青海当地医院行"胸椎肿物切除术"，术后病理示"炎性包块"排除肿瘤，具体不详。建议完善胸椎 MRI 检查。

**影像学诊断**：胸椎术后改变，椎管内所见，脊膜瘤？

## 问题 2：这个患者可能的诊断是什么？下一步的诊治原则是什么？

**答**：这个患者诊断胸 6～9 病变较为明确，影像诊断为脊膜瘤。但患者既往有同部位手术史，术后病理考虑为炎性包块。此次患者起病急，强化后病灶内有空洞，故暂不考虑脊膜瘤（图 2-7-1）。病灶有明显强化，亦暂不考虑椎管内血肿。结合既往术后病理为炎性包块，此次病灶呈厚壁空洞表现（图 2-7-1），考虑脊髓内脓肿可能。血液系统肿瘤和转移瘤不能完全除外。

由于患者起病急，目前已完全瘫痪，药物治疗效果欠佳，应尽快手术治疗，解除脊髓受压，明确诊断。安排患者急诊入院，完善术前准备。

患者入院后，出现体温升高，38.4℃，查体颈抵抗阳性，布鲁津斯基（Brudzinski）征和克尼格（Kernig）征阳性，血常规白细胞计数 $14.37 \times 10^9$/L，中性粒细胞百分比 89.8%，C 反应蛋白 192 mg/L。考虑患者脓肿有破溃，造成中枢神经系统感染。

## 问题 3：这个患者的治疗方案是什么？需要注意哪些风险？

**答**：患者病程急，发展快，目前已截瘫，且出现高热和脑膜刺激征，应于全麻下行胸椎管内占位性病变切除术。由于术前已有脓肿破溃，要注意术中术区保护，减少脓液继续向蛛网膜下腔

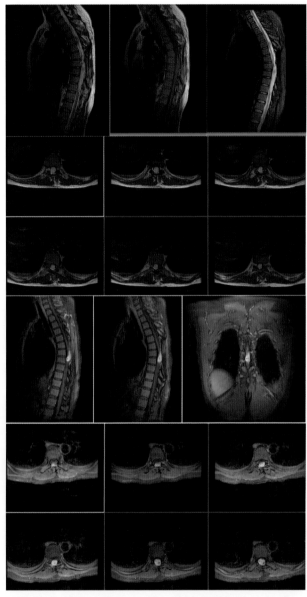

**图 2-7-1 胸椎 MRI 检查** 胸椎术后改变，胸 6～9 异常信号，呈等 T1 长 T2 信号，病灶大小约为 1.2 cm×3.2 cm×3.2 cm，DWI 呈高信号，增强后可见明显强化，病灶内部可见空洞，邻近硬膜强化，脊髓显示不清，病灶附近脊髓可见水肿

播散；术后加强抗感染治疗，根据情况，必要时给予腰大池引流；患者术前已经出现高热，术后可能会出现持续高热，需注意降温治疗；患者病灶位于中胸段，脊髓血供较差，又属于二次手术，局部存在粘连，术中要注意保护脊髓，并交代术后截瘫可能无法恢复。

排除手术禁忌后于 2020 年 12 月 24 日手术，术中切开硬膜与瘢痕组织见脓液流出，脑脊液浑浊，并送培养（脑脊液细菌培养为金黄色葡萄球菌）。术后转入 ICU 进一步治疗，给予镇静镇痛、激素、脱水减轻脊髓水肿，美罗培南（美平）抗感染，抑酸、化痰等对症治疗。2020 年 12 月 25 日因患者间断发热 38℃以上加用万古霉素（稳可信）抗感染，并给予冰毯降温。2020 年 12 月 28 日，体温降至 37.5℃左右，美罗培南降级至哌拉西林钠舒巴坦钠（一君），联合万古霉素抗感染治疗。2020 年 12 月 29日转回普通病房，继续给予哌拉西林钠舒巴坦钠联合万古霉素抗感染、保肝、化痰等治疗。患者间断发热，体温有升高趋势，偶尔至 39℃，患者白细胞、中性粒细胞等进行性下降，考虑与万古霉素等药物有关，停用万古霉素和哌拉西林钠舒巴坦钠，将抗生素调整为美罗培南，并放置腰大池引流，体温逐渐恢复正常。抗生素逐级降阶后，改为口服莫西沙星（拜复乐）治疗，患者带药出院，继续神经功能康复。

## 关于脊髓内脓肿

### 1. 定义

脊髓内脓肿属于椎管内脓肿，是一种少见的腔隙性、化脓性中枢神经系统感染，其成因与脑脓肿相似，是以多核细胞为主的炎症，致病菌进入脊髓后，感染性渗出引起液化性坏死，坏死组织被成纤维细胞产生的囊所包围，形成髓内脓肿[1]。

### 2. 病因

脊髓内脓肿的致病菌大多为金黄色葡萄球菌，少数为链球菌、肺炎球菌、大肠杆菌、真菌（如放线菌）等[1-4]。感染原因和途径包括：远处感染灶的血源性播散（可经动脉或静脉进入脊髓，以胸髓背侧好发），邻近感染灶的直接蔓延（多来源于腰骶部感染和骶尾部藏毛窦感染，脓肿大多发生在原发感染灶附近），创伤后感染，隐源性感染和其他来源。

### 3. 临床表现

取决于脓肿的部位、大小及病程的长短，早期可表现为脊髓受累节段分布区的疼痛，可在短时间内出现脊髓压迫症状，表现为病变平面以下的运动、感觉和括约肌功能障碍[1-2, 5]。大多数患者仅表现出脊髓功能障碍的进行性加重，如长束征、尿潴留、受累脊髓平面以下的肌力减退和不同类型的感觉缺失。但需要注意的是，虽为感染性疾病，但发热症状并不常见。

### 4. 化验

外周血白细胞计数可能升高，也可能正常。脑脊液白细胞计数及蛋白均升高。但脑脊液培养往往是阴性结果。

### 5. 影像特征

MRI 是首选检查[1-5]。急性阶段表现为长 T1、长 T2 信号，增强扫描早期病变区一般无强化，当有坏死、软化时出现斑点或斑片状不规则强化。化脓和包膜形成阶段：脓液呈 T1 低信号，T2 高信号，初期信号不均匀。脓壁早期呈 T1 稍高信号，T2 低信号；亚急性期 T1 和 T2 都为稍高信号；慢性期呈 T1 等信号，T2 低信号。周围水肿呈 T1 低信号，T2 高信号。增强扫描脓壁显著环形强化，壁薄而均匀，没有附壁结节，脓肿腔及水肿无强化。

### 6. 诊断和鉴别诊断

根据病史、临床表现及影像检查，一般可诊断出椎管内病变，但要定性到髓内脓肿，往往还需要腰椎穿刺留取脑脊液化验。需要与硬膜外脓肿、硬膜外血肿、急性横贯性脊髓炎、椎体骨髓炎及椎管内肿瘤等疾病相鉴别。

### 7. 治疗与预后

最佳治疗方案是及时手术引流加上使用适当的抗生素[5-6]。考虑到此病后，应紧急手术切除椎板，切开硬膜，抽出脓液，必要时可切开背侧脊髓，以达到充分的引流和减压，用含抗生素的生理盐水反复冲洗术野。需分层缝合肌层和皮肤。脊髓内脓肿可为多房性或可复发，因而有些患者需要再次引流。术后抗生素的应用要足量长程，并可用皮质类固醇、甘露醇等减轻脊髓水肿。随着抗生素的广泛应用，可挽救大部分患者的生命，但治疗的关键点在于脓肿的及时诊断和有效引流。一般来说，运动和括约肌功能恢复较好，感觉缺失恢复则稍差。部分患者会遗留严重的神经功能障碍。

## 本病例要点

本例患者诊断为胸椎管髓内脓肿，诊断要点主要依赖脑膜刺激征和影像学上厚壁空洞的存在，但术前缺乏腰椎穿刺及脑脊液化验结果。此次发病与上次发病间隔 12 年，两次发病之间是否存在联系仍不明确，但该部位是血源性播散性脓肿的好发部位。诊断后紧急完成了手术，避免了感染中毒性休克的发生。手术后继续抗感染治疗，术后治疗更说明了足量长程使用抗生素的重要性，不要过早降级或停药。

（林国中）

## 参考文献

［1］Al Barbarawi M，Khriesat W，Qudsieh S，et al. Management of intramedullary spinal cord abscess：experience with four cases，pathophysiology and outcomes. Eur Spine J，2009，18（5）：710-717.

［2］Vajramani GV，Nagmoti MB，Patil CS. Neurobrucellosis presenting as an intramedullary spinal cord abscess. Ann Clin Microbiol Antimicrob，2005，16（4）：14.

［3］Hanci M，Sarioglu AC，Uzan M，et al. Intramedullary tuberculous abscess：a case report. Spine，1996，21（6）：766-769.

［4］Hung PC，Wang HS，Wu CT，et al. Spinal intramedullary abscess with an epidermoid secondary to a dermal sinus. Pediatr Neurol，2007，37（2）：144-147.

［5］马长城，王振宇，林国中 . 原发性椎管内脓肿的诊断与治疗 . 北京大学学报（医学版），2020，52（2）：275-280.

［6］Farber SH，Murphy KR，Suryadevara CM，et al. Comparing outcomes of early，late，and non-surgical management of intraspinal abscess. J Clin Neurosci，2017，36：64-71.

# 病例8 三叉神经痛——神经外科、口腔科交叉

患者，男，80岁，主因右侧面部疼痛20余年，拔牙治疗无效5年，加重2个月入院。

现病史：患者20余年前无明显诱因出现右侧面部疼痛，表现为过电样疼痛，持续数分钟可自行缓解，程度剧烈，给予对症治疗后可缓解，未予进一步特殊处理。5年前疼痛有所加重，于外院考虑为牙痛，拔除右上磨牙及前磨牙，拔牙后疼痛无明显改善，继续予对症止痛治疗。近2个月患者症状再次加重，来我院就诊。

既往史：既往体健，否认肝炎、结核、疟疾病史，否认高血压、心脏病史，否认糖尿病、脑血管疾病、精神疾病史，否认其他手术、外伤、输血史，否认食物、药物过敏史，预防接种史不详。

个人史：生于山东省，久居本地，无疫区、疫情、疫水接触史，无牧区、矿山、高氟区、低碘区居住史，无化学性物质、放射性物质、有毒物质接触史，无吸毒史，无吸烟、酗酒史。

月经婚育史：适龄结婚，育有2子1女，子女体健。

家族史：否认家族性遗传病史。

查体：生命体征平稳。神经系统专科检查：神清语利，双侧瞳孔等大，左3 mm，右3 mm，对光反射灵敏，躯干和四肢感觉正常，四肢可自主活动，肌力V级，肌张力及肌容积正常，腱反射正常，病理征未引出。

## 问题1：目前的主要问题是什么，如何处理？

答：患者主要症状为右侧面部疼痛，拔牙治疗后疼痛无明显好转，近期疼痛加重。下一步治疗一是继续对症止痛，二是寻找疼痛的病因。包括完善头面部CT、头颅MRI检查，请神经外科

会诊。

**影像学诊断：** ①右上磨牙及前磨牙缺失，②左侧腔隙性脑梗死，③老年性脑改变。

**神经外科会诊：** 患者右侧面部疼痛，过电样，拔牙后（图2-8-1）疼痛缓解不理想，需考虑三叉神经疾病可能。进一步完善查体，右侧颧骨下方约 0.5 cm 处叩击可触发右侧面部疼痛。考虑右侧三叉神经痛，可给予卡马西平口服，观察症状变化。

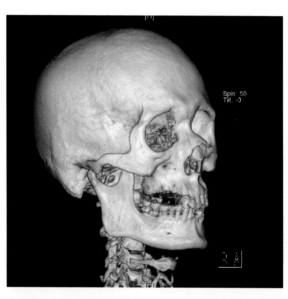

**图 2-8-1　头面部 CT 重建影像学描述：** 右上磨牙及前磨牙缺失，左侧腔隙性脑梗死，脑白质脱髓鞘，老年性脑改变

# 问题 2：这个患者可能的诊断是什么？还需要完善哪些检查？

**答：** 这个患者考虑为三叉神经痛，还需要进一步完善颅底磁共振成像，评估是否有肿瘤或者血管袢压迫刺激三叉神经，或者有三叉神经肿瘤。

## 问题 3：这个患者的治疗方案是什么？需要注意哪些风险？

**答**：先口服卡马西平，观察症状情况，但卡马西平使用过程中，可能出现效果减弱，表现为疼痛程度加重、疼痛范围扩大、持续时间延长，可增加卡马西平用量，如仍不能有效解决疼痛，可考虑手术治疗。手术包括微血管减压术，三叉神经外周支射频消融术等。

该患者用药初期效果良好，用药 3 个月后疼痛再次加重，药物加量后疼痛症状缓解不满意。向患者及家属交代可选择的手术方案后，综合考虑患者年龄等因素，行经皮穿刺三叉神经外周支（第 1 支和第 2 支）射频消融术，术后患者疼痛明显减轻。

### 关于三叉神经痛

#### 1. 定义

三叉神经痛是三叉神经的一种慢性疼痛症状[1]。患有三叉神经痛时，即使对面部进行轻微刺激（如刷牙或化妆）也可能会引起剧烈疼痛。早期可能会是短暂、轻微的疼痛，但随着病情发展会出现更长、更频繁的发作性灼痛。

#### 2. 病因

三叉神经痛的常见病因是正常血管（动脉或静脉）与三叉神经接触，对神经造成压迫，并导致三叉神经痛[1-2]。三叉神经痛也可因衰老而发生，或与多发性硬化症或类似的脱髓鞘疾病有关。三叉神经痛也可由肿瘤压迫三叉神经引起，还可能由脑部病变或其他异常而引起，如手术损伤、卒中或面部创伤。三叉神经痛存在各种触发因素，如剃须、抚摸面部、吃喝、刷牙、讲话、化妆、洗脸等。

#### 3. 流行病学

三叉神经痛女性多于男性，好发于 50 岁以上的人群。

### 4. 临床表现

三叉神经痛的症状可能包括以下一种或多种类型[1]：严重的，枪击样疼痛或触电样疼痛；疼痛可自发发作或由诸如触摸脸部、咀嚼、讲话或刷牙之类的情况触发；疼痛发作持续数秒至数分钟；也可以持续数天、数周、数月或更长时间；在三叉神经痛演变为痉挛状疼痛之前可能会出现持续的疼痛、灼热感；疼痛位于三叉神经所支配的区域，包括脸颊、下颌、牙齿、牙龈、嘴唇等；疼痛通常累及一侧面部，偶尔会累及双侧面部；疼痛可集中在一个部位，也可向周围广泛散布；随时间的推移疼痛发作变得越来越频繁和激烈。

### 5. 影像特征

三叉神经痛的患者通常需要完善磁共振成像，以确定是否是多发性硬化症或肿瘤引起三叉神经痛，还要判断是否有血管袢压迫三叉神经。在某些情况下，可能需要注射增强造影剂以查看动脉和静脉并突出显示血流（磁共振血管造影）。

### 6. 诊断和鉴别诊断

三叉神经痛的诊断主要依靠对疼痛的描述，包括疼痛的特点、诱发因素和体格检查等。三叉神经痛的疼痛是突然和短暂的电击样疼痛。疼痛部位通常位于三叉神经支配区。疼痛通常是由面部受到刺激而引起，例如饮食、讲话等。神经系统检查可以确定疼痛发生的位置，并且确定三叉神经的受累分支。

### 7. 治疗和预后

三叉神经痛的早期治疗以药物为主[3-4]。但是，药物治疗的效果可能会逐渐减弱。如果三叉神经痛是继发于其他疾病，例如多发性硬化症，需要治疗原发疾病。药物治疗主要包括抗惊厥药如卡马西平，可以用于治疗三叉神经痛的其他抗惊厥药包括奥卡西平、拉莫三嗪和苯妥英钠。也可以使用其他药物，包括氯硝西泮和加巴喷丁。如果初始使用的抗惊厥药效果减弱，可能会增加剂量或改用另一种药物。但抗惊厥药存在一些副作用，包括头晕、神志不清、嗜睡和恶心等。卡马西平可能会在某些人中引发严重的药物反应，因此在开始使用卡马西平之前，建议进行基因检测。一些解痉剂如巴氯芬可单独使用或与卡马西平组合使用。

如果药物治疗无效，可考虑手术[5-8]。最主要的术式是微血管减压，包括确定和移除与三叉神经根接触的血管。在微血管减压过程中，将与三叉神经接触的所有动脉从神经上移开，并在神经和动脉之间放置一块软垫。如果未明确责任动脉，可能需要切断三叉神经的一部分（神经切除术）。微血管减压大多可成功消除或减轻疼痛，但某些人会再次出现疼痛。微血管减压有一些风险，包括听力下降、面部无力、面部麻木、卒中或其他并发症（大多数进行此手术的人此后没有面部麻木）。手术方式还有脑立体定向放射外科手术（伽玛刀），通过使用放射线损伤三叉神经并减轻或消除疼痛。如果疼痛再次出现，可以重复该过程。其他方法包括甘油注射、球囊压迫和射频消融。

## 本病例要点

本例患者右侧面部疼痛，呈过电样疼痛，但在早期诊断为牙痛，并拔除右上三颗磨牙和两颗前磨牙，拔牙后症状仍不缓解，于神经外科会诊后诊断为三叉神经痛，给予射频消融后疼痛明显减轻。过电样疼痛，存在扳机点，疼痛位置位于三叉神经支配区，这些均属于三叉神经痛的特点。在面部疼痛的患者，拔牙前仔细评估牙科情况是否能解释患者的症状，并请神经外科进行会诊，有助于正确评估患者病情，避免不必要的拔牙，并早期解决患者疼痛症状。

（林国中　马长城）

## 参考文献

[1] Gambeta E, Chichorro JG, Zamponi GW. Trigeminal neuralgia: An overview from pathophysiology to pharmacological treatments. Mol Pain, 2020, 16: 1744806920901890. doi: 10.1177/1744806920901890.

［2］Chichorro JG，Porreca F，Sessle B. Mechanisms of craniofacial pain. Cephalalgia，2017，37：613-626.

［3］Di Stefano G，Truini A，Cruccu G. Current and Innovative Pharmacological Options to Treat Typical and Atypical Trigeminal Neuralgia. Drugs，2018，78（14）：1433-1442. doi：10.1007/s40265-018-0964-9.

［4］Longo DL. Trigeminal neuralgia，Bell's palsy，and other cranial nerve disorders. In：Harrison's Principles of Internal Medicine. 19th ed. New York，N.Y.：McGraw-Hill Education；2015. https：//accessmedicine. mhmedical.com.

［5］Al-Quliti KW. Update on neuropathic pain treatment for trigeminal neuralgia. The pharmacological and surgical options. Neurosciences（Riyadh），2015，20（2）：107-114. doi：10.17712/nsj.2015.2.20140501.

［6］Bendtsen L，Zakrzewska JM，Abbott J，et al. European Academy of Neurology guideline on trigeminal neuralgia. Eur J Neurol，2019，26（6）：831-849. doi：10.1111/ene.13950.

［7］Bendtsen L，Zakrzewska JM，Heinskou TB，et al. Advances in diagnosis，classification，pathophysiology，and management of trigeminal neuralgia. Lancet Neurol，2020，19（9）：784-796. doi：10.1016/S1474-4422（20）30233-7.

［8］Bašić Kes V，Zadro Matovina L. Accommodation to Diagnosis of Trigeminal Neuralgia. Acta Clin Croat，2017，56（1）：157-161. doi：10.20471/acc.2017.56.01.21. PMID：29120554.

# 病例9　胸椎管内脊膜瘤——神经外科、心内科交叉

患者，女，67岁，主因右侧胸背痛2年，加重3个月，左下肢麻木无力半个月入院。

现病史：患者女，67岁。因阵发性右侧胸痛伴后背痛2年，加重3个月，左下肢麻木无力半个月入院。患者2年前无明显诱因出现阵发性胸痛伴后背痛，偶诉心悸、胸闷，在外院诊断为"心绞痛"，予口服硝酸甘油等药物治疗，疗效欠佳，3个月前上述症状加重，于外院再次就诊。心电图示：$V_1 \sim V_6$ 导联 ST 段压低、T 波倒置。诊断为"冠状动脉粥样硬化性心脏病、心绞痛"，给予抗凝、抗血小板等对症处理。进一步完善相关检查，心肌酶谱、胸部 CT、24 h Holter、超声心动图等均未发现异常，3日后复查心电图示轻度 ST-T 改变，考虑心肌缺血较前好转，但患者阵发性胸痛、后背痛未见好转，且逐渐加重。

半月前患者出现左下肢麻木无力，于我院门诊行胸椎 MRI 检查，示第 6 ~ 7 胸椎椎管硬膜内髓外有一 2 cm×1.5 cm×1.0 cm 的肿物，考虑为脊膜瘤。为求手术治疗收入我院。

既往史：糖尿病病史5年，否认高血压病史，否认药物过敏史。

生育史：妊2产1。

查体：体格检查：体温36.7℃，脉搏75次/分，呼吸19次/分，血压115/75 mmHg。脑神经检查未见明显异常，皮肤、巩膜无黄染。心、肺听诊无异常。腹软，腹部无压痛、反跳痛。右侧肋弓平面以下针刺感减退，双上肢及右下肢肌力 V 级，左下肢肌力 V⁻ 级，肌张力正常，膝腱反射（＋＋），双侧巴宾斯基（Babinski）征（－）。

入院后诊断为：胸椎（T）6-7 水平椎管内硬膜下占位，脊膜瘤可能。常规术前凝血、血常规、肝肾功能检查未见异常，胸椎

增强 MRI 提示：T6-7 椎管内硬膜下占位，有硬膜尾征。完善辅助检查后于全身麻醉下行椎管内 T6-7 硬膜下脊膜瘤切除术。

## 问题 1：为何开始会误诊为冠心病？脊膜瘤为何会出现类似心绞痛样症状？

**答**：脊膜瘤发病早期的症状无特异性，脊柱 MRI 对脊膜瘤的诊断具有重要价值。本例患者以阵发性胸痛伴后背痛，合并心悸、胸闷为首发症状。椎管内占位导致的脊髓压迫症，分为三个阶段，即神经根刺激期、脊髓半切期、脊髓麻痹期。初期无神经系统阳性体征，因发病初期肿瘤体积较小，仅刺激脊髓后根的感觉纤维，随着肿瘤体积的增大才逐渐表现出下肢麻木无力等明显的脊髓受压症状。本例误诊的主要原因为习惯性思维，只考虑常见病及多发病，认为"冠心病、心绞痛"是导致患者胸背部疼痛的原因，临床诊断思路狭窄，未深入分析患者治疗后疼痛仍呈进行性加重的原因，直至患者出现下肢麻木无力才考虑到神经压迫可能。另外，初期未对患者进行详细神经系统专科检查也是误诊的重要原因之一。该病例的诊治经过提示临床医师应加强对椎管内相关疾病的认识能力，接诊时进行详细的病史询问及体格检查，遇到内脏器官反复发作疼痛的患者，应积极寻找病因，排除神经源性疼痛的可能。

### 关于脊膜瘤

#### 1. 定义

脊膜瘤是一种发生于椎管内的良性肿瘤，以中老年女性多发，高峰年龄在 40～69 岁。肿瘤多起源于蛛网膜细胞，也可起源于蛛网膜和硬脊膜的间质成分。多发生于胸段脊髓，其次好发于颈段，腰椎管内脊膜瘤较为少见。肿瘤可位于脊髓周围的任何部位，绝大多数肿瘤生长于髓外硬脊膜下，少数可在硬脊膜外生长，通常发生于靠近神经根穿出硬脊膜处，以圆形或椭圆形较多见[1]。脊膜瘤生长速度缓慢，早期临床症状不明显，多表现为慢性进行性脊髓压迫症状，导致受压脊髓平面以下的肢体及躯干出现疼痛、麻木等运动、感觉、反射、括约肌功能障碍及皮肤营养障碍症状[2]。

## 2. 表现

脊膜瘤的发病通常较慢，病程多为数月到数年。以肢体运动、感觉障碍，括约肌功能障碍起病为主，呈进行性加重。以胸段最为多见，以位于脊髓背外侧、腹外侧多见，完全位于腹侧少见[3]。MRI 多为 T1 等信号、T2 等或稍高信号，多位于髓外硬膜下，增强后肿瘤多均匀一致强化，边界较清楚，可见硬脊膜强化导致的"硬脊膜尾征"。少数病例可无"硬脊膜尾征"（图 2-9-1）。脊柱

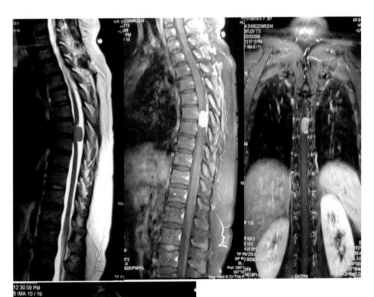

图 2-9-1　脊膜瘤典型的影像学表现

MRI 是椎管内肿瘤诊断的金标准，定位诊断率可达 100%，定性诊断率也很高，本病主要与神经鞘瘤相鉴别。确诊脊膜瘤必须依赖于术后病理检查。

### 3. 治疗

手术治疗：手术切除是治疗脊膜瘤的唯一有效方法，可解除脊髓压迫，恢复脊髓功能[4]。手术大多采用后正中入路，行全椎板或半椎板切除，亦可以行椎板成形术，术中采用显微外科技术切除肿瘤。本病例考虑病变主体位于中胸段硬膜下，胸廓的保护使术后脊柱稳定性受影响较小，故采用全椎板切除、椎板成形术。这几种方式各有利弊，应个性化选择。全椎板切除是传统经典入路，手术时间短，暴露充分，缺点是术后可能出现脊柱不稳定。半椎板切除优点是手术创伤相对小，显露局限，术后恢复较快，对脊柱稳定性影响小。椎板成形术可保证脊柱后壁生理完整性，在一定程度上维护脊柱后柱的稳定性，减少术后脊髓、硬脊膜粘连概率，为复发性肿瘤再次手术预留空间和解剖层次完整性[5]。

肿瘤切除技术方面，因脊膜瘤有供血基底位于硬膜上，多选择处理肿瘤基底和分块切除肿瘤交替进行。脊膜瘤与正常脊髓之间多有完整的蛛网膜界面，全切除肿瘤并不困难。注意切除肿瘤时只牵拉肿瘤而不牵拉或轻度牵拉脊髓。切除肿瘤时主张分块切除，不要追求完整整块切除，避免加重脊髓或神经血管损伤[6]。

### 4. 预后

手术切除是治疗椎管内脊膜瘤的根本方法，且绝大部分肿瘤可达全切除，患者神经功能恢复也是满意的，手术治疗的效果肯定。显微手术切除脊膜瘤是保证脊髓功能和预后的关键性技术，是值得推荐的方法[7]。

### 5. 造成脊膜瘤误诊的原因

（1）脊膜瘤临床表现、症状、体征、发生部位可以位于颈椎、胸椎及腰椎，表现多样化，往往无特异性，经治医师临床经验不丰富，临床诊断思路局限于常见病、多发病时，对本病的复杂化、多样性认识不全面，没有考虑到神经根受肿瘤压迫出现的

予对症止痛治疗，完善腹部 CT 检查，进一步了解肝脏、胰腺等腹部脏器情况，并请泌尿外科、神经外科会诊。

腹部 CT 检查完善后考虑胆囊切除术后改变，肝左叶血管瘤，余未见明显异常。

**泌尿外科会诊：**患者症状为右上腹痛，但疼痛性质非绞痛，无向下腹部放射的特点，腹部超声未见明显肾或输尿管异常，暂不考虑泌尿系统疾病，可完善尿常规，必要时完善 CTU 检查。

**神经外科会诊：**患者症状为右上腹痛，详询病史，有过过电样疼痛表现，部位从背部绕体侧向腹部放射，在咳嗽、大笑时可诱发，疼痛部位符合右侧胸 7 神经支配区，并且患者有夜间痛的特点，引起颅内压增高的情况都也可诱发疼痛，神经系统专科检查提示右侧胸 7 神经支配区感觉轻度减退，下肢腱反射活跃。因此不能除外椎管内占位性病变可能。建议完善胸椎 MRI 检查（图 2-10-1）。

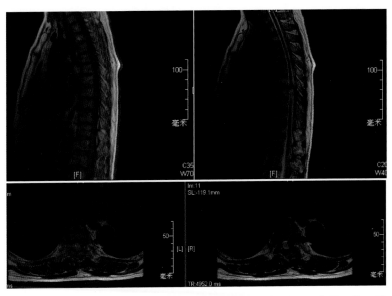

**图 2-10-1 胸椎 MRI 检查** 胸 7 水平髓外硬膜下等 T1 长 T2 信号，位于椎管右侧，并向右侧椎间孔生长，其内信号不均匀

　　**影像学诊断**：①椎管内占位性病变（胸 7 右侧髓外硬膜下），神经鞘瘤？②脊膜瘤？

## 问题 2：这个患者可能的诊断是什么？下一步还应该完善哪些检查？

　　**答**：这个患者诊断胸 7 水平椎管内髓外硬膜下占位较为明确。患者以疼痛起病，肿瘤呈等 T1 长 T2 信号，其内信号不均匀，向右侧椎间孔生长，考虑神经源性肿瘤可能性大。下一步需完善胸椎增强 MRI 检查。

## 问题 3：这个患者的治疗方案是什么？需要注意哪些风险？

　　**答**：这个患者应于全身麻醉下行胸椎管内肿瘤切除术。由于患者较为年轻，尽量减少椎骨和肌肉等稳定结构的破坏。但肿瘤瘤体较大，几乎充满整个椎管，且位于中胸段，此处脊髓血供较差，因此采用全椎板切开，利于肿瘤切除和保护脊髓，切除肿瘤后再将椎板复位固定，恢复解剖结构。肿瘤虽向椎间孔生长，但未超过椎间孔外缘，尽量减少小关节的破坏。肿瘤考虑为神经源性肿瘤，需交代切除肿瘤过程中载瘤神经损伤引起的神经功能障碍，如麻木、无力等。

　　术中证实肿瘤均起源于神经根，保护周围脊髓的前提下，切除肿瘤，术后患者疼痛消失，神经功能良好。

### 关于神经鞘瘤

　　神经鞘瘤是椎管内最为常见的肿瘤，常以疼痛起病，有时会与其他引起疼痛的疾病（比如胆囊炎、阑尾炎、腰椎间盘突出等）混淆。

### 1. 定义

神经鞘瘤是指起源于神经髓鞘细胞的肿瘤，又称为施万细胞瘤。神经鞘瘤通常起源于脊神经根[1-2]，尤其是脊神经后根，是两种最常见的髓外硬膜下脊髓肿瘤之一，占此类病变的 15% ～ 50%。

### 2. 流行病学

发病高峰见于 50 ～ 70 岁，没有明显的性别差异。绝大部分脊髓神经鞘瘤都是单发和散发性的（95%）。但是，与 2 型神经纤维瘤病（neurofibromatosis type 2，NF2）相关者可为多发。

### 3. 临床表现

由于脊髓神经鞘瘤通常起源于感觉根（后根），因此患者通常会出现疼痛症状，沿神经根支配区分布，并呈夜间痛和平卧痛的特点。神经根分布区的麻木等感觉改变也可能发生。无力症状较为少见。如果病变较大时，可能会引起脊髓损伤的症状。

### 4. 病理

肿瘤通常起源于感觉根的施万细胞，通常是具有包膜的边界清楚的球形或椭圆球形病变。

### 5. 影像特征

绝大部分脊髓神经鞘瘤位于髓外硬膜下，个别见于（1%）脊髓髓内[3]。在颈椎和腰椎区域最常见，胸椎较为少见。通常神经鞘瘤表现为轮廓分明的圆形实性病变，可伴有相邻的骨受压吸收。较大时，可能会沿脊髓的长轴生长，从而形成跨越多个椎体水平的腊肠状肿物；也可能突出到神经孔外，从而形成哑铃形肿物。在磁共振成像上，神经鞘瘤可能会伴有瘤内出血，内部血管改变（血栓形成、管壁扩张等），囊肿形成和脂肪变性等；而神经纤维瘤很少出现这些特征[4]。神经鞘瘤的信号特征包括[5-7]：在 T1 加权像上 75% 呈等信号，25% 呈低信号；在 T2 加权像上超过 95% 的人呈高信号，经常出现混杂信号；在 T1 增强像上神经鞘瘤的实体部分均有强化。

### 6. 诊断和鉴别诊断

通过上述临床表现和影像特征，大多能做出正确的诊断。该病与其他引起疼痛的疾病之间通过磁共振成像能很好地鉴别。但如果考虑不到椎管内神经源性肿瘤的可能，往往不会去查脊柱MRI，从而漏诊神经鞘瘤。临床上主要是要认识到椎管内神经鞘瘤引起疼痛的特点，即疼痛是由于肿瘤刺激神经根引起疼痛，由于人体站立后在重力作用下，椎间盘压缩，椎管长度变短，神经根变松弛，疼痛减轻，而夜间平卧后，椎间盘恢复，椎管长度变长，神经根变紧张，受肿瘤的刺激变重，从而导致疼痛加重。认识到夜间痛和平卧痛的疼痛特点和过电样的疼痛性质，从而完善磁共振成像检查，就能很好地区分椎管神经鞘瘤和其他引起疼痛的疾病。需要鉴别的其他椎管内肿瘤包括神经纤维瘤、脊膜瘤、副神经节瘤、黏膜乳头状室管膜瘤和髓外硬膜下转移瘤等。

### 7. 治疗与预后

神经鞘瘤生长缓慢，极少恶变。手术是首选治疗，全切除肿瘤可治愈大部分单发肿瘤[8]。但对于患有 NF2 的患者，肿瘤的复发率较高。

## 本病例要点

本例患者诊断为胸椎管神经鞘瘤，诊断要点主要依赖典型的疼痛特点和影像学表现。其发病与施万细胞有关，由于在疼痛部位上与胆囊炎有重叠，且疼痛时伴有恶心症状，一度考虑为胆囊炎，并切除胆囊，所以一定要关注患者的疼痛特点及加重、缓解方式，及时完善脊柱磁共振成像检查。诊断后根据肿瘤特点制订个体化的手术方案，尽可能切除肿瘤，保护脊髓神经并保留重要的脊柱稳定结构。

（马长城　林国中）

## 参考文献

[1] Lenzi, J, Anichini, G, Landi, A, et al. Spinal nerves schwannomas:

experience on 367 cases—historic overview on how clinical, radiological, and surgical practices have changed over a course of 60 years. Neurology research international, 2017: 3568359.

［2］Ando K, Imagama S, Ito Z, et al. How do spinal schwannomas progress？ The natural progression of spinal schwannomas on MRI. J Neurosurg Spine, 2016, 24（1）: 155-159.

［3］Koeller KK, Shih RY. Intradural Extramedullary Spinal Neoplasms: Radiologic-Pathologic Correlation. Radiographics, 2019, 39（2）: 468-490.

［4］Grossman RI, Yousem DM. Neuroradiology, the requisites. New York: Mosby Inc, 2003.

［5］Osborn AG. Diagnostic neuroradiology. New York: Mosby Inc, 1994.

［6］Abul-kasim K, Thurnher MM, Mckeever P, et al. Intradural spinal tumors: current classification and MRI features. Neuroradiology, 2008, 50（4）: 301-314.

［7］Friedman DP, Tartuglino CM, Flanders AE. Intradural schwannomas of the spine: MR findings with emphasis on contrast-enhancement characteristics. AJR Am J Roentgenol, 1992, 158（6）: 1347-1350.

［8］Murovic JA, Charles cho S, Park J. Surgical strategies for managing foraminal nerve sheath tumors: the emerging role of CyberKnife ablation. Eur Spine J, 2010, 19（2）: 242-256.

# 病例 11  胚胎发育不良性神经上皮肿瘤——神经外科、神经内科交叉

患者，男，31 岁，主因肢体抽动 5 天入院。

现病史：患者因发现肢体抽动 5 天就诊。患者 5 天前睡眠中出现脚抽动，双眼上翻，双下肢伸直，抽动，小便失禁，持续约 5 min，醒后出现恶心，无呕吐，四肢酸胀感，无言语不利，无听力及视力下降，无胸闷憋气。此后未再发作。

既往史：否认肝炎、结核、疟疾病史，否认高血压、心脏病史，否认糖尿病、脑血管疾病、精神疾病史，否认手术、外伤、输血史，否认食物、药物过敏史。预防接种史不详。

个人史：生于河南省平顶山市，久居本地，无疫区、疫情、疫水接触史，无牧区、矿山、高氟区、低碘区居住史，无化学性物质、放射性物质、有毒物质接触史，无吸毒史，无吸烟、饮酒史。

婚育史：已婚未育。

家族史：否认家族性遗传病史。

查体：生命体征平稳。神经系统专科检查：神清语利，双侧瞳孔等大，左 3 mm，右 3 mm，对光反射灵敏，躯干和四肢感觉正常，四肢可自主活动，肌力 Ⅴ 级，肌张力及肌容积正常，腱反射正常，病理征未引出。

## 问题 1：目前的主要问题是什么？如何处理？

答：患者主要症状为癫痫发作，应给予抗癫痫治疗，一线用药丙戊酸钠（德巴金）口服，并完善头颅 CT 和 MRI 检查（图 2-11-1）。

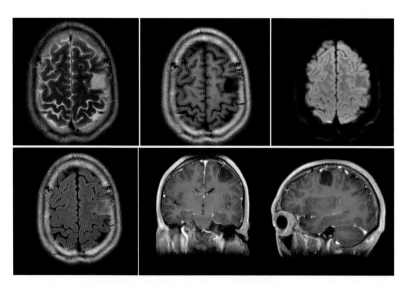

图 2-11-1 （2021 年 3 月 12 日）头颅 MRI 增强　DWI 未见明显异常高信号。T2* 未见明显异常低信号。左侧额叶见团状长 T1、长 T2 信号影，FLIAR 序列呈中心稍低信号周围高信号，边缘清楚，增强扫描未明显强化。脑室系统大小形态未见异常，脑中线结构无移位

**影像学诊断：**①考虑胚胎发育不良性神经上皮瘤（dysembry-oplastic neuroepithelial tumor，DNET）可能；②低级别胶质瘤。

**神经外科会诊：**患者症状为癫痫发作，以运动发作为主，患者对发作情况无记忆，考虑为大发作。MRI 提示左侧额叶病灶，病灶位于额中回后部，中央前沟前方，运动前区，因此考虑左额叶病灶为致痫灶。

## 问题 2：这个患者可能的诊断是什么？

**答：**这个患者诊断左额叶病变较为明确。患者以癫痫起病，病变周围水肿不明显，无明显强化。考虑胚胎发育不良性神经上皮瘤可能性大，低级别胶质瘤或局灶性皮质发育不良（focal cortical dysplasias，FCD）亦不能除外。

## 问题3：这个患者的治疗方案是什么？需要注意哪些风险？

**答**：这个患者可考虑穿刺活检取病理明确诊断，病灶位置表浅，患者有癫痫发作症状，也可考虑直接手术切除。由于病灶靠近中央前沟，后方即为中央前回，因此定位必须精确，妥善保护功能皮质，术前可准备导航，术中在导航指引下精准定位病灶、中央前回，从而在设计手术切口时把病灶放在切口内，把中央前回放在术野外；术中准备黄荧光备用，指示病灶边界和指导切除范围；围术期还需要加强抗癫痫治疗。另外病灶位于左侧额中回后部，邻近语言区，要注意保护额下回后部。

术中冰冻考虑为胶质肿瘤，有黄荧光染色，在导航和黄荧光引导和辅助下，切除病灶。术后继续抗癫痫治疗，患者语言正常，神经功能良好。术后病理结合免疫组化异柠檬酸脱氢酶（IDH1）（＋），考虑为弥漫性星形细胞瘤。术后未再发作癫痫。

## 关于胚胎发育不良性神经上皮瘤

### 1. 定义

DNET 是通常位于幕上的良性胶质神经元性肿瘤，以发生于明显的皮质部位、发生于儿童和年轻人伴长期局灶性癫痫病史为特点[1]。组织学相当于 WHO Ⅰ 级。该瘤异常形态特点包括皮质局部解剖多结节结构、"特殊胶质神经元成分"伴柱状结构和灶性皮质发育不良。DNET 在组织学上很难与普通胶质瘤鉴别。诊断还需要结合临床和影像学表现。

### 2. 病因

DNET 可能起源于胚胎发育不良，包括灶性皮质发育不良、年轻时发作和邻近肿瘤的骨组织缺损。DNET 可能从继发性生殖细胞层发育而来。胚胎组织具有调节或诱导肿瘤成分成熟的能力，产生于胚胎组织的 DNET 可能受其正常胚胎环境的调节。

### 3. 流行病学

有关 DNET 发病率的报道各不相同。患者多于 20 ～ 39 岁发病，男性比女性多发[1]。

### 4. 临床表现

DNET 可发生在任何幕上皮质。幕上 DNET 患者常出现长期局灶性癫痫发作，药物难以控制。可继发癫痫大发作，伴发认知功能障碍，而无局部神经功能障碍[2]。

### 5. 影像特征

DNET 在 MRI 上肿瘤类似脑回肥厚，但肿瘤包绕正常皮质。CT 显示浅表肿瘤对相邻颅骨的侵蚀，进一步支持 DNET 诊断。肿瘤在 MRI T1WI 上呈低信号，在 T2WI 上呈高信号，CT 上可表现为低密度假囊状，也可为等密度。常可见钙化，无瘤周水肿和占位效应[2-3]。少数病例出现囊性变。约 1/3 肿瘤钆增强后呈多环形强化。

### 6. 病理

大体病理最典型的特征是胶质神经元成分的胶状结构，与多灶性硬结相连。典型 DNET 的组织学特征是"特征性的胶质神经元成分"形成与皮质表面垂直的柱形结构，它们由束状排列的周围轴突附以 S-100 阳性、胶质纤维酸性蛋白（GFAP）阴性的少突胶质样细胞所构成。在这些柱形结构之间，正常形态的神经元漂浮在间隙中，间质嗜伊红，GFAP 阳性的星形细胞散在其中，形成了 DNET 的典型结节状结构。

### 7. 诊断和鉴别诊断

如果标本有限，可能难以做出明确诊断，要考虑下列标准是否存在：①局灶性癫痫伴或不伴继发性全身癫痫，常在 20 岁以前出现症状；②无进行性神经缺陷；③ MRI 上可见到明显的典型幕上病变；④ CT 或 MRI 显示无包块，但可出现囊腔，无肿瘤周围水肿。临床和放射影像有助于区别 DNET 和低级别肿瘤，特别是少突胶质细胞瘤。需要鉴别的疾病包括神经节胶质瘤、多形性黄色星形细胞瘤、弥漫性低级别星形细胞瘤、少突胶质细胞瘤等[3-8]。

## 8. 治疗和预后

DNET 是良性病变，通过手术切除可消除致痫灶。手术后肿瘤极少复发，即使是部分肿瘤切除也极少复发[8]。

## 本病例要点

本例患者诊断为左侧额中回后部病变明确，但术前难以确诊。考虑到该病变为致痫灶，位置表浅，决定手术治疗。但病灶临近中央前回（运动区）和额下回后部（语言中枢），在导航和黄荧光辅助下进行手术，精准定位，精准切除，术后患者未再发作癫痫，语言和肢体活动功能良好。对于难以确定是低级别胶质瘤还是 DNET 的患者，由于都应手术治疗，所以应积极手术，有助于改善症状和预后。

（林国中）

# 参考文献

［1］Louis DN，Ohgaki H，Wiestler OD，et al. WHO Classification of Tumours of the Central Nervous System. 4th Edition. Geneva：WHO Press World Health Organization，2017.

［2］Fernandez C，Girard N，Paz Paredes A，et al. The usefulness of MR imaging in the diagnosis of dysembryoplastic neuroepithelial tumor in children：a study of 14 cases. AJNR Am J Neuroradiol，2003，24（5）：829-834.

［3］Grossman RI，Yousem DM. Neuroradiology，the requisites. New York：Mosby Inc，2003.

［4］Koeller KK，Henry JM. From the archives of the AFIP：superficial gliomas：radiologic-pathologic correlation. Armed Forces Institute of Pathology. Radiographics，2001，21（6）：1533-1556.

［5］Afshin-Pour B，Soltanian-Zadeh H，Hossein-Zadeh GA，et al. A mutual information-based metric for evaluation of fMRI data-processing approaches. Human Brain Mapping，2011，32（5）：699-715.

［6］Takahashi A，Hong SC，Seo DW，et al. Frequent association of cortical dysplasia in dysembryoplastic neuroepithelial tumor treated by epilepsy surgery. Surg Neurol，2005，64（5）：419-427.

［7］Rumboldt Z，Castillo M，Huang B，et al. Brain Imaging with MRI and CT. Cambridge：Cambridge University Press，2012.

［8］Luzzi S，Elia A，Del Maestro M，et al. Dysembryoplastic Neuroepithelial Tumors：What You Need to Know. World Neurosurg，2019，127：255-265.

# 病例 12　恶性高血压合并右侧颈内动脉起始部重度狭窄——神经外科、心内科、肾内科交叉

患者，男，59 岁，因双眼一过性黑矇半年余入院。

现病史：患者半年前劳累后出现双眼黑矇症状，每次持续约 1 ~ 2 min，休息后可缓解。半年来上述症状出现 5 ~ 6 次，无明显头痛头晕、口角歪斜、肢体活动感觉异常等。入当地医院行颈部 B 超检查，检查结果示右侧颈内动脉起始部重度狭窄，伴局部闭塞。为求进一步诊治由门诊入我科拟行手术治疗。患者起病来神清语利、大小便正常、体重无明显变化。

既往史：高血压病史 20 年，血压最高 230/135 mmHg，平素口服氨氯地平（络活喜）、盐酸哌唑嗪，血压维持在 170 ~ 190/ 80 ~ 90 mmHg；慢性肾炎病史 10 年，慢性肾功能不全、CKD4 期 5 年，规律口服"开同、百令胶囊、肾衰宁"；高尿酸血症、痛风病史 10 余年，规律服用美洛昔康、非布司他；发现心包积液、左心室扩大 7 年，未治疗；睡眠呼吸暂停 3 年余，夜间睡眠时最长暂停时间 1 min，未处理。

查体：T 36.2℃，P 92 次 / 分，RR 18 次 / 分，BP 200/96 mmHg，神清语利，双侧瞳孔等大等圆，直径 3 mm，对光反射灵敏。面纹对称、伸舌居中。四肢肌力、肌张力未见明显异常。

入院肌酐：270 μmol/L。

入院诊断：①动脉粥样硬化性疾病，右侧颈内动脉起始部重度狭窄、局部闭塞；②高血压Ⅲ级，极高危组；③慢性肾功能不全，CKD4 期；④痛风；⑤高尿酸血症；⑥心包积液；⑦左心室扩大；⑧睡眠呼吸暂停低通气综合征。

影像学检查：术前颈动脉高分辨 MRI 见图 2-12-1。

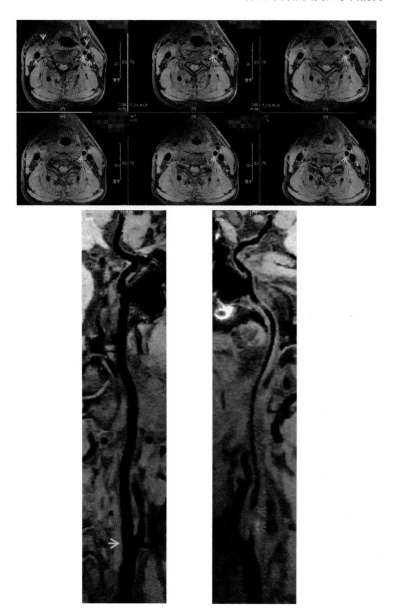

图 2-12-1　术前颈动脉高分辨 MRI：右侧颈内动脉严重狭窄伴闭塞（红色箭头）；左侧颈内动脉未见明显狭窄（黄色箭头）；双侧颈外动脉（绿色箭头）、颈内静脉（蓝色箭头）未见明显异常

术前腹部 CT 示肝内低密度影，囊肿？脾稍大。右肾囊性灶，囊肿？右肾钙化灶，右侧肾上腺结节，腺瘤？前列腺增生伴钙化。间位结肠、阑尾粪石。扫及心包积液。

术前肾动脉 B 超示右侧肾主动脉主干流速加快，远端加速时间延长——右肾动脉主干狭窄可能。左侧肾主动脉显示不清，远端加速时间延长——不排除狭窄，建议其他影像学检查。

## 问题 1：恶性高血压如何诊断 [1-2]？

**答：**恶性高血压又称急进性高血压，多见于青壮年。本病病情急剧发展，舒张压持续在 130 mmHg 以上，有眼底出血、渗出或视乳头水肿，并伴有肾功能不全等。可由缓进性高血压进展而来，亦可起病即为急进性高血压。主要的病理改变为细动脉纤维素样坏死和坏死性细动脉炎。当发生该病时，应积极降低血压，减少心、脑、肾等靶器官损害。

## 问题 2：继发性高血压的鉴别诊断有哪些 [3-4]？

**答：**当血压≥ 140/90 mmHg 即为高血压，该病可分为原发性高血压和继发性高血压两大类。其中，继发性高血压指的是因某些确定的疾病或病因而引起的血压升高，约占高血压的 10% 左右，其中最常见的病因为原发性醛固酮增多症（40%），其次为肾血管疾病（25%）、慢性肾脏疾病（22%）、嗜铬细胞瘤（9%）、库欣综合征（2%），此外还有药物相关性（女性避孕药、长期糖皮质激素治疗）及主动脉缩窄等。

（1）原发性醛固酮增多症：当患者表现为难治性高血压，或高血压伴无法解释的低血钾、多尿或夜尿增多等现象时，可应用醛固酮 / 肾素活性比进行诊断的筛选。国际公认的诊断金标准为氟氢可的松抑制试验，当可疑患有该病时，可应用上述试验进行验证。

（2）肾血管疾病：当一侧或双侧肾动脉主干或分支狭窄、阻塞时，可致高血压的发生。当临床上高度怀疑本症时，应行影像学检查，如腹部多普勒血管超声、磁共振血管造影（magnetic resonance angiography，MRA）、CT 血管造影（CT angiography，CTA）、数字减影血管造影（digital subtraction angiography，DSA）等，以明确是否存在肾动脉狭窄以及狭窄的程度，从而协助诊断。

（3）慢性肾脏疾病：慢性肾小球肾炎、慢性肾盂肾炎、糖尿病肾病等均可引起高血压。早期均具有明显的肾脏疾病的临床表现，中后期出现高血压和肾功能不全，表现为水肿、尿蛋白等。

（4）嗜铬细胞瘤：该病多位于肾上腺髓质，少数见于肾上腺外嗜铬组织。由于肿瘤组织释放大量儿茶酚胺，因此引起血压升高和代谢紊乱，患者可表现为持续性或阵发性血压升高。

（5）库欣综合征：本病主要因肾上腺皮质分泌过量的糖皮质激素所引起，绝大多数患有该病的患者可表现为高血压。此外，典型的体征还包括：向心性肥胖、水牛背、皮肤紫纹、痤疮及骨质疏松等。可通过行 24 h 尿游离皮质醇检测、小剂量地塞米松抑制试验或促肾上腺皮质激素释放激素兴奋试验结合地塞米松抑制试验，同时结合如 B 超、CT、MRI 等影像学检查进行诊断。

（6）睡眠呼吸暂停综合征：该病为一种以咽部肌肉塌陷为特点的呼吸紊乱综合征，用力呼吸暂停或终止时，交感神经系统兴奋性增加，当出现显著的低氧血症和高碳酸血症时，引起血压升高。

（7）药源性：当服用某些药物时，可引起原本血压正常者的血压升高，或加重原发性高血压，诱发高血压危象，或导致难治性高血压的发生。常见的药物包括：非甾体抗炎药、女用口服避孕药、肾上腺皮质激素、拟肾上腺素药物、单胺氧化酶抑制剂、三环类抗抑郁药、环孢霉素和免疫抑制剂、重组红细胞生成素及某些中药（如麻黄、甘草）等。

## 问题 3：颈动脉狭窄的处理策略是什么[5-7]？

**答**：对于颈动脉狭窄的治疗，目前认为狭窄率小于 50% 的颈动脉轻度狭窄建议内科保守治疗，用药控制，并定期复查。颈动脉狭窄的手术指征为：①无症状颈动脉狭窄：狭窄程度大于 70%；②有症状的颈动脉狭窄：狭窄程度大于 50%，尤其引起了同侧眼黑矇、同侧肢体偏瘫、感觉异常、失语等情况；③影像学检查提示颈动脉斑块不稳定，或存在溃疡性的斑块，则狭窄程度超过 50% 就需要处理。

颈动脉狭窄的外科治疗方法主要包括颈动脉内膜斑块切除术（carotid endarterectomy，CEA）和介入支架植入术（carotid angioplasty and stenting，CAS）。国内外大量的临床数据已证实，CEA 是切除斑块、恢复血流通畅、预防脑梗死的最佳方式。对于颅外段的颈动脉狭窄，尤其是颈内动脉起始部、颈总动脉分叉部等部位，手术暴露较容易，可于直视下切除粥样斑块，特别是当存在溃疡性斑块或者易损斑块（不稳定斑块）时，CEA 具有直接优势。而对于颅内段的颈动脉狭窄，手术不易于显露病变的颈动脉，应首选支架（CAS）治疗。

CEA 或 CAS 治疗颈动脉狭窄后，均要规律服用抗凝药物和他汀类药物，预防斑块复发。支架植入的患者还应遵医嘱使用双抗（双重抗血小板）药物。同时患者需继续控制容易引发动脉粥样硬化的危险因素，加强锻炼，养成良好的生活习惯。"三高"患者需继续内科就诊控制血压、血糖及血脂。

患者术后颈动脉高分辨 MRI 见图 2-12-2。

## 问题 4：下一步如何处理？

**答**：患者因双眼黑矇半年、检查发现右侧颈内动脉起始部重度狭窄，诊断明确，拟于我科行常规全麻下显微镜下右侧颈动脉内膜、斑块切除术。但患者既往存在高血压、慢性肾功能不全、

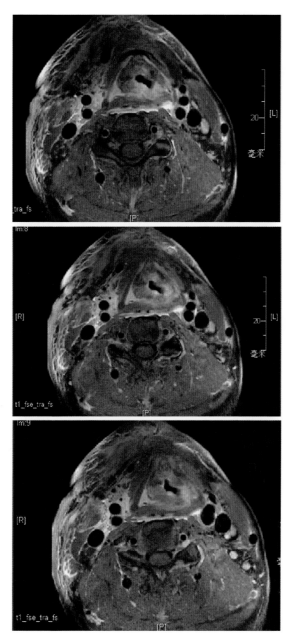

图 2-12-2　术后颈动脉高分辨 MRI：右侧颈内动脉起始部再通

痛风、心包积液、睡眠呼吸暂停综合征等诸多合并症，麻醉、手术风险较高，需完善术前准备、术前评估后方能决定是否手术。患者入院后即请全院联合会诊，神经外科请心内科、呼吸内科、肾内科、风湿免疫科、麻醉科、危重医学科等多学科共同评估患者全身情况并指导围术期管理。

心内科会诊意见：患者恶性高血压诊断明确，考虑继发性可能性大，建议完善腹部 CT、肾动脉 B 超进一步明确原因。患者围术期出现心血管意外风险较高，且患者慢性肾功能不全，目前肌酐 270 μmol/L，常规冠状动脉 CTA 恐难完成，建议行低剂量冠状动脉造影明确冠状动脉情况。目前建议拜新同、阿尔马尔控制血压，必要时加用利尿剂，同时密切检测患者血压、心率。

肾内科会诊意见：患者目前慢性肾功能不全、CKD 4 期诊断明确，全身麻醉风险较高，围术期若出现急性肾衰竭可联系透析室紧急透析。患者术前检查提示肾上腺腺瘤、双肾动脉狭窄，均考虑为恶性高血压诱发因素。建议复查超声心动图动态观察心包积液情况，完善相关免疫抗体检查明确心包积液原因。围术期密切关注患者肌酐水平。

呼吸内科会诊意见：针对患者睡眠呼吸暂停情况，建议行睡眠呼吸监测，同时患者及家属交代全麻风险较高，术后出现拔管困难可能性较大。

风湿免疫科会诊意见：患者围术期可继续服用当前药物治疗痛风，告知患者术后存在痛风加重风险，可备依托考昔对症处理。

麻醉科会诊意见：结合目前患者全身情况，围术期出现心血管意外、急性肾衰竭等并发症可能性大，麻醉、手术风险高，建议约患者及家属于医务处谈话，详细告知病情并交代手术风险。

危重医学科会诊意见：患者合并症多，手术风险较高，术后若出现脱机、拔管困难，急性肾衰竭，急性心血管意外等情况可转入 ICU 进一步治疗。

神经外科根据全院会诊意见逐条完善术前检查，低剂量 CT 冠状动脉造影、睡眠呼吸监测、复查超声心动图等均未发现明显手术禁忌，遵心内科降压医嘱后血压控制在 130～150/70～90 mmHg，术前肌酐水平无明显波动，同时术前完善医务处谈话备案。患者入院 1 周后行手术治疗，手术顺利，术后顺利脱机拔管，术后肌酐未出现明显升高，术后影像学检查提示右侧颈内动脉起始部原粥样硬化斑块消失，管壁光整，管腔较前明显通常（图 2-12-2）。

## 本病例特点

本例患者合并症极多且复杂，但患者最终按时接受手术，手术顺利，术后病情平稳，未见明显病情变化，5 天后即康复出院。其诊疗过程充分体现了复杂疑难病例中多学科协作的优势，从各个学科的专业角度充分评估了患者围术期风险并做好了充足预案，保证了患者的医疗安全，为复杂病例的管理积累了经验。

（马千权）

## 参考文献

［1］佟铭. 恶性高血压的诊断与治疗［J］. 实用内科杂志，1985，5（10）：565.

［2］ISH. 2020 国际高血压实践指南［M］. 国际高血压学会，2020.

［3］林果为，王吉耀，葛均波. 实用内科学［M］. 北京：人民卫生出版社，2017.

［4］王辰，王建安. 内科学（第 3 版）［M］. 北京：人民卫生出版社，2015.

［5］王涛. 颈动脉内膜切除术的历史、现状、问题与展望［J］. 中华脑血管病杂志（电子版），2020，14（01）：50-54.

［6］陈忠，杨耀国. 颈动脉狭窄诊治指南［J］. 中国血管外科杂志（电子版），2017，9（03）：169-175.

［7］王涛. 专题综述：颈动脉狭窄与卒中［J］. 中国卒中杂志，2013，01：39.

# 病例 13  右侧蝶骨嵴脑膜瘤——神经外科、神经内科交叉

患者，男，58 岁，脑膜瘤术后 15 天，意识障碍、左侧瞳孔散大 5 min 入院。

现病史：患者 15 天前突发意识障碍，呼之不应，肢体无自主活动，左侧瞳孔直径 3 mm 对光反射灵敏、右侧瞳孔直径 6 mm 对光反射消失，颅脑 CT 示右侧蝶骨嵴脑膜瘤复发，瘤周水肿明显，脑干受压，急诊行右侧扩大翼点开颅、显微镜下蝶骨嵴复发脑膜瘤切除术，术后复查 CT 示术区呈术后改变。术后病情平稳，左、右侧瞳孔同术前，神志较前明显好转，可自主睁眼、四肢可遵嘱活动，于 13 天前拔除气管插管。患者术后行常规肠内营养、抗炎、补液等支持治疗，规律复查 CT，瘤腔情况稳定，瘤腔周围水肿逐渐好转。患者 1 天前夜间突发高热、寒战，最高体温 40℃，对症吲哚美辛栓处理后体温下降至 37℃并平稳。患者 5 min 前再次突发意识障碍，呼之不应，血氧饱和度进行性下降，最低 80%，左侧瞳孔散大，直径 5 mm，对光反射灵敏。

既往史：患者因右侧蝶骨嵴脑膜瘤曾于当地医院行两次开颅手术，第二次手术术中损伤同侧动眼神经，术后患者右侧瞳孔散大、对光反射消失。

查体：T 37.4℃，P 160 次 / 分，RR 24 次 / 分，BP 146/72 mmHg，左侧瞳孔直径 5 mm，对光反射灵敏。右侧瞳孔直径 6 mm，对光反射消失。牙关紧闭，嘴角疑似胃内容物流出，颈项强直，四肢肌肉强直。

实验室检查：动脉血气分析：pH 7.35，$PO_2$ 77 mmHg，$PCO_2$ 45 mmHg，K 3.6 mmol/L，Na 120 mmol/L。

影像学检查见图 2-13-1 至图 2-13-5。

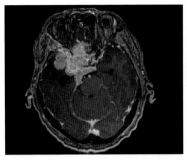

图 2-13-1　术前头颅 MRI 增强

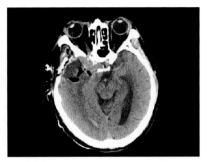

图 2-13-2　头颅 CT（术后 6 h）

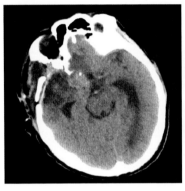

图 2-13-3　头颅 CT（术后 3 天）

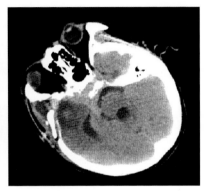

图 2-13-4　头颅 CT（术后 7 天）

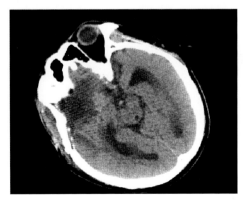

图 2-13-5　头颅 CT（瞳孔散大后 2 h）

217

## 问题 1：瞳孔散大的临床意义及鉴别诊断有哪些[1]？

**答**：正常瞳孔直径为 2.5 ～ 4.0 mm，< 2.0 mm 称为瞳孔缩小，> 5.0 mm 称为瞳孔散大。两侧瞳孔直径相差应 < 0.2 mm，如双眼瞳孔直径相差 > 0.5 mm 则为瞳孔不等大。

如果患者出现双侧瞳孔不等大，需要仔细分析，寻找病因。瞳孔变化的临床意义：瞳孔变化可因动眼神经、视神经以及脑干部位的损伤或占位引起。①双侧瞳孔散大、对光反射消失、眼球固定伴深昏迷或去皮质强直，多为原发性脑干损伤或临终表现。②双侧瞳孔大小形状多变、对光反射消失，伴眼球分离或异位，多为中脑损伤。③一侧瞳孔进行性散大，对侧肢体瘫痪、意识障碍，考虑因脑组织受压引起。④有无间接对光反射可以鉴别视神经损伤与动眼神经损伤，单侧视神经损伤：表现为患侧瞳孔散大，直接对光反射消失，间接对光反射存在；单侧动眼神经损伤：表现为患侧瞳孔散大，且直接及间接对光放射均消失，对侧间接对光反射存在。⑤某些全身及局部应用药物、应激等也会影响瞳孔大小的变化。

除因患者自身原因，既往即存在双眼瞳孔不等大以外，大多数瞳孔不等大主要可分为病理性和药物性两大类。

### 1. 病理性原因

（1）颅内压增高：因小脑幕上颅内肿瘤、脑组织出血、脑梗死等情况引起颅内压升高，颞叶脑组织受压，经小脑幕向内下移位，压迫中脑形成颞叶沟回疝。同侧动眼神经受压，表现为患侧瞳孔一过性缩小后继而出现瞳孔散大，直接、间接对光反射消失，对侧间接对光反射存在。

（2）脑神经损伤：①动眼神经损伤：患侧瞳孔散大，直接和间接对光反射都消失，对侧间接对光反射消失，并伴有眼外肌瘫痪；②视神经损伤：患侧视力下降，瞳孔散大，直接对光反射消失，间接对光反射存在。

（3）颈交感神经麻痹（Horner 综合征）：患侧瞳孔缩小，

对光反射正常，并伴有同侧眼球内陷、上睑下垂及面部无汗等表现。

（4）瞳孔括约肌麻痹：患侧瞳孔散大，直接和间接对光反射均消失。

（5）癫痫：癫痫大发作时异常放电直接起源于中枢自主神经系统（如颞叶内侧的复杂部分性发作），或累及其邻近结构（如涉及丘脑-皮质投射），或其发作所涉及的神经网络包括了中枢自主神经系统（如颞叶外侧的复杂部分性发作），可表现为双侧瞳孔散大。

（6）其他原因：脑干出血、脑炎等导致中脑动眼神经核损伤时，以及颈总动脉阻塞导致虹膜缺血等原因也可导致双侧瞳孔不等大。

**2. 药物性原因**

围术期的许多药物也可影响瞳孔的大小。抗胆碱药如阿托品、东莨菪碱等，以及拟肾上腺素药如麻黄碱、肾上腺素等可引起瞳孔散大；而阿片类药如吗啡、芬太尼等，全身麻醉药如丙泊酚，以及氯丙嗪、新斯的明等可引起瞳孔缩小。通常情况下，全身应用药物导致瞳孔变化应为双侧一致，但也有造成双侧不等大的报道[2]。这可能是由于支配瞳孔的某些受体分布不均造成对药物的反应性不同，或在全身麻醉药物作用下，双侧瞳孔神经支配出现不一致所致。另外，单侧眼部及眼周用药也可能引起同侧瞳孔大小的改变。据报道，单侧鼻腔内使用肾上腺素以及雾化吸入异丙托溴铵均可导致单侧瞳孔散大[3-4]。此外，药物原因导致的单侧瞳孔散大可通过阻断试验加以鉴别。

# 问题 2：本病例如何考虑诊断？

**答**：本例患者为右侧蝶骨嵴复发脑膜瘤术后 15 天，病情已相对平稳，既往行开颅手术时曾损伤右侧动眼神经，导致右侧瞳孔散大、对光反射消失，右侧眼球活动障碍。本次突发意识障碍、左侧瞳孔散大 5 min。通常情况下出现意识障碍、单侧瞳孔散大情况，首先考虑出血导致颅内压增高、脑疝形成。但本例患者术后抗炎、脱水、肠内营养等常规处理，已平稳恢复 15 天，期间规律复查头颅 CT，均提示：右侧中颅底呈术后改变、瘤周脑组织水肿逐渐减轻、环池清晰、脑干无受压征象、未见明显出血征象，故本次意识障碍、瞳孔散大原因为急性脑出血导致颅内压增高可能性相对较低。进一步查体发现患者血氧饱和度进行性下降、牙关紧闭、四肢肌肉僵直，陪护叙述 5 min 前患者曾有颜面部及四肢肌肉剧烈抽搐情况。结合上述病情，考虑患者本次病情变化为癫痫大发作所致，紧急放置口咽通气道、面罩吸氧，地西泮 10 mg 静脉注射，同时联系麻醉科气管插管。地西泮静脉注射后患者牙关紧闭、肌肉强直情况较前稍好转，继续予以苯巴比妥（鲁米那）200 mg 肌内注射。麻醉科到场后气管插管，呼吸机辅助呼吸后病情逐渐平稳，血氧饱和度维持在 97% ～ 100%。继续予以丙戊酸钠静脉泵入控制癫痫，平稳数小时后再次复查头颅 CT，结果显示颅内情况大致同前，未见新发出血。进一步验证本次突发意识障碍、瞳孔散大为癫痫大发作所致。追查癫痫发作原因，血气分析结果显示患者血钠水平严重偏低，且患者前夜曾突发高热，考虑低钠血症及发热为本次癫痫发作的诱发因素。

## 问题 3：颅脑术后癫痫大发作的诱因有哪些？

**答：**癫痫是一种反复发作的神经元异常放电所致暂时性中枢神经系统功能障碍的临床综合征。幕上手术后癫痫的发生率为 3% ～ 37%，颅脑外伤后为 6% ～ 53%[5]。其诱因常为非特异性多因素[6]。

诱发癫痫的高危因素包括：

（1）癫痫史：术前有癫痫病史者术后或伤后易发癫痫。

（2）颅脑手术后：持续昏迷 > 30 min 或记忆丧失 > 12 h，GCS ≤ 12，术后出血或感染（如蛛网膜下腔出血、颅内出血或血肿、细菌性脑膜炎等），术后脑水肿或颅内压增高。

（3）手术部位及手术持续时间：幕上较幕下多见，幕上以额、顶、颞叶好发；手术时间＞4 h者较＜4 h者更易发癫痫。

（4）内环境改变：内分泌失调、电解质紊乱、代谢异常，如低血糖、低血钠、高热等。

# 问题4：癫痫大发作如何处理[7]？

**答：**对于拟行开颅手术的患者，应进行术前、术中及术后的抗癫痫预防，如预防后仍出现癫痫，应紧急治疗。癫痫持续状态的治疗目的为：保持稳定的生命体征和进行心肺功能支持；终止呈持续状态的癫痫发作，减少癫痫发作对脑部神经元的损害；寻找并尽可能根除病因及诱因；处理并发症。

**1. 一般措施**

（1）对症处理：保持呼吸道通畅，避免窒息或误吸；吸氧，必要时做气管插管或切开；对患者进行心电、血压、呼吸、脑电监测，定时进行血气分析、生化分析；对牙关紧闭者应放置牙垫；查找诱发癫痫状态的原因并治疗，必要时在癫痫控制后复查头颅CT。

（2）建立静脉通道：静脉注射生理盐水维持，值得注意的是葡萄糖溶液能使某些抗癫痫药沉淀，尤其是苯妥英钠。

（3）积极防治并发症：脑水肿可用20%甘露醇125～250 ml快速静滴；预防性应用抗生素，控制感染；高热可给予物理降温；纠正代谢紊乱如低血糖、低血钠、低血钙、高渗状态及肝性脑病等，纠正酸中毒，并给予营养支持治疗。

**2. 药物处理及选择**

理想的抗癫痫持续状态的药物应具有以下特点：①可以静脉给药；②可快速进入脑内，阻止癫痫发作；③无难以接受的不良反应，在脑内存在足够长的时间以防止再次发作。控制癫痫持续状态的药物都应静脉给药，难以静脉给药的患者如新生儿和儿童，可以直肠内给药。

（1）地西泮：首先用地西泮10～20 mg静脉注射，每分钟不超过 2 mg，如有效，再将 60 ～ 100 mg 地西泮溶于 5% 葡萄糖生理盐水中，于 12 h 内缓慢静脉滴注。儿童首次剂量为 0.25 ～ 0.5 mg/kg，一般不超过 10 mg。地西泮偶尔会抑制呼吸，需停止注射，必要时加用呼吸兴奋剂。

（2）地西泮加苯妥英钠：首先用地西泮 10 ～ 20 mg 静脉注射取得疗效后，再用苯妥英钠 0.3 ～ 0.6 g 加入生理盐水 500 ml 静脉滴注，速度不超过 50 mg/min。用药中如出现血压降低或心律不齐时需减缓静滴速度或停药。

（3）苯妥英钠：部分患者也可单用苯妥英钠，剂量和方法同上。

（4）10% 水合氯醛：20 ～ 30 ml 加等量植物油保留灌肠，每 8 ～ 12 h 1 次，适合肝功能不全或不宜使用苯巴比妥类药物者。

（5）副醛：8 ～ 10 ml（儿童 0.3 ml/kg）植物油稀释后保留灌肠。可引起剧咳，有呼吸疾病者勿用。

经上述处理，发作控制后，可考虑使用苯巴比妥 0.1 ～ 0.2 g 肌注，每日 2 次，巩固和维持疗效。同时鼻饲抗癫痫药，达稳态浓度后逐渐停用苯巴比妥。上述方法均无效者，需按难治性癫痫持续状态处理。发作停止后，还需积极寻找癫痫状态的原因并予以处理。对共存的并发症也要给予相应的治疗。

## 本病例要点

本病例患者突发意识障碍、单侧瞳孔散大，虽然首先考虑急性颅内压增高、脑疝形成，但仍需在第一时间根据具体临床情况行鉴别诊断。本病例若未充分分析病情，在未控制癫痫发作的情况下盲目行急诊 CT 检查，则转运途中患者极有可能再次发作癫痫，从而影响呼吸道通畅、甚至导致窒息等严重情况。本例患者诊断及时、准确，第一时间控制了癫痫发作，并紧急行气管插管确保呼吸道通畅，病情迅速得到控制，保证了医疗安全。

（马千权　吴超）

# 参考文献

[1] 陈辉，李斌本，侯炯，等．全身麻醉后单侧瞳孔散大一例［J］．临床麻醉学杂志，2013，29（9）：935.

[2] 李钢，程良道，周群．全凭静脉麻醉中单侧瞳孔散大 1 例报告［J］．实用临床医学（江西），2010，11（7）：3.

[3] Jindal M，Sharma N，Parekh N. Intraoperative dilated pupil during nasal polypectomy［J］．Eur Arch Otorhinolaryngol，2009，266（7）：1035-1037.

[4] Sharma N S，Ooi J L，Papalkar D，et al. Pharmacological mydriasis secondary to ipratropium bromide：a cause of unilateral dilated pupil［J］．J Clin Neurosci，2008，15（3）：320-321.

[5] 全国神经外科癫痫防治协助组．神经外科围手术期和外伤后癫痫的预防及治疗指南（草案）［J］．中华神经医学杂志，2006，5（12）：1189-1190.

[6] Kasteleijn-Nolst，Trenite D G. Provoked and reflex seizures：surprising or common？［J］．Epilepsia，2012，53 Suppl 4：105-113.

[7] 贾建平，陈生弟．神经病学［M］．北京：人民卫生出版社，2013.

# 病例 14　脑积水、急性胃肠炎——神经外科、消化科、神经内科交叉

患者，男，66 岁，因午饭后突发喷射性呕吐 8 h 就诊于神经内科急诊。

现病史：患者 8 h 前午饭后突发呕吐，呈喷射样，呕吐物为胃内容物。上述情况共发作 3 次，伴恶心、腹胀，呕吐后可好转，伴血压升高，收缩压最高 210 mmHg，无明显意识障碍、头痛、视物模糊、肢体活动感觉异常，无明显发热、腹痛、腹泻等，无大小便失禁，无认知功能障碍（脑积水典型症状）。患者于晚间就诊于神经内科急诊，完善头颅 CT 及血常规、生化等检查后请神经外科、急诊内科会诊。

既往史：4 年前因车祸导致重型闭合型颅脑外伤合并蛛网膜下腔出血、硬膜下出血，保守治疗，继发脑积水。3 年前于神经外科行"脑室腹腔分流术"。

查体：T 37.2℃，P 112 次 / 分，RR 18 次 / 分，BP 180/96 mmHg，轮椅入诊室，神清语利，双侧瞳孔等大等圆，直径 3 mm，对光反射灵敏。颈软，双上肢肌力Ⅴ级，双下肢肌力Ⅳ级，粗测感觉对称。

入院诊断：①急性呕吐；②脑积水脑室腹腔分流术后；③高血压。

## 问题 1：急性呕吐的鉴别诊断[1-3]

答：呕吐为急诊的常见症状，呕吐是一种神经反射，过程极为复杂。引发呕吐的常见病因分类如下：

（1）消化系统疾病（反射性呕吐）：咽部受到刺激，急性胃肠炎，急性胆囊炎，急性胰腺炎，急性腹膜炎，中毒（食物、药

物过量，化学性毒物）等。

（2）中枢神经系统疾病（中枢性呕吐）：中枢神经系统感染，脑血管疾病（脑出血、脑血栓），脑内占位性病变，颅内压增高，颅脑外伤，偏头痛，癫痫，青光眼等。

（3）前庭系统疾病（前庭障碍性呕吐）：迷路炎，梅尼埃病，晕动病等。

（4）精神系统疾病（神经精神性呕吐）：胃肠神经症，癔症，神经性厌食症等。

当遇到主诉为急性呕吐的患者时，首先考虑可能与消化系统疾病或中枢神经系统疾病有关，应急诊行血常规、血清电解质、血清淀粉酶、血清脂肪酶、腹部超声、头颅 CT 等检查。可以先进行补液及抑酸护胃治疗，如奥美拉唑、盐酸西咪替丁等。如呕吐较为严重，还可予甲氧氯普胺（胃复安）肌注。但需要注意的是，如考虑因食物中毒或药物过量引起呕吐，应予催吐及洗胃，而非止吐治疗。急性呕吐患者常出现休克、酸中毒、低血钾、酸碱平衡及电解质紊乱等，应及时纠正。

## 问题 2：腰椎穿刺术在颅内压增高中的应用

**答**：正常成年人脑脊液压力为 $80 \sim 180\,mmH_2O$（$0.8 \sim 1.8\,kPa$），当压力超过 $200\,mmH_2O$（$2\,kPa$）时可诊断为颅内压增高[4]，腰椎穿刺术（腰穿）可直接明确脑脊液压力，为颅内压增高诊断提供依据。然而，当临床上怀疑患者存在颅内压增高情况时，行腰穿处理需谨慎。当腰穿放脑脊液过快、过多时，椎管内压力急剧下降，颅内与椎管内压力差增大，可使脑组织向枕骨大孔移位，严重时可发生枕骨大孔疝，患者出现呼吸心搏骤停。怀疑存在颅内压增高的患者，在行腰穿前，需完善颅脑 CT 或 MRI 检查，明确有无颅内占位性病变、梗阻性脑积水情况，行眼底镜检查判断有无视乳头水肿。若存在上述情况，则为腰椎穿刺术禁忌。患者存在颅内压增高而需要行腰椎穿刺术时，在条件允许，可先用甘露醇等脱水药物控制颅压，并在心电监护下行腰穿。腰穿过程中需缓慢放液，并密切关注患者心率、呼吸等情况。若患者在腰穿过程中出现剧烈头痛、意识障碍、呼吸心率下降时，则怀疑脑疝形成，需立即停止放液，并于鞘内注射 10 ～ 15 ml 生理盐水迅速弥补颅腔与椎管内的压力差，防止脑疝进一步加重。

## 问题 3：眼科检查对于诊断颅内压增高的意义是什么[5-6]？

**答：**神经鞘膜是脑膜的延伸，从外向内分别为硬脑膜、蛛网膜及软脑膜，其中蛛网膜下腔有脑脊液，后方与颅内蛛网膜下腔相通，向前直达视神经周围。当颅内压增高时，脑脊液压力通过蛛网膜下腔加压于视神经，使视神经内组织压升高，致使视纤维内轴浆顺流受阻，轴突本身肿胀，使该处血循环障碍，渗出性水肿，从而表现为视乳头水肿。患者双眼视力可正常或暂时性视物模糊。研究发现，在颅内压增高视乳头水肿的发生发展中，由于轴索肿胀而引起视乳头水肿的最早期改变，且彩色眼底照相是发现早期视乳头水肿最敏感的方法。颅内压增高引起的眼底改变多见于双眼，视乳头水肿初期，色稍红，边界模糊，视网膜静脉充盈，继之边界模糊明显，视乳头和邻近视网膜可有出血、渗出和水肿，当视乳头水肿消失后，颜色变为污白，边界不齐，可能出现继发性视神经萎缩。由于眼底检查较易配合且无创，因此当患者可疑颅内压增高时，该检查常用于早期视乳头水肿的判断。

## 问题 4：脑积水的影像学特征有哪些？

**答：**脑积水是指颅内蛛网膜下腔或脑室内的脑脊液异常积聚，使其一部分或全部异常扩大。按流体动力学分为交通性和梗阻性脑积水[7]。临床上常将临床症状与影像学表现相结合，并最终做出诊断。由于脑积水患者的临床表现多样，因此影像学诊断十分重要。临床上常依靠头颅 CT 及 MRI 影像进行诊断。脑积水患者的头颅 CT 及 MRI 影像通常表现为脑室与脑萎缩不成比例地异常

扩大，并伴有前额角圆钝，双额角径或颅内径（Evans 指数）＞
0.3[8]。由于 CT 的分辨率较低，对于颅脑细微结构显示欠清，因
此对于某些不典型的脑积水诊断较为困难。然而，MRI 因其成像
序列多样、分辨率相对较高，因此在脑积水的诊断方面较 CT 有
更多的优势。但常规的 MRI 分辨率仍然有限，对于十分细微的
颅脑结构显示仍不清晰，比如脑室隔膜，因此有时对于脑积水的
病因也无法做出准确判断[9]。

## 问题 5：本病例下一步如何诊治？

答：患者急性、喷射性呕吐起病，既往曾因脑积水行脑室腹
腔分流术，急诊颅脑 CT 示幕上脑室系统扩张、脑积水形成（图
2-14-1）。神经外科会诊患者后，第一印象为急性脑室腹腔分流管
堵塞继发脑积水、颅内压增高从而导致患者喷射性呕吐。然而仔
细询问患者病史后，发现患者呕吐出现在午饭后，伴恶心腹胀，
呕吐后恶心、腹胀感可缓解，同时患者无明显头痛、视物模糊等
症状，与颅内压增高三联征（头痛、喷射性呕吐、视乳头水肿）
不符。仔细查看患者头颅 CT，患者虽有幕上脑室系统扩大，但

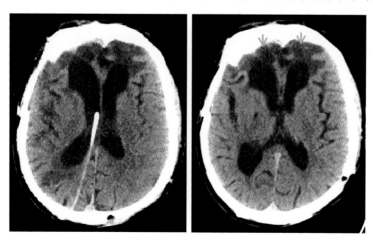

图 2-14-1　急诊颅脑 CT：脑室腹腔分流管置入术后改变（红色箭头），双侧
额叶软化灶形成（黄色箭头）

脑沟脑回清晰、蛛网膜下腔清晰、侧脑室旁未见明显水肿和渗出。患者双侧额叶软化灶形成，考虑双侧侧脑室额角扩张（右侧为著）为脑组织软化后的牵张现象所致。腹部 CT 显示分流管腹腔端清晰，周边未见包裹，腹腔端未见明显堵塞情况（图 2-14-2）。同时手动按压分流泵，未见明显阻力。进一步对比患者 2019 年颅脑CT，发现脑室扩张、双侧额叶软化灶情况大致同前（图 2-14-3）。

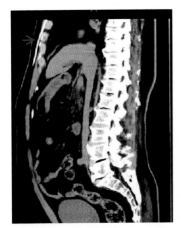
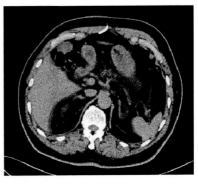

图 2-14-2　急诊腹部 CT：脑室腹腔分流管置入术后改变（红色箭头）

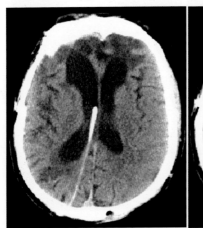
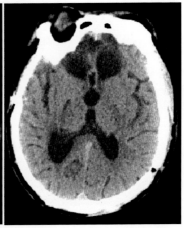

图 2-14-3　2019 年颅脑 CT：脑室腹腔分流管置入术后改变，双侧额叶软化灶

至此，患者虽有喷射性呕吐症状，且头颅 CT 提示脑积水，但根据患者阴性症状及 CT 特征，可暂时排除分流管堵塞引发急性颅内压增高可能。

进一步请急诊内科会诊，血常规结果发现患者血象、中性粒细胞百分数升高，考虑患者呕吐症状为消化道疾患引起（图 2-14-4）。同时请眼科会诊，完善眼底检查后未发现明显视乳头水肿（图 2-14-5），进一步排除了颅内压增高可能。急诊内科诊断患者为急性肠胃炎，行抗炎、补液等对症处理后患者未再次出现

| | | | | | | | | |
|---|---|---|---|---|---|---|---|---|
| WBC | ★白细胞 | 18.86 | H | 3.5-9.5 | UA | 快速尿酸 | 381 | 208-506 |
| RBC | ★红细胞 | 5.39 | | 4.3-5.8 | LIPA | 脂肪酶 | 27 | 23-300 |
| HGB | ★血红蛋白 | 159 | | 130-175 | ALT | 快速谷丙转氨酶 | 21 | 5-40 |
| HCT | ★红细胞比容 | 0.48 | | 0.40-0.50 | TP | 快速总蛋白 | 89 | H | 60-82 |
| MCV | *平均红细胞体积 | 88.3 | | 82-100 | ALB | 快速白蛋白 | 47.5 | 35-55 |
| MCH | *平均血红蛋白含 | 29.5 | | 27-34 | TBIL | 快速总胆红素 | 13.1 | 3.4-23.3 |
| MCHC | *平均血红蛋白浓 | 334 | | 316-354 | ALP | 快速碱性磷酸酶 | 110 | 40-130 |
| PLT | ★血小板 | 347 | | 125-350 | AST | 快速谷草转氨酶 | 24 | 8-40 |
| RDW_CV | 红细胞分布宽度 | 13.4 | | 11-15 | CKMB | 快速肌酸激酶同 | 8 | ≤24 |
| RDW_SD | 红细胞分布宽度 | 43.4 | | 37-54 | CK | 快速肌酸激酶 | 111 | 30-170 |
| LYMPH% | 淋巴细胞百分数 | 7.3 | L | 20-50 | LDH | 快速乳酸脱氢酶 | 194 | 109-245 |
| LYMPH# | 淋巴细胞绝对值 | 1.38 | | 1.1-3.2 | UREA | 快速尿素 | 7.52 | H | 2.5-7.5 |
| Neut% | 中性粒细胞百分 | 87.6 | H | 40-75 | TCO2 | 快速总二氧化碳 | 27.7 | 22-32 |
| Neut# | 中性粒细胞绝对 | 16.52 | | 1.8-6.3 | K | 快速钾 | 4.18 | 3.5-5.5 |
| EO% | 嗜酸性粒细胞百 | 0.1 | L | 0.4-8.0 | Na | 快速钠 | 141.1 | 135-145 |
| EO# | 嗜酸性粒细胞绝 | 0.01 | | 0.02-0.52 | Cl | 快速氯 | 104.1 | 96-107 |
| BASO% | 嗜碱性粒细胞百 | 0.2 | | 0-1 | Ca | 快速钙 | 2.34 | 2-2.7 |
| BASO# | 嗜碱性粒细胞绝 | 0.04 | | 0-0.06 | GLU | 快速葡萄糖 | 7.50 | H | 3.6-6.1 |
| MONO% | 单核细胞百分数 | 4.8 | | 3-10 | Cr | 快速肌酐（酶法） | 63 | 53-130 |
| MONO# | 单核细胞绝对值 | 0.91 | H | 0.1-0.6 | CKMB/CK | CK-MB/CK | 7.2 | |
| MPV | 平均血小板体积 | 8.3 | | 9-13 | AMY | 快速淀粉酶 | 53 | 30-110 |
| PDW | 血小板分布宽度 | 8.6 | | 9-17 | GGT | 快速γ谷氨酰转 | 14 | 10-60 |
| P-LCR | 大血小板比率 | 11.70 | L | 13-43 | Mg | 快速镁 | 0.88 | 0.7-1.0 |
| PCT | 血小板压积 | 0.29 | | 0.17-0.35 | CHE | 快速胆碱酯酶 | 8511 | 5900-12220 |
| | | | | | eGFR | 估算的肾小球滤 | 98 | |

图 2-14-4　急诊血常规、生化组合

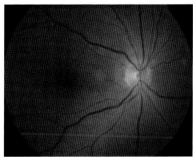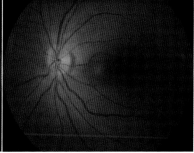

图 2-14-5　眼底照相

呕吐情况，解稀软便一次，同时恶心、腹胀感明显缓解。保守治疗 3 天后病情稳定、出院。

## 本病例要点

在本例患者的处理中，神经外科、神经内科、急诊内科、眼科协同配合，第一时间完善了血常规、生化、头颅 CT、眼底等相关检查，根据患者临床特征迅速进行鉴别诊断，及时排除了颅内压增高这一危急情况，使患者得到了准确的诊断及妥善的治疗，体现了多学科协同合作在处理危急、复杂患者中的优势。

（马千权　吴超）

## 参考文献

［1］段成钢. 消化内科住院患者恶心呕吐病因的探析［J］. 大家健康（学术版），2013，7（24）：105-106.

［2］杨德凤，胡正先. 消化内科患者恶心呕吐病症的临床探讨［J］. 中西医结合心血管病杂志，2018，6（29）：146-147.

［3］林果为，王吉耀，葛均波. 实用内科学［M］. 北京：人民卫生出版社，2017.

［4］赵玉沛，陈孝平. 外科学（第 3 版）［M］. 北京：人民卫生出版社，2015.

［5］Hayreh S S. Pathogenesis of optic disc oedema in raised intracranial pressure［J］. Trans Ophthalmol Soc U K，1976，96（3）：404-407.

［6］张承芬. 眼底病学［M］. 北京：人民卫生出版社，2010.

［7］中国医师协会神经外科医师分会. 中国脑积水规范化治疗专家共识（2013 版）［J］. 中华神经外科杂志，2013，29（6）：634-637.

［8］Sari E，Sari S，Akgun V，et al. Measures of ventricles and evans' index：from neonate to adolescent［J］. Pediatr Neurosurg，2015，50（1）：12-17.

［9］刘秀华. 脑积水的影像学研究进展［J］. 医学影像学杂志，2019，29（7）：1221-1223.

# 病例 15　颅脑损伤、心脏房室传导阻滞——神经外科、心内科交叉

患者，男，79 岁，因意识障碍、头部摔伤 2 h 入我院急诊。

现病史：患者 2 h 前在家中行走时无明显诱因突发意识障碍后跌倒、枕部着地，发病后呼之不应、肢体无自主活动。伴呕吐 3 次，呕吐物为胃内容物，无明显胸痛、呼吸困难、肢体抽搐等。"120"送至我科急诊，转运途中患者意识逐渐清醒，可简单对答，但无法记起受伤具体过程。

既往史：高血压病史数十年，规律口服替米沙坦，收缩压控制在 120 ～ 130 mmHg；糖尿病病史数十年，规律服用二甲双胍、血糖控制可。

查体：T 36.4 ℃，P 27 ～ 45 次 / 分，RR 18 次 / 分，BP 162/70 mmHg，$SpO_2$ 100%，双侧瞳孔等大等圆，直径 3 mm，对光反射灵敏。呼唤睁眼，四肢可遵嘱活动。鼻腔、外耳道未见明显活动性出血。GCS：E3V4M6。

入院诊断：①急性意识障碍；②闭合性颅脑损伤中型；③心动过缓。

## 问题 1：急性意识障碍的鉴别诊断 [1-2]

**答**：意识障碍的病因诊断十分重要。常见的病因主要有：颅内感染，肿瘤，代谢异常，外伤，脑血管畸形，心血管、肝、肾、呼吸、胰腺、血液、内分泌系统疾病，中毒，窒息等。其中，常见的分类如下：

### 1. 神经源性

（1）中枢神经系统感染（包括病毒、细菌、寄生虫等）：常表现为不同程度的发热、头痛及不同程度的意识障碍，同时伴有

神经系统体征及实验室和各种特殊检查的阳性发现。

（2）颅脑外伤及脑肿瘤：脑震荡时，可出现一过性意识丧失，历时数秒至数十分钟不等，患者感知模糊、定向力障碍、理解迟钝、行动缓慢等，严重者可能出现嗜睡、混浊状态，甚至昏迷，严重程度与外伤程度相关。而脑肿瘤可因肿瘤部位、性质及生长速度不同而表现出不同程度的意识障碍，其中急性发展的脑肿瘤，随着肿瘤迅速增长和颅内压的增高，表现出反应迟钝、意识模糊、情感淡漠等，严重时出现意识混浊直至昏迷。

（3）脑血管疾病：高血压脑病常见于夜间突然发作，轻者表现为意识模糊及嗜睡，重者可出现意识模糊、谵妄状态或精神错乱状态，亦可能很快进入昏迷状态。蛛网膜下腔出血者多出现较为严重的急性意识障碍，表现为意识模糊、情绪易激惹、嗜睡状态，重者迅速出现昏迷状态。多发性脑梗死患者常出现嗜睡、木僵、意识混浊及昏迷状态，特别是脑干梗死患者更容易出现嗜睡或昏迷状态。

（4）癫痫：该病的临床表现主要是意识障碍和抽搐发作，其中当癫痫大发作时，大部分患者可于毫无任何先兆的情况下突发意识丧失，呈昏迷状态，继而全身抽搐，牙关紧闭，而后进入肌阵挛期，强直期及阵挛期后，即进入恢复期，自动呼吸恢复，意识由昏迷状态进入昏睡状态，直至意识完全恢复，清醒后患者对发作经过全部遗忘。

**2. 心源性**　可称为心源性晕厥，主要由于心输出量突然降低所引起的急性脑缺血发作而诱发晕厥。常见病因为心律失常、心排血受阻、心肌本身病变或先天性心脏病。患者发作时可伴有发绀、呼吸困难、心律失常、急性意识障碍，查体提示心音微弱，检查可见相应的心电图异常。轻者只有眩晕、意识障碍，重者意识完全丧失，常伴有抽搐及大小便失禁、面色苍白，进而青紫，可有鼾声及喘息性呼吸，有时可见潮式呼吸，最严重者可在晕厥发作时猝死。

**3. 其他**  主要由全身性疾病所引起：

（1）急性感染性疾病：急性肺部感染、流行性出血热、疟疾、伤寒等。

（2）内脏疾病：肝性脑病、肺性脑病、肾性脑病等。

（3）内分泌与代谢性疾病：糖尿病性昏迷、黏液水肿性昏迷、垂体危象、甲状腺危象等。

（4）血液疾病：白血病、恶性贫血、缺铁性疾病等。

（5）外源性中毒：食物、药物、酒精、农药、植物或动物类中毒等。

（6）功能性精神疾病所伴发的急性意识障碍：精神分裂症、躁狂状态、癔症、反应性精神病等。

（7）代谢异常：缺氧、低血糖、失血、脱水、电解质紊乱等。

# 问题2：患者伤后血压升高、心动过缓，首先考虑的原因是什么？

**答**：患者明确意识障碍后颅脑外伤病史，伴呕吐。现生命体征不平稳，血压升高、心率下降，首先考虑为外伤后颅内出血、颅内压增高导致的 Cushing 三联征。

# 问题3：颅内压增高的临床表现有哪些？

**答**：当患者因颅腔体积缩小，如狭颅症、颅骨凹陷性骨折；颅腔内容物增多，如颅内占位、颅内出血、脑组织水肿等情况导致颅内压增高时，往往出现剧烈头痛、喷射性呕吐及视乳头水肿等三大临床症状。同时在查体时常出现 Cushing 三联征表现，即血压升高、脉搏缓慢而有力、呼吸深慢或不规则[3]，即患者表现为血压升高、脉搏减慢、脉压增大，继之出现潮式呼吸、血压下降、脉搏细弱，最终呼吸停止，心脏停搏死亡。

## 问题 4：脑对冲伤的发生机制是什么？

**答：**对冲伤额叶脑损伤发生于枕部着力减速性损伤，系枕部着力时，头颅突然停止运动，对冲部（额叶）脑组织在颅内因惯性相对运动，与粗糙不平的颅底骨嵴摩擦冲撞而造成损伤。在早期因出血量较少，尚不形成血肿，但随着受伤时间的推移，脑挫伤区代谢紊乱，酸性物质堆积，损伤区域血管通透性增加，导致血管扩张出血，逐渐形成血肿[4]。该类损伤在临床上较为常见，早期出血量小，意识障碍轻，可能不会引起重视，但该种损伤病情复杂，情况多变，并发症多。当损伤额叶后下部毗邻的下丘脑及脑干，致穿支血管牵拉伤时，则病情较为严重，最终导致脑疝、呼吸暂停等，常因来不及抢救而导致严重后果[5-6]。

## 问题 5：临时人工心脏起搏器植入术的手术指征[1]

**答：**临时人工心脏起搏器植入术是心血管内科较为常见的诊疗技术操作，当出现血流动力学明显改变的心动过缓持续存在时，应安装临时起搏器，可分为如下几类情况：

（1）紧急临时心脏起搏：可逆性的或一过性的严重房室传导阻滞、有症状的窦性心动过缓、窦性停搏等（如药物过量或中毒、电解质失衡、急性心肌梗死、外科或导管消融术后等）。

（2）预防性或保护性临时心脏起搏：潜在性窦性心动过缓或房室传导阻滞需做外科手术、心导管手术、电复律等手术者。

（3）过渡性临时心脏起搏：反复发作的阿-斯综合征者在植入永久性起搏器之前以及起搏器依赖患者更换起搏器前的过渡性治疗。

（4）诊断、研究或治疗性临时心脏起搏：药物治疗无效或不宜用药物及电复律治疗的快速性心律失常，给予起搏或超速起搏以终止心律失常，达到治疗的目的。

在外科诊疗过程中，如患者发生脑外伤、脊髓损伤等，致迷走神经张力过高，造成明显的心动过缓或心脏停搏，有血流动力学明显改变，应安装临时起搏器，度过急性损伤期或手术期。

24 h 动态心电图结果（10 天后）：平均心率是 80 次 / 分，分析的心搏数为 112 584 个。最慢心率 53 次 / 分，最快心率 100 次 / 分，发生于 16:35。大于 2.50 s 的停搏数 0 个。0 次成对室性期前收缩（室早）和 0 阵室性心动过速（室速），0 阵室性二联律和 0 阵室性三联律。116 次成对房性期前收缩（房早）和 12 阵房性心动过速（房速），0 阵房性二联律和 0 阵房性三联律。24 h 心率变异性参数为 69，窦性心搏 RR 间期标准差指数（SDNN Index）为 28，窦性心搏 RR 间期之差均方的平方根（r-MSSD）为 27。

DCG：窦性心律＋起搏心律。

## 问题 6：本病例应如何诊治？

**答：**患者老年男性，于家中无明显诱因突发意识障碍后跌倒，头部着地。入院时神志恢复，但生命体征不稳定，血压升高、心动过缓。鉴于当时情况，神经外科接诊医师首先考虑突发意识障碍为继续颅内病变引起，血压升高、心动过缓怀疑为颅内压增高导致的 Cushing 三联征。急查头颅 CT，发现患者双侧额颞叶脑挫裂伤、枕骨骨折，但出血量相对较少，中线结构居中，环池清晰，脑干、丘脑未见明显受压移位（图 2-15-1）。根据 CT 结果，

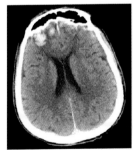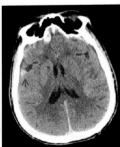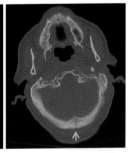

**图 2-15-1　急诊头颅 CT：**双侧额颞叶脑挫裂伤、蛛网膜下腔出血（红色箭头），枕骨骨折（黄色箭头）

考虑患者虽有颅内出血，但出血量较少，颅内压未见明显增高，双侧额叶脑挫裂伤为摔倒后枕部着地后对冲伤所致。患者意识障碍在前、摔倒在后，根据头颅 CT 结果可暂时排除颅内疾患所致意识障碍可能，需进一步寻找意识障碍原因。同时患者头颅 CT 未见明显颅内压增高征象，故患者心动过缓情况也需进一步明确病因。

完善急诊心电图（图 2-15-2），结果提示三度房室传导阻滞。请心内科会诊，进一步向家属追问病史，得知患者既往在静息状态下心率约为 60 次 / 分，睡眠时约为 40 次 / 分。根据上述情况，考虑患者本次突发意识障碍为心源性可能性大，目前心动过缓情况为房室传导阻滞引起。向患者家属交代病情，心内科急诊行临时起搏器植入术，同时神经外科行补液、止血、预防癫痫等对症支持治疗。后患者生命体征平稳，最低心率 > 55 次 / 分。在院期间患者神清、未再次出现意识障碍情况，同时规律复查头颅 CT，见双侧额叶出血较前逐渐吸收（图 2-15-3）。10 天后完善 24 h 动态心电图，请心内科评估后拔除临时起搏器。患者出院，继续康

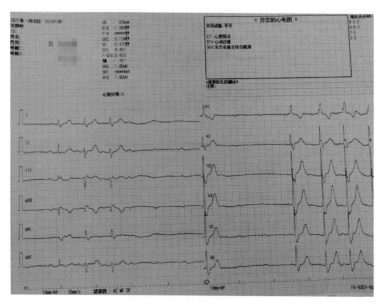

图 2-15-2　急诊心电图

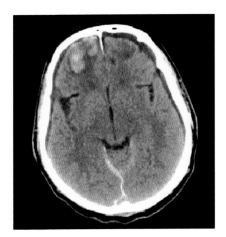

**图 2-15-3　头颅 CT（10 天后）**：双侧额叶出血较前吸收、双侧硬膜下积液形成

复治疗，心内科门诊随诊。

## 本病例特点

本病例患者突发意识障碍，伴血压升高、心动过缓，首先考虑上述情况为颅内疾患、颅内压增高所致，但仍需与心源性意识障碍、中毒性意识障碍相鉴别。本例患者接诊后第一时间完善头颅 CT，根据头颅 CT 结果暂时排除本次意识障碍为神经源性可能。进一步完善急诊心电图、请心内科会诊，及时植入临时起搏器，避免了心搏骤停等情况发生，保证了患者的生命安全。在本病例的处理过程中，神经外科、心内科共同协作，体现了临床实践中多学科协作的优势。

（马千权　吴超）

## 参考文献

［1］林果为，王吉耀，葛均波 . 实用内科学［M］. 北京：人民卫生出版社，
　　2017.

［2］贾建平，陈生弟. 神经病学［M］. 北京：人民卫生出版社，2013.

［3］朱家恺，黄洁夫，陈积圣. 外科学词典［M］. 北京：科学技术出版社，2003.

［4］狄剑秋，管峥峰，杨超，等. 额叶对冲性脑损伤20例临床分析［J］. 实用临床医药杂志，2012，16（17）：168-169.

［5］刘德亮，区学明，李培开. 48例额叶对冲伤的临床救治［J］. 中国现代医学杂志，2011，21（33）：4169.

［6］秦晓勇，代文光，李良慧. 双侧额叶对冲性脑挫裂伤的手术治疗体会［J］. 中国医药指南，2010，8（34）：300.

# 第三部分

# 危重症疾病相关交叉学科病例

# 病例1 不明原因消化道出血——消化内科、胃肠外科、介入科协助会诊和诊治

男，49岁，因血便伴乏力2天入院。

现病史：患者2天前无明显诱因排2次血便，量不详，颜色暗红，当时无呕吐、呕血、头晕、腹痛等不适，未重视。入院当天凌晨1点至4点再次排4次血便，量约500 g，当时有乏力、出汗、头晕，起立时摔倒，臀部着地，无意识障碍、呕吐、呕血，无发热、腹泻，遂到我院急诊就诊，查血常规：WBC $6.73×10^9$/L，Hb 119 g/L，PLT $258×10^9$/L。急诊生化：血钾4.04 mmol/L，肌酐104 μmol/L，尿素5.7 mmol/L，葡萄糖11.2 mmol/L。考虑"消化道出血"，予抑酸、护胃、扩容、禁食等治疗未再排血便，现为进一步治疗收入我科。

既往史：发现慢性乙型病毒性肝炎30年，每年定期复查，未服用药物治疗。1年前诊断"高血压、2型糖尿病"，最高血压150/90 mmHg，近半年自行停高血压及糖尿病药物，平时血压、血糖不详。11天前曾于外院行"混合痔环切术"，术后曾服用头孢、双氯芬酸钠等药物。无药物过敏史，无外伤史，否认输血史，预防接种史不详。

婚育史：已婚已育，育有1子1女，配偶及子女体健。

家族史：家中无类似疾病成员，否认家族性遗传病和精神病史。

查体：生命体征平稳。腹部膨隆，柔软，无压痛、反跳痛及包块。肝、脾、胆囊肋下未触及。肝颈回流征阴性，莫菲征阴性，叩诊鼓音。肝、肾区无叩击痛，移动性浊音阴性。肠鸣音正常，5～6次/分，未闻及振水声及血管杂音。截石位直肠指诊未触及肿物，退指无染血。

入院诊断为"消化道出血①上消化道出血？②下消化道出血？"。患者入院后仍排大量暗红色血便，量约 1500 ml/d，血红蛋白呈进行性下降，考虑仍有活动性出血；生命体征暂平稳，患者胃镜示胃窦溃疡（A1 期），肠镜、全腹 CT 均未见明确活动性出血，介入科行腹腔动脉造影未发现明确出血部位及血管，尚不能解释患者大出血原因。消化内科、介入科、胃肠外科会诊后，考虑患者消化道大出血原因仍不明确，且有活动性出血，常规药物治疗无效，有行紧急剖腹探查手术指征。入院第 3 天行"剖腹探查＋回肠末端切除＋侧侧吻合术"，术中肠镜探查，回肠上端未见明显出血点，回肠末端有数处糜烂，考虑为潜在的出血点，予中下段回肠部分切除，术程顺利。术后病理结果：小肠壁组织，部分黏膜层及浆膜层呈慢性脓性炎，黏膜固有层明显水肿，上皮层局部糜烂（图 3-1-1）。术后患者未再出现排血便。患者术后一

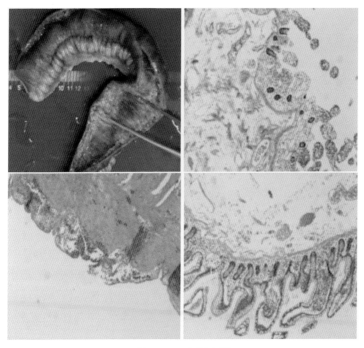

图 3-1-1　小肠病理

直有低热，予抗生素治疗，患者空腹血糖偏高，糖化血红蛋白高，考虑 2 型糖尿病可能，术后加用"诺和锐三餐前皮下注射＋来得时睡前皮下注射"控制血糖。

## 问题 1：患者诊断是上消化道出血还是下消化道出血？如何处理？

答：患者有乙型肝炎病史多年，此次发病前行痔疮环切手术，有服用止痛药病史，黑便，刚入院时考虑上消化道出血可能性大；但患者胃镜示：胃溃疡（A1 期，大小约 0.5 cm×0.6 cm），无活动性出血，与患者病情不符，不排除下消化道出血可能。请消化内科、介入科、胃肠外科会诊；消化内科会诊患者 Hb＜70 g/L，当时暂不行急诊肠镜，及时输血纠正贫血；介入科行腹腔动脉造影未发现明确出血部位及血管；外科会诊指示全腹部 CT 平扫和CTA 均未见明确异常，有紧急剖腹探查的指征。术中肠镜探查，回肠上端未见明显出血点，回肠末端有数处糜烂，考虑为潜在的出血点，予中下段回肠部分切除，术程顺利。同时予输血、输液、营养支持及维持水、电解质平衡。

## 问题 2：患者术后一直发热的原因是什么？

答：患者术后一直低热，但感染指标不高，已使用敏感抗生素，不排除术后吸收热可能，但是患者血常规白细胞持续升高，降钙素原升高，而且术后患者腹部切口局部渗出血色脓性分泌物，腹部有压痛及反跳痛，因此还是考虑切口感染，予拆除部分缝钉、切口引流，行生理盐水冲洗＋负压吸引治疗。患者伤口分泌物培养提示大肠埃希菌阳性，ESBL（＋），根据药敏结果更改抗生素为哌拉西林-他唑巴坦。经治疗后患者腹部伤口分泌物较前明显减少，未再发热，已予拆除腹部缝钉，腹部伤口予安尔碘纱布湿敷覆盖包扎。

## 关于小肠出血的诊断（图3-1-2）

### 1. 临床表现

根据出血的部位、速度、出血量及相关病因，可表现为缺铁性贫血、粪便隐血试验阳性、黑便、血便、呕血或全身循环衰竭表现如头晕、乏力、心悸、晕厥等。肿瘤及小肠钩虫病引起的出血多表现为缺铁性贫血、粪便隐血试验阳性或黑便，恶性肿瘤可同时伴有消瘦、腹部包块及肠梗阻；血管病变引起的出血多以无痛性血便及黑便为主；炎性病变多为间歇性大出血或慢性少量出

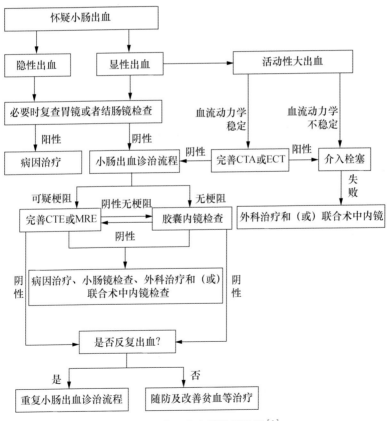

图 3-1-2　小肠出血的诊断流程[1]

血，常伴有发热、腹痛或腹泻，其中克罗恩病可同时伴有腹部包块及瘘管形成；息肉、肠套叠及憩室则常表现为腹痛及血便。

**2. 体格检查**

对于怀疑小肠出血的患者，需进行详细的体格检查，包括生命体征及全身特异性阳性体征和有鉴别意义的阴性体征。

**3. 辅助检查**

（1）全消化道钡餐造影：此检查对肿瘤、憩室、炎性病变、肠腔狭窄及扩张等诊断价值较高。

（2）小肠造影：CT 小肠造影（computed tomography enterography，CTE）、CT 血管造影（computed tomography angiography，CTA）、磁共振小肠造影（magnetic resonance imaging enterography，MRE），CTE 集小肠造影和 CT 检查的优点于一体，能够同时显示肠腔内外病变。对于肿瘤性小肠出血，增强 CTE 能清楚显示肿瘤病灶的大小、形态、向腔内和腔外侵犯的范围以及肿瘤的血液供应情况[1]，CTA 对急性小肠出血的诊断价值较高，适用于活动性出血（出血速率 ≥ 0.3 ml/min）患者。MRE 应用于小肠出血诊断的相关研究较少，可观察的肠道疾病包括肠壁增厚及强化、肠腔狭窄以及肠管扩张等，对小肠克罗恩病的早期诊断价值较高[2]。

（3）选择性肠系膜动脉数字减影血管造影（digital substraction angiography，DSA）：为有创性检查，对小肠出血有定性及定位作用，造影剂外溢是出血部位的直接征象，异常血管是小肠出血的间接征象。

（4）核素显像（emission computed tomography，ECT）：主要用于出血病变的初筛和大致定位。适用于出血量介于 0.1 ~ 0.5 ml/min 的慢性反复性出血，不适于大出血患者，怀疑憩室出血、疑似小肠出血的患者可考虑应用 ECT。

（5）内镜检查：①通过重复内镜检查后可明确出血部位。②胶囊内镜为小肠疾病的常用及主要检查技术，特别是小肠出血的主要诊断方法之一。③小肠镜：包括双气囊小肠镜和单气囊小肠镜，是小肠疾病的主要检查手段，可经口和（或）经肛途径检查，能直接观察小肠腔内的病变，可进行组织活检和内镜下治疗。

## 本病例要点

该患者消化道出血原因不明，入院后一直排大量血便但未见呕血，病情紧急并且危重，应立即请多学科如消化内科、外科、介入等协作会诊和诊治，可以提高诊治效率，减少病死率。对于经药物、内镜和介入治疗仍不能止血的患者，条件允许可考虑马上手术探查，术后病理提示小肠坏死、出血，且术后未再出现消化道出血，考虑治疗有效。

（张洁）

## 参考文献

［1］张澍田，冀明，陈光勇，等.下消化道出血诊治指南（2020），中国医刊，2020，55（10），1068-1076.
［2］Yoon H M，Suh C H，Kim J R，et al. Diagnostic performance of magnetic resonance enterography for detection of active inflammation in children and adolescents with inflammatory bowel disease：a systematic review and diagnostic meta-analysis. JAMA Pediatr，2017，171（12）：1208-1216.

# 病例 2　纵隔脓肿——胸外科、心内科、心外科、耳鼻喉科、口腔科协助会诊和诊治

　　男，23 岁，因发热伴咽痛 8 天，胸痛、气促 3 天入院。

　　现病史：患者于 8 天前出现咽痛，吞咽时加剧，伴有反复高热，体温最高达 40.2℃，伴畏寒、寒战，无咳嗽、咳痰，遂来我院急诊，予"头孢曲松、阿奇霉素"抗感染及其他处理。3 天前始出现双侧胸痛，与呼吸运动有关，伴活动后气促，不能平卧，夜间出现阵发性呼吸困难，无意识障碍，无呕吐，胸部 CT 提示"食管及纵隔改变，考虑炎症、渗出可能性大"，予调整抗生素为"头孢哌酮钠-舒巴坦钠"抗感染、补液等处理。今日复查胸部 CT 示"纵隔渗出较前明显增多，考虑感染性病变可能，向上累及颈部及甲状腺右侧叶，包绕主动脉，中上段食管壁可疑增厚"，予改用"万古霉素、阿奇霉素"抗感染，考虑病情重，拟"肺炎"收入我科进一步治疗。自起病以来，精神、睡眠、饮食欠佳，大小便正常，体重减少 3 kg。

　　既往史：否认疾病外伤史，否认输血史，否认手术史，否认过敏史，否认传染病史，否认预防接种史。

　　婚育史：未婚、未育。

　　家族史：家中无类似疾病成员，否认家族性遗传病和精神病史。

　　查体：T 37.7℃，P 130 次 / 分，RR 34 次 / 分，BP 93/61 mmHg。神清，双侧颈静脉无怒张，未见颈部红肿、压痛，气管居中，双肺呼吸音粗，双肺未闻及干、湿啰音及胸膜摩擦音。心前区无震颤或异常搏动，无心包摩擦感。心浊音界向左右侧扩大，心率 130 次 / 分，心律齐，心音稍遥远，各瓣膜听诊区未闻及病理性杂音。腹平软，无压痛及反跳痛。双下肢无水肿。

## 问题 1：患者入院考虑纵隔脓肿、心包积液，需要哪些专科会诊？

**答**：患者入院前有咽痛，颈部肿胀，纵隔脓肿，心包积液涉及耳鼻喉科、胸外科、心内科、心外科、口腔科多学科，需要请这几个专科会诊。耳鼻喉科会诊意见：建议完善咽部＋颈部 CT、MRI 检查，了解咽部情况。胸外科会诊意见：①胸骨上窝切开排脓；②完善气管镜、胃镜明确穿孔情况。心内科会诊意见：目前患者无明显气促，颈静脉无明显显露，脉压约 40 mmHg，密切观察患者的生命体征，随时会诊行床边心包穿刺术。患者口唇及舌偏干，予积极补充血容量，输注白蛋白及丙种球蛋白，加强抗感染治疗。入院后第二天予心包穿刺，引流出 250 ml 黄色脓液，送检心包积液常规、生化、mNGS、细菌及真菌培养等检查。心包穿刺后立即在全麻下行开胸探查，心包切开、上纵隔脓肿清创引流术。

术后予呼吸机辅助通气、抗感染、补液、营养支持、维持水电解质平衡等对症处理。术中见壁层胸膜明显增厚，上纵隔、气管前包裹性脓腔形成，分离可见黄色脓液溢出，彻底清除脓液及坏死组织；切除部分心包见黄色脓液溢出，心包纤维板增厚，心脏表面呈黄色纤维板包裹。心外科考虑结核性心包炎可能性大，但患者既往无结核病史，且结核菌为惰性菌，一般进展较慢，故结核性心包炎与临床不相符，结合患者先后出现咽痛、发热、胸痛、气促等症状，考虑原发病灶为咽旁脓肿并向下渗透致纵隔、心包可能性大，追踪宏基因组学二代测序技术（mNGS）、痰找抗酸杆菌及细菌培养结果，暂予使用"美罗培南、万古霉素、左氧氟沙星"抗感染。细胞分子中心回报 mNGS 结果为：化脓性链球菌；结合病史考虑符合患者感染表现，另结核斑点试验为阴性，暂不考虑结核。口腔科医师会诊意见：考虑为第三鳃裂囊肿伴感染引起的颈部、纵隔脓肿，呛咳后咽部瘘口有液体流出。CT/MRI 示：感染沿咽旁间隙往上通行至椎前，考虑第三／四鳃裂瘘（但鳃裂瘘一般不入椎前）（图 3-2-1，图 3-2-2）。因未见明

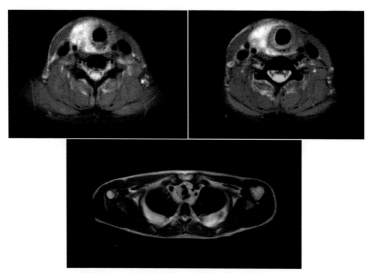

图 3-2-1　颈部 MRI（T2）　纵隔脂肪间隙模糊，见大片 T2 信号渗出影，累及颈部、甲状腺、口咽右侧壁、上段食管壁，其内见较多低信号分隔，考虑广泛感染合并脓肿可能

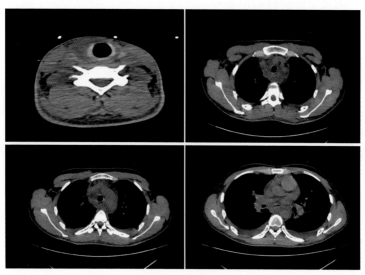

图 3-2-2　颈部＋胸部 CT　纵隔脂肪间隙模糊，见大片状低密度渗出，向上累及颈部及甲状腺右侧叶，局部甲状腺密度减低，部分包绕降主动脉，考虑感染性病变可能

显牙龈红肿、张口受限等暂不考虑牙源性感染，因未见明显颈部红肿等炎症表现暂不考虑颌面部多间隙感染。继续切口引流、抗感染治疗。复查 MRI 提示纵隔脓肿范围较前明显缩小，右肺叶间裂及双侧胸腔积液，较前明显吸收减少；颈根部前方软组织肿胀减轻。根据药敏结果给予"利奈唑胺、左氧氟沙星"出院。

## 问题 2：患者纵隔脓肿是由哪个地方感染引起的？

答：该患者口腔科会诊考虑为鳃裂囊肿伴感染引起的颈部、纵隔脓肿，呛咳后咽部瘘口有液体流出，引起血氧降低。查见患者张口尚可，口内见少量脓液渗出。根据患者 CT/MRI 示：感染沿咽旁间隙往上通行至椎前，考虑第三 / 四鳃裂瘘（但鳃裂瘘一般不入椎前），因未见明显牙龈红肿、张口受限等，暂不考虑牙源性感染，因未见明显颈部红肿等炎症表现也不考虑颌面部多间隙感染。因此还是考虑第三鳃裂脓肿。建议：①镇静，减少呛咳，减少内瘘分泌物可能；②外瘘伤口拆除缝线 1 针，置引流条 1 根，90°坐位姿势；③抗生素足量抗感染。

### 关于鳃裂囊肿的诊断

鳃裂囊肿为一种头颈部的先天性疾病，系由胚胎鳃裂残余组织所形成的囊肿，极少癌变。发病年龄多见于 20 ～ 40 岁。根据文献回顾，以第二鳃弓来源最常见，第一、三、四鳃弓来源较少见[1]。

**1. 临床分型**

参考 Bailey 的分型，根据鳃裂囊肿及瘘管与颈部组织关系分为 4 型[2]。第一鳃裂囊肿及瘘管与第二鳃裂囊肿及瘘管的发生率相当，且临床上第一鳃裂囊肿的漏诊、误诊率较高（66.25%）。因此，在诊疗过程中需要加以注意[3]。

**2. 诊断**

鳃裂囊肿易误诊及漏诊，确诊有赖于术中发现及术后病理证实。术前可行 B 超、CT、MRI、碘油造影等检查，有助于进一步明确诊断。B 超检查是常规、方便的检查方法，准确率较高，但有些病例由于长期慢性感染、囊液浓缩变稠等原因影响其结果。CT 及 MRI 检查准确率较 B 超高，且能明确肿块与周围血管、组织之间的关系，并可与其他颈部肿块相鉴别，可作为有效的检查手段。

### 3. 治疗及预后

手术切除是目前治疗的唯一有效方法，不主张采用其他方法，如囊肿抽吸和硬化剂注射等。若有感染，手术则需在感染控制后进行（即急性炎症期过后，炎性浸润包块完全软化）。囊肿或瘘管与颌下腺、腮腺粘连者，应将部分颌下腺、腮腺切除，与外耳道软骨下方或前方、耳廓后下的粘连均应切除。对瘘管的处理关键是彻底切除瘘管的上皮组织及完整切除并结扎内瘘口。由于瘘管和囊肿与颈内动脉、颈外动脉、锁骨下静脉、面神经、迷走神经、舌咽神经、舌下神经、喉上神经等相毗邻，甚至穿过面神经干或颈内外动脉，故手术野一定要清晰，并积极保护这些组织，尤其是出现与血管有炎性粘连者。此病预后良好，极少发生恶变[4]。我们认为应重视对鳃裂囊肿及瘘管的手术治疗，尤其是存在内瘘口的病例，出现肿物与周围组织粘连严重者，为避免术后复发，必要时可行局部颈淋巴结清扫术，并对内瘘口严格处理[3]。

## 本病例要点

患者入院时考虑纵隔脓肿、心包积液（积脓），并且经过穿刺或者手术确诊是脓液，但是继发性还是原发性感染不清楚，因患者脓肿范围大，涉及多个器官，可联合多个学科进行彻底清创、切开排脓治疗，同时积极完善病原学检查，明确病原菌，合理选择抗生素，确保患者生命体征的平稳，若出现感染性休克应按休克处理，出现气道压迫时及早气管切开保证通气和氧合。颈部 MRI 或 CT 对第三鳃裂囊肿可做出定位及定性诊断，并显示其与周围组织间的关系，食管造影可清晰显示内瘘口、瘘管走行方向，三者联合对术前诊断及手术方式的选择有重要意义。因此临床上可根据患者病情选择合适的检查方法明确诊断及尽早治疗。

（张洁）

## 参考文献

[1] Garrel R，Jouzdani E，Gardiner Q，et al. Fourth branchial pouch sinus：from diagnosis to treatment [J]. Otolaryngol Head Neck Surg，2006，134（1）：157-163.

[2] Bailey H. The clinical aspects of branchial cysts [J]. Br J Surg，1923，10（10）：565-571.

[3] 梁赟，杨育生，李江. 鳃裂囊肿及瘘管199例临床病理分析 [J]. Journal of Oral and Maxillofacial Surgery，2013，23（1）：37-41.

[4] Ulku CH，Kaynak A，Avunduk MC，et al. Thyroid papillary carcinoma arising in ectopic thyroid gland in a secondary branchial cleft cyst [J]. Otolaryngol Head Neck Surg，2006，135（Suppl 1）：228.

# 病例 3 产后大出血伴多器官功能不全——肾内科、心内科、产科协助会诊和诊治

女，38 岁，因产后出血、少尿 16 天，呼吸困难 1 周入院。

**现病史：**患者 16 天前顺产后宫缩差，出现大出血，量 2000 多毫升，考虑胎盘剥离不完全，立即予次全子宫切除，术后转入 ICU，期间输血 4000 多毫升。住院期间出现血肌酐进行性升高，最高 400 μmol/L，伴有尿少，尿量约 200～300 ml/d，予血液透析治疗。1 周前患者开始自觉呼吸困难，稍咳嗽，无胸痛、咯血、咳痰、发热，查血小板正常，3P 试验阴性，D- 二聚体 13.1 mg/L，PCT 3.15 ng/L，N- 末端脑钠肽前体 > 35 000 pg/ml。胸部 CT 提示双侧胸腔积液，少量腹腔积液。予抗感染、胸腔穿刺引流等治疗，上诉症状未见好转，仍有气促，予无创呼吸机辅助通气转入我科。

**既往史：**无特殊。

**月经婚育史：**月经史正常，妊 4 产 4，第一胎 18 岁，第二胎 8 岁，第 3 胎 4 岁，配偶及后代健康。孕期规律产检。

**查体：**神清，呼吸 25 次 / 分，血氧饱和度 86%，对答切题，端坐位，口唇苍白，双侧颈静脉充盈，双肺呼吸音稍粗，双肺呼吸音减弱，双下肺可闻及少许湿啰音，心界向左扩大，心率 115 次 / 分，心律齐，二尖瓣听诊区可闻及收缩期奔马律，各瓣膜听诊区未闻及杂音。腹稍隆，无压痛。双下肢轻度水肿。右侧腹股沟血液透析管通畅，敷料干洁。

**入院诊断：**①多器官功能衰竭（非感染性）急性肾衰竭，急性心力衰竭，急性呼吸窘迫综合征，弥散性血管内凝血可能；②肺部感染；③中度贫血；④产后出血次全子宫切除术后。

入院后 CT 提示肺炎、双肺胸腔积液、盆腔积液等，予"哌拉西林-舒巴坦＋阿奇霉素"抗感染、补液、床旁血液透析并输注血制品（白蛋白、红细胞）治疗。患者仍诉有气促，解大便后症状加重，端坐呼吸，颈静脉怒张明显，双肺底可闻及湿啰音，双下肢水肿，考虑患者急性左心衰竭发作，予吗啡镇静、扩血管、重组人脑利钠肽（新活素）抗心力衰竭、盐酸乌拉地尔（亚宁定）降压、无创呼吸机辅助通气，血氧饱和度仍在 90% 左右，未见明显改善。期间发生气胸予胸腔穿刺闭式引流。但患者气促症状进一步加重，血氧饱和度下降，床边超声及胸片均提示心力衰竭较前加重，立即予气管插管呼吸机辅助通气后患者血氧可上升至 100%，气管插管 5 天后患者呼吸平顺，停用呼吸机，予吸氧下患者血氧饱和度在 98% 以上，拔除气管插管及胸腔闭式引流管，拔管后患者呼吸平稳，无胸闷、气促等不适。间断予床边血液透析治疗，肌酐水平最低可降至 136 μmol/L，患者尿量逐渐增加，约 200 ～ 900 ml/d，应用呋塞米、托拉塞米利尿后，尿量可维持 1500 ml/d，停用血液透析治疗，血钾波动于 5 ～ 6 mmol/L，血肌酐以每天约 100 μmol/L 速度上升，继续利尿，护肾治疗，病情平稳后出院。

## 问题 1：患者入院后存在急性肾功能不全但同时合并心功能不全，怎样进行容量管理？

**答：** 患者产妇，目前存在心脏、肾脏、产科、肺部等各方面问题，可请肾内科、心内科、产科多科会诊。内科会诊建议：①完善心脏彩超，可动态复查急诊心功能、肌钙蛋白 T、N- 末端脑钠肽前体、心电图；②控制血压，如血压过高，可使用静脉硝酸甘油降压；③心力衰竭方面可继续利尿、应用重组人脑利钠肽注射液、血液透析，视情况可予去乙酰毛花苷注射液 0.2 mg 静脉推注，注意洋地黄中毒，监测血药浓度，必要时可予球囊反搏，改善心力衰竭；④纠正贫血，患者血氧饱和度

90%，可输血纠正贫血；⑤继续维持电解质平衡，心内科、肾内科随诊；⑥必要时可请全院大会诊。产科会诊建议：控制血压 130 ～ 140/80 ～ 90 mmHg，考虑子痫可能性不大。根据会诊意见，予抗心力衰竭、血液透析治疗，但患者血压偏低，增加去甲肾上腺素用量维持血压。

## 问题 2：住院期间患者仍有气促，心力衰竭加重应该如何处理？

答：患者住院后气促加重，心脏彩超、胸片以及检验均提示心力衰竭加重，此时患者已采取抗心力衰竭治疗，血液透析利尿，无创呼吸机通气，但患者使用无创呼吸机无法耐受，不配合治疗，可采用积极镇静下予气管插管呼吸机辅助通气，改善氧合，消除肺水肿。气管插管 5 天后患者呼吸平顺，肺水肿减轻，拔除气管插管。因此难治性心力衰竭可予镇静，如果患者对镇静药物敏感或者镇静药物过量，可能会抑制呼吸，可予气管插管辅助通气，待心力衰竭缓解后及时拔除气管插管，以免引起呼吸机相关性肺炎。

### 关于急性循环衰竭（acute circulatory failure，ACF）

#### 1. 定义

急性循环衰竭是指由于失血、细菌感染等多种原因引起的急性循环系统功能障碍，以致氧输送不能保证机体代谢需要，从而引起细胞缺氧的病理生理状况[1-2]。休克是急性循环衰竭的临床表现，常常导致多器官功能衰竭，具有较高的病死率[2]。

#### 2. 急性循环衰竭的早期识别和诊断

不同原因引起急性循环衰竭（休克）的病理生理过程不同，早期临床表现也有所不同，所以识别应个体化。诊断主要基于病因、血压、血乳酸水平和组织低灌注的临床表现[2]，诊断中还应包括预后评估等，详细流程见图 3-3-1。

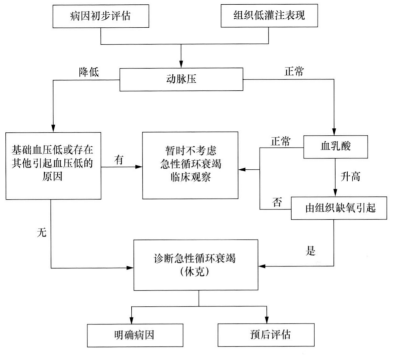

图 3-3-1　急性循环衰竭（休克）诊断流程[3]

### 3. 急性循环衰竭的对症治疗

（1）改善通气：应酌情根据患者的氧合状态来决定是否需要辅助通气，以及何种通气方式（有创或无创通气）。开始有创机械通气时可能出现动脉血压下降，提示低血容量状态，静脉回心血量减少。

（2）液体复苏建立静脉通路：选择中心静脉、头静脉等比较粗大的静脉。万分紧急时，也可考虑骨髓腔输液。

液体类型选择：首选晶体液，必要时可加用胶体液。

（3）改善心泵功能

血管活性药物：血管活性药物的应用一般应建立在充分液体复苏的基础上。首选去甲肾上腺素，尽可能通过中心静脉通路输注，维持心输出量、增加血管阻力，提高血压。去甲肾上腺素常用剂量为（0.1～2.0）μg/（kg·min）。

正性肌力药物：首选多巴酚丁胺，起始剂量（2～3）μg/（kg·min），静脉滴注速度根据症状、尿量等调整。磷酸二酯酶抑制剂包括米力农、依诺苷酮等，具有强心和舒张血管的综合效应，可增强多巴酚丁胺的作用。

（4）调控全身性炎症反应：液体复苏治疗旨在恢复循环量和组织灌注，但不能有效阻止炎症反应的发生。因此，应尽早开始抗炎治疗，阻断炎症级联反应，保护内皮细胞，降低血管通透性，改善微循环。可选用乌司他丁、糖皮质激素等。糖皮质激素在考虑患者可能存在肾上腺皮质功能不全时使用。

（5）器官功能保护：器官功能障碍均发生在器官组织微循环障碍的基础之上。即使急性循环衰竭（休克）患者血流动力学参数稳定，也不代表器官组织的微循环已经改善，仍应动态评估其器官功能并及时治疗[1-2]。

### 4. 预后评估

急性生理与慢性健康Ⅱ（APACHE Ⅱ）评分、序贯器官衰竭（SOFA）评分和血乳酸水平是急性循环衰竭（休克）患者预后评估的可靠指标。

APACHE Ⅱ评分：APACHE Ⅱ评分对患者总体病情进行初步评估。根据公式计算预期病死率，计算结果以 0.5 为界，0.5 以下为预测死亡，0.5 以上为预测存活。

SOFA 评分：明确诊断为脓毒性休克时，应进行 SOFA 评分并动态监测。SOFA 评分对脓毒性休克患者预后评估准确性高于APACHE Ⅱ评分。SOFA 评分联合血乳酸可进一步提高预后评估准确性。

血乳酸：血乳酸是反映组织缺氧和细胞氧利用障碍的敏感指标。血乳酸＞ 1.5 mmol/L，脓毒性休克患者 28 d 病死率已显著增高[4]。基线乳酸 2～4 mmol/L、＞ 4 mmol/L 的患者 28 d 死亡风险分别是＜ 2 mmol/L 患者的 3.27 倍和 4.87 倍[5]。而乳酸＞ 2 mmol/L 的创伤性休克患者病死率显著升高、住院时间显著延长[6]。

APACHE Ⅱ 评分、SOFA 评分、乳酸有助于评估患者预后。

## 本病例要点

该患者产后大出血引起急性循环衰竭，引起急性肾功能不全，急性肾功能不全又导致高血压、心功能不全，予利尿、血液透析后患者心功能改善不明显，可强力镇静，降低心肌耗氧，若出现呼吸抑制可予气管插管呼吸机辅助通气。待氧合改善后可拔除气管插管。因此急性循环衰竭应该早期识别，早期处理以免发生器官功能不全。

（张洁）

## 参考文献

［1］VincentJL，DeBackerD. Circulatory shock［J］. NEngl J Med，2013，369（18）：1726-1734.

［2］CecconiM，De BackerD，AntonelliM，et al. Consensus on circulatory shock and hemodynamic monitoring. Task force of the European Society of Intensive Care Medicine［J］. Intensive Care Med，2014，40（12）：1795-1815.

［3］陈伟，姬秋和. 急性循环衰竭中国急诊临床实践专家共识［J］. 中华糖尿病杂志，2015，7（2）：65-67.

［4］WacharasintP，NakadaTA，Boyd JH，et al. Normal-range blood lactate concentration in septic shock is prognostic andpredictive［J］. Shock，2012，38（1）：4-10.

［5］Mikkelsen ME，Miltiades AN，GaieskiDF，et al. Serum lactate is associated with mortality in severe sepsis independent of organ failure and shock［J］. Crit Care Med，2009，37（5）：1670-1677.

［6］Ouellet JF，Roberts DJ，TirutaC，et al. Admission base deficit and lactate levels in Canadian patients with blunt trauma：are they useful markers of mortality？［J］. J Trauma Acute Care Surg，2012，72（6）：1532-1535.

# 病例 4　隐性破伤风——普外科、耳鼻喉科、神经内科协助会诊和诊治

女，48 岁，因吞咽及张口困难 2 周，加重 4 天入院。

现病史：患者 2 周前出现吞咽不适，伴口齿不清、不自主咬舌、转颈困难，无发热、头痛、气促，遂到当地医院就诊，予补液、针灸治疗未见好转。头颅 MRI："未见异常改变、左侧咽隐窝开口变浅"，同时完善血常规及心脏、腹部、泌尿系超声检查未见明显异常。住院期间症状加重，逐渐进展为牙关紧闭、吞咽及张口困难，出现四肢抽搐，颈背部僵硬，伴发热，最高 39.3℃，考虑"破伤风"可能，予经鼻气管插管转 ICU，予抗破伤风、抗感染、镇静镇痛、营养支持等治疗，患者未再出现阵发性痉挛，但患者躯干、四肢肌张力仍升高，为进一步治疗，自动到我院急诊就诊，拟诊"破伤风感染"收入我科。

既往史：家属诉曾有哮喘病史，未予规律诊治。否认糖尿病、高血压、冠心病等慢性病史，否认乙肝、结核等传染病史，否认铁器、不洁物品及其他外伤史，否认输血史，2017 年于当地医院行子宫息肉切除术，否认过敏史，否认传染病史，预防接种史不详。

婚育史：已婚已育，已绝经，适龄结婚，丈夫已去世，育有 2 子均体健。

家族史：家中无类似疾病成员，否认家族性遗传病和精神病史。

查体：T 37.4℃，P 106 次 / 分，RR 22 次 / 分，BP 111/61 mmHg。经鼻气管插管，低流量给氧，发育正常，镇静状态，全身皮肤无新鲜外伤、皮疹、皮下出血，四肢多处陈旧性瘢痕，未见明显异

物残留。两侧瞳孔等大同圆，直径 3 mm，双侧瞳孔对光反射灵敏。口腔置入口咽通气管。留置胃管，无胃内容物引出。颈部肌肉僵硬，向后仰伸，双侧颈静脉无怒张，双侧颈动脉无异常搏动。双肺未闻及干、湿啰音及胸膜摩擦音。心率 106 次 / 分，心律齐，未闻及病理性杂音。腹部平坦，腹肌紧张。腹部触诊查体不佳。肠鸣音减弱，2 ～ 3 次 / 分。四肢肌张力稍高，无畸形及静脉曲张。跟腱反射亢进。双侧 Babinski 征阴性。声、光刺激及肌肉注射未诱发肌肉痉挛。

## 问题 1：患者入院后破伤风诊断明确吗？需要哪几个学科会诊？

**答：**患者病史不明确，全身未见明显伤口，破伤风诊断不明确。故请普外科、神经内科、耳鼻喉科急会诊，协助诊治。普外科会诊考虑不排除破伤风可能，建议神经内科进一步协诊，建议感染科会诊，调整抗生素方案。耳鼻喉科会诊，予查看鼻咽部，张口受限，双侧扁桃体及软腭未见明显肿物，咽后壁大量分泌物，窥视欠清，喉镜检查不能配合，建议完善鼻咽部＋颈部 MRI 增强，条件允许情况下行纤维鼻咽镜检查。神经内科会诊，考虑颅内感染可能性不大，建议行腰椎穿刺术，了解脑脊液性质，排除颅内感染，同时排查有无自身免疫性脑炎，必要时复查头颅 MRI ＋增强＋ DWI，积极筛查发热原因，必要时升级抗生素。

入院后结合患者木厂工人职业，以吞咽困难、张口困难为发病特征，全身虽无新鲜外伤但有较多散在外伤瘢痕，外院头颅 MRI 未见明显异常，完善腰椎穿刺术，测压力 173 mmH$_2$O，脑脊液生化、常规、隐球菌、结核、致病菌等检查未见异常，可排除颅内感染病变。考虑诊断为破伤风感染，予"破伤风抗毒素、破伤风免疫球蛋白"抗破伤风，"青霉素、甲硝唑"等抗感染治疗，并予气管插管机械辅助通气、镇静止痛、营养支持、维持电解质、禁声、禁光等治疗。为保护气道，于入院 3 天行气管切开术，术后继续接呼吸机辅助通气。入院第 14 天拔除气切套管封闭切口，经治疗后患者张口明显缓解，四肢未再痉挛，呼吸平稳，腹肌软，行走活动、言语、吞咽等均可。

## 问题 2：重度破伤风患者如何镇静、镇痛？是否需要联合使用肌松剂？何时使用？如何使用？

**答：**重度破伤风患者出现痉挛需要予适度的镇静、镇痛甚至肌松治疗。但是，在人工通气下给予深度镇静和肌松可能会延长气管插管和机械通气的时间，增加呼吸机相关性肺炎、气管狭窄、脱机困难和急性呼吸窘迫综合征的风险。如果大剂量的苯二氮䓬类药物和阿片类药物联合使用仍然不能有效控制肌肉痉挛，这时就需要肌松治疗，可以选择维库溴铵、泮库溴铵、罗库溴铵、阿曲库铵等。肌松药物选择的原则与其他类型重症疾病类似。

### 关于破伤风

破伤风由经皮肤或黏膜侵入人体的破伤风梭菌（clostridium tetani）分泌的神经毒素引起，其临床特征是肌肉痉挛，随着病情进展，轻微的刺激也有可能诱发全身强直性发作，从而导致各种并发症，甚至引起死亡，是一种特异性感染[1]。

**1. 发病机制**

破伤风的病原体为破伤风梭菌，为梭形芽孢杆菌属，革兰氏阳性的专性厌氧菌，芽孢广泛分布于土壤及环境中。破伤风梭菌可以通过破损的皮肤进入体内，通常是污染的物体造成的伤口，伤口内有坏死组织。破伤风梭菌对活组织、淋巴结、血液无侵袭力，但可产生毒素引起发病。毒素有 2 种：溶血素和痉挛毒素。目前溶血素的作用尚未明确，可能造成组织损伤。痉挛毒素即破伤风毒素，是破伤风梭菌致病的主要因素[2]。

**2. 临床表现**

破伤风的潜伏期较短，一般为 3～21 天，多数在 10 天左右，但根据伤口特征、范围和部位，可能为 1 天到数月之间。全身型破伤风患者的前驱症状有乏力、头晕、头痛、咀嚼无力、咀嚼肌酸胀、局部肌肉发紧等；接着出现肌肉紧张性收缩，阵发性痉挛，通常最先出现在咀嚼肌，随后为面部表情肌，颈项、背、腹、四肢肌肉，最后为膈肌、肋间肌。相应的典型表现是张口困难，苦笑面容，甚至牙关紧闭；颈项强直，头后仰；背、腹肌收缩，因背部肌群有力，躯干扭曲呈弓形，形成角弓反张或侧弓反张；膈肌受影响时，可出现面唇青紫，呼吸困难甚至暂停。上述发作可因轻微的刺激（如光、声、接触、饮水等）而诱发。间歇期长短不一，发作越频繁，病情越严重。发作时神志清楚，痛苦面容，每次发作时间由数秒至数分钟不等[3-5]。

### 3. 诊断

破伤风的诊断主要依靠外伤史及临床表现，张口受限、苦笑面容、肌张力增高为特征性表现，压舌板试验敏感性及特异性均较高。诊断困难时可考虑实验室诊断方法，伤口组织的破伤风梭菌培养或 PCR 检测阳性，可确诊破伤风，但阴性不能排除诊断，血清破伤风 IgG 抗体浓度大于 0.1 IU/ml（需在给予抗毒素前抽血，ELISA 检测方法）时对机体有保护作用，患破伤风的可能性小[1]。

### 4. 治疗

（1）创伤后早期彻底清创是关键措施之一。

（2）破伤风患者需要镇静、镇痛甚至肌松治疗以控制肌肉痉挛，可以使用苯二氮䓬类药物、右美托咪定、芬太尼等。硫酸镁可以作为辅助，但不推荐常规使用。

（3）抗生素在破伤风的治疗中发挥辅助作用，建议给予抗生素以抑制伤口中的破伤风梭菌增殖，推荐的一线用药有甲硝唑和青霉素。

（4）尽快使用人破伤风免疫球蛋白、破伤风抗毒素。人破伤风免疫球蛋白剂量为 3000 ～ 6000 IU，破伤风抗毒素的剂量为 50 000 ～ 200 000 IU。破伤风感染不能诱导机体产生免疫力，应给予主动免疫[1]。

## 本病例要点

患者中年女性，无明显诱因起病，进行性吞咽困难、牙关紧闭、颈背部僵直，伴发热，近期无外伤史，外院完善头颅 MRI、血常规、心脏及腹部泌尿系超声检查未见明显异常，根据其牙关紧闭症状，虽未发现伤口，高度怀疑破伤风可能，已予破伤风抗毒素肌注。患者肌肉痉挛发作，注意与癫痫鉴别。患者颈强直，伴发热，声、光刺激及肌肉注射未诱发肌肉痉挛，注意颅内感染可能。入院后患者全身肌肉痉挛表现明显，经鼻气管插管可诱发痰液分泌，对呼吸不利，尽早行气管切开手术，持续镇痛、镇静及肌松剂治疗。后期患者出现自主神经功能紊乱，如出汗等，原因可能是循环中去甲肾上腺素及肾上腺素浓度升高导致心血管调节功能障碍。

（张洁）

## 参考文献

［1］张炜，于学忠. 成人破伤风急诊预防及诊疗专家共识［J］. 临床急诊杂志，2018，19（12）：801-811.

［2］中国疾病预防控制中心. 新生儿破伤风知［EB/OL］. http：//www.chinacdc.cn/jkzt.

［3］ThwaitesCL，BeechingNJ，NewtonCR. Maternalandneonataltetanus［J］. Lancet，2015，385（9965）：362-370.

［4］吴孟超，吴在德. 黄家驷. 外科学（第7版）［M］. 北京：人民卫生出版社，2008：127-128.

［5］陈孝平，汪建平，赵继宗. 外科学（第9版）［M］. 北京：人民卫生出版社，2018：117-119.

# 病例 5　脓毒症休克伴多器官功能衰竭——肾内科、心内科、神经内科协助会诊和诊治

女，55 岁，因发热、腰痛 6 天，头晕 5 天入院。

现病史：患者 6 天前无明显诱因出现发热，未测体温，伴畏寒、寒战、腰痛，伴尿痛、尿频、尿急，自服"安乃近、布洛芬"后热退。5 天前出现头晕，伴乏力、视物模糊，在外院就诊时测血压 73/44 mmHg，查血常规白细胞、血小板降低，肌酐升高，胸部＋腹部 CT 示"双肺感染、急性胆囊炎、左肾输尿管膀胱口结石及肾积液"，诊断"脓毒症休克"，予"多巴胺"升压、"亚胺培南西司他丁"抗感染、输血浆、护肝、补液扩容等治疗，并行"左侧输尿管镜探查＋支架管置入术"，术后肌酐逐渐升高，持续少尿，合并代谢性酸中毒，予气管插管呼吸机辅助通气、床边 CRRT 治疗，予去甲肾上腺素静脉泵入维持血压。后转到我院，急诊查血常规：WBC $36.10×10^9$/L，N% 93.1%，PLT $31×10^9$/L，HGB 84 g/L；PCT 40.53 ng/ml；总胆红素 116 μmol/L，肌酐 334 μmol/L；心功能：CK 802 U/L，CK-MB 68 U/L，LDH 1616 U/L；心肌肌钙蛋白 T（cTnT）1008 ng/L；尿检：重度浑浊，尿胆原 131 μmol/L，WBC 1786 个 / 微升；考虑"脓毒性休克、多器官功能不全、心肌坏死"，为进一步诊治收入我科。

既往史："泌尿系结石"病史 20 余年，曾予"碎石"治疗。否认"高血压、糖尿病、心脏病"等慢性病史，否认肝炎、肺结核等传染病史，否认外伤史，有输血史，否认食物及药物过敏史，预防接种史不详。

婚育史：已绝经（绝经年龄不详），已婚已育，妊 6 产 5，育有 3 女 1 子，1 女早夭。

家族史：家中无类似疾病成员，否认家族性遗传病和精神病史。

查体：T 38.5℃，P 81 次 / 分，RR 12 次 / 分，BP 81/48 mmHg。昏迷状，GCS 评分 4 分（E1M2V1），气管插管呼吸机辅助通气（容控 A/C 模式：潮气量 430 ml，呼吸频率 12 次 / 分，PEEP 5 cmH$_2$O，吸氧浓度 40%），查体不配合。留置右颈内深静脉置管，左股静脉血液透析置管。双侧巩膜及全身皮肤黄染，全身皮肤散在皮下出血及瘀斑。两侧瞳孔等大同圆，直径 2 mm，对光反射迟钝。双肺呼吸音粗，双肺未闻及明显干湿啰音。心率 81 次 / 分，心律齐，各瓣膜听诊区未闻及明显病理性杂音。腹软，轻度压痛。肝脾肋下未触及。肠鸣音消失，四肢暖，双上肢及双下肢水肿。双侧足背动脉搏动正常。颈软，四肢肌张力正常，双侧 Babinski 征未引出。余查体不能配合。

## 问题 1：患者诊断脓毒性休克，多器官功能衰竭，该哪些专科参与治疗？

答：患者诊断"脓毒性休克、多器官功能衰竭（肾、心、脑、肝、循环）、肺部感染、泌尿系感染"明确，涉及多个专科。神经内科医师会诊后示：①患者基础病多，一般状况差，积极控制原发病，维持水、电解质平衡。②建议 1 周内复查头颅 CT，若条件允许，完善头颅 MRI ＋ MRA ＋ DWI 明确颅内情况，排查代谢性脑病。③定期复查肝肾功能、血气分析、血氨。心内科会诊后示：目前 cTnT 高考虑心肌坏死，BNP 升高与原发性重症感染损伤心肌、肾功能不全相关；建议继续抗感染、记出入量、维持水电解质平衡、支持对症治疗，必要时适当利尿（注意血压、电解质），动态复查 cTnT、急诊心功能、心电图。治疗方面主要是抗感染、抗休克。

入院后予美罗培南、万古霉素抗感染、乌司他丁抗炎、血液净化、输血、补充白蛋白、护肝、碱化尿液、去甲肾上腺素维持血压、维持水电解质平衡等治疗。入院第三天患者神志好转，能遵嘱动作，无气促，予拔除气管插管。送检血及尿细菌培养，培养出大肠埃希菌，根据药敏，调整抗感染药物为头孢他啶；痰培养结果示溶血葡萄球菌，但患者感染指标下降，无发热，考虑标本污染可能；拔除气管插管后气管末端培养出洋葱伯克霍尔德菌，对头孢他啶敏感，继续当前抗感染治疗。根据患者血压情况，予调整去甲肾上腺素用量，并逐渐停用。入院第7天查淀粉酶高，未诉腹痛、腹胀，查体全腹部无压痛，查CT示急性胰腺炎，予禁食、生长抑素、抑酸等治疗后淀粉酶逐渐下降，经治疗患者病情好转出院。

## 问题 2：如何正确并合理选择抗生素？

**答：** 患者入院时血常规白细胞、中性粒细胞、降钙素原明显升高，存在肺部及泌尿系感染，而且发展至脓毒症性休克，在不明确病原菌的情况下首先选择广谱抗生素，同时需考虑当地环境的病原菌耐药情况，在抗感染启动前需留取血液、尿液、引流液等标本完善病原学检查。后期血及尿培养出大肠埃希菌（超广谱 β 内酰胺酶阴性），药敏：对头孢唑啉、头孢他啶（最小抑菌浓度≤1.0）、头孢替坦、亚胺培南、哌拉西林他唑巴坦、阿米卡星、妥布霉素、复方新诺明、氨曲南、头孢曲松、头孢吡肟、厄他培南、庆大霉素、呋喃妥因敏感，对左旋氧氟沙星中介，对氨苄西林、氨苄西林＋舒巴坦、环丙沙星耐药，考虑停用美罗培南、万古霉素，改用头孢他啶抗感染治疗。住院期间痰培养出溶血葡萄球菌，有少量菌落，对多种抗生素耐药，但患者已3天无发热、咳嗽、咳痰较前减少，感染学指标均逐渐下降，复查胸部CT提示肺部渗出较前好转，考虑目前抗感染治疗有效，该结果为标本污染可能，未予调整抗感染治疗。因此，要根据患者病情分析细菌为致病菌还是定植菌，合理解读病原学检查结果。

### 关于脓毒性休克的诊断

脓毒症是指因感染引起的宿主反应失调导致的危及生命的器

官功能障碍。脓毒性休克定义为脓毒症合并严重的循环、细胞和代谢紊乱，其死亡风险较单纯脓毒症更高[1-3]。

**1. 诊断标准**

对于感染或疑似感染的患者，当脓毒症相关 SOFA 评分较基线上升 ≥ 2 分可诊断为脓毒症。由于 SOFA 评分操作起来比较复杂，临床上也可以使用床旁快速 SOFA（quick SOFA，qSOFA）标准识别脓毒症患者，如果符合 qSOFA 标准中的至少 2 项时，应进一步评估患者是否存在脏器功能障碍[1]。脓毒性休克为在脓毒症的基础上，出现持续性低血压，在充分容量复苏后仍需血管活性药来维持平均动脉压（mean arterial pressure，MAP）≥ 65 mmHg（1 mmHg = 0.133 kPa）以及血乳酸浓度 > 2 mmol/L[1]。临床诊断流程见图 3-5-1。

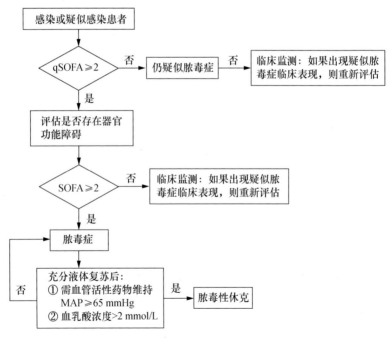

**图 3-5-1 脓毒症和脓毒性休克发热临床诊断流程**

### 2. 治疗注意

（1）脓毒性休克患者的液体复苏应尽早开始；对脓毒症所致的低灌注，推荐在拟诊为脓毒性休克起 3 h 内输注至少 30 ml/kg 的晶体溶液进行初始复苏；完成初始复苏后，评估血流动力学状态以指导下一步的液体使用。

（2）初始液体复苏及随后的容量替代治疗中，推荐使用晶体液，不推荐使用羟乙基淀粉进行容量替代治疗。

（3）对无出血或无计划进行有创操作的脓毒症患者，不建议预防性输注新鲜冰冻血浆。

（4）推荐抗菌药物在入院后或判断为脓毒症以后尽快使用，最佳在 1 h 内，延迟不超过 3 h。对于脓毒症或脓毒性休克患者，推荐经验性使用可能覆盖所有病原体的抗菌药物。对于脓毒性休克早期处理，推荐经验性联合使用抗菌药物，对于脓毒症而没有休克的患者或中性粒细胞减少的患者，不推荐常规联合使用抗菌药。建议脓毒症及脓毒性休克患者的抗菌药物应用疗程为 7 ～ 10 天。

（5）对于脓毒性休克，如果初始应用联合抗生素治疗后临床症状改善或感染控制，推荐抗生素降阶梯，停止联合治疗，推荐去甲肾上腺素作为首选血管加压药；对于快速性心律失常风险低或心动过缓的患者，可将多巴胺作为替代药物。

（6）建议在去甲肾上腺素基础上加用血管加压素（最大剂量 0.03 U/min）以达到目标平均动脉压或降低去甲肾上腺素的用量。

（7）对于脓毒性休克患者，在经过充分的液体复苏及血管活性药物治疗后如果血流动力学仍不稳定，建议静脉使用氢化可的松，剂量为每天 200 mg。

（8）必要时机械通气、血液透析治疗，注意控制血糖及预防应激性溃疡[4]。

## 本例要点

患者为 55 岁女性，因"发热腰痛 6 天，头晕 5 天"入院，结合病史、查体、辅助检查等，考虑患者诊断为：①脓毒性休克；②多器官功能衰竭（感染性）（肾、心、脑、肝、循环）；③泌尿系感染；④肺部感染；⑤腹腔感染；⑥左侧泌尿系双 J 管留置术后；⑦气管插管术后；⑧贫血原因待查；⑨血小板减少。治疗方面：①患者感染严重，多器官功能障碍，符合脓毒性休克，初始予"美罗培南、万古霉素"抗感染治疗，予"乌司他丁"抑制炎症，积极予器官支持治疗。②患者入院时仍为昏迷状态，加用醒脑静治疗。③患者少尿，双手及双下肢水肿明显，予血液净化、加强补充白蛋白等治疗。④患者病情危重，考虑死亡率高、预后差，详细向患者家属交代病情，密切关注患者生命体征变化。对于脓毒性休克的患者首先明确原发病，重拳出击，控制感染源，休克方面需要积极补液，去甲肾上腺素维持血压，待病情稳定后及时降级抗生素，停用血管活性药物。

（张洁　林锦堂）

## 参考文献

［1］ Singer M，Deutschan C S，Seymour C W，et al. The Third International Consensus Definitions for Sepsis and Septic Shock（Sepsis-3）［J］. JAMA，2016，315（8）：801-810.

［2］ Shankar-Hari M，Phillips G S，Levy M L，et al. Developing a New Definition and Assessing New Clinical Criteria for Septic Shock：For the Third International Consensus Definitions for Sepsis and Septic Shock. JAMA，2016，315（8）：775-787.

［3］ Seymour C W，Liu V X，Iwashyna T J，et al. Assessment of Clinical Criteria for Sepsis：For the Third International Consensus Definitions for Sepsis and Septic Shock（Sepsis-3）［J］. JAMA，2016，315（8）：762-774.

［4］ 于学忠，姚咏明，周荣斌，等. 中国脓毒症 / 脓毒性休克急诊治疗指南（2018）［J］. 临床急诊杂志，2018，19（9）：567-588.

# 病例 6  重症肺炎——呼吸科、内分泌科协助会诊和诊治

女，44 岁，因咳嗽、气促 9 天，加重伴发热 5 天入院。

现病史：患者 9 天前开始出现咳嗽、咳痰、气促，活动后明显，伴有头晕、肢体无力，当时无发热、鼻塞、流涕、胸闷、胸痛等不适。5 天前出现发热，体温最高 40℃，曾就诊于外院，查血常规：WBC 14×10⁹/L，HGB 80 g/L，N% 95.6%；K 2.88 mmol/L；胸片提示双肺炎症。诊断 "①重症肺炎，Ⅰ型呼吸衰竭，②2 型糖尿病，③低钾血症" 收入院。入院后予无创机械通气、抗感染（美罗培南 1 g 每 8 h、利奈唑胺 600 mg 每 12 h、奥司他韦 75 mg 2 次 / 日）、止咳、雾化平喘等治疗，血氧控制不佳。转我院急诊，当晚患者突发气促加重，高流量给氧血氧维持在 86% ~ 88%，予气管插管接呼吸机辅助通气，为进一步治疗转入我科。患者自起病以来精神一般，饮食睡眠一般，大小便如常，体重未见明显下降。

既往史：于外院入院后发现 "2 型糖尿病"，否认 "高血压、心脏病" 等慢性病史，否认肝炎、肺结核等传染病史，否认外伤史，输血史不详，否认食物及药物过敏史，预防接种史不详。

婚育史：已婚，育有 1 子 1 女，子女及配偶体健。

家族史：家中无类似疾病成员，否认家族性遗传病和精神病史。

入院查体：T 36.4℃，P 101 次 / 分，RR 30 次 / 分，BP 85/64 mmHg，血氧饱和度 95%。患者呈镇静状态，去甲肾上腺素维持血压，气管插管接呼吸机辅助通气，双眼球结膜水肿，双侧瞳孔等大等圆，直径约 2 mm，直接及间接对光反射灵敏，颈静脉稍怒张，双肺听诊呼吸音粗，双肺底可闻及湿啰音。心率 101 次 / 分，律齐，心音可，腹肌软，余查体不配合，双下肢轻

度水肿。

入院后考虑患者诊断"重症肺炎、脓毒性休克",予呼吸机辅助通气、"美罗培南 1 g 每 8 h＋利奈唑胺 0.6 g 每 12 h＋帕拉米韦 0.3 g 每日"抗感染治疗,患者血压偏低,气管插管后躁动不安,出现人机对抗,予镇静、去甲肾上腺素维持血压。同时完善相关检查,检查结果示:WBC $10.85\times10^9$/L,HGB 78 g/L,PLT $226\times10^9$/L,N% 93%;PCT 3.76 ng/ml;$CO_2$-CP 18 mmol/L;血糖 12.7 mmol/L;白蛋白 20.9 g/L。胸部 CT＋CTA＋CTPA:双肺感染,右肺上叶后段、中叶、下叶内基底段、前基底段及左肺上叶尖后段、下叶外基底段、后基底段肺组织实变,考虑重症肺炎可能性大。患者入院第 5 天出现尿崩,每日尿量9000～11 000 ml,入院第 7 天患者呼吸明显好转,拔除气管插管。入院第 15 天患者无发热,无咳嗽、咳痰,生命体征平稳,尿量正常,血糖控制可,予出院(图 3-6-1,图 3-6-2)。

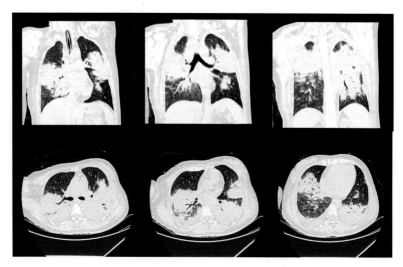

**图 3-6-1　治疗前胸部 CT**　双肺多发大片、斑片样密度增高影,其内见空气支气管征;双侧胸腔少量积液,以右侧为多

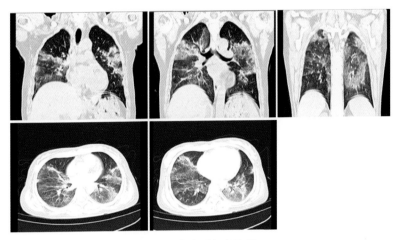

图 3-6-2　治疗后复查胸部 CT

## 问题 1：患者转入我科时存在的主要问题是什么，应如何处理？

**答：**患者转入我科时气管插管，呼吸机辅助通气，呼吸急促，血氧饱和度低，血压低于 90/60 mmHg，需用去甲肾上腺素维持血压，胸部 CT 提示肺部感染，符合重症肺炎的 2 项主要标准：①有创机械通气，②有感染性休克，使用血管活性药物；符合 2 项次要标准：① $PaO_2/FiO_2$ = 142 mmHg，②胸部 CT 提示双肺多发渗出。因此患者重症肺炎诊断明确。

患者存在①发热且体温＞ 38℃，降钙素原（PCT）升高，气促，呼吸频率＞ 20 次 / 分（插管前）；②影像学 CT 提示双肺炎症；③ SOFA 评分 9 分，脓毒症诊断明确。

治疗方面：患者既往有糖尿病基础，但未发现，机体免疫功能差，容易发生感染，此次发病迅速，肺部 CT 提示"多肺叶、肺段组织实变"，且已在其他医疗机构治疗，因此入院后不仅要覆盖社区获得性肺炎常见病原菌，也需要考虑医院获得性肺炎的常见病原菌，暂予"美罗培南、利奈唑胺"经验性抗感染并联

合 "帕拉米韦" 抗流感病毒治疗，积极完善痰培养、血培养等病原学检查，并追踪 CDC 不明原因肺炎的检查结果。患者血氧低，氧合差，需继续气管插管呼吸机辅助通气。

脓毒性休克首先去除原发病，此患者主要是抗感染治疗，同时积极液体复苏并予小剂量去甲肾上腺素维持血压。

## 问题 2：患者在入院第 5 天出现尿崩，原因是什么？应该如何处理？

**答：**请内分泌科会诊：患者尿量增多考虑毛细血管渗透综合征、糖尿病等所致肾性尿崩，不排除中枢性尿崩可能，可予加用醋酸去氨加压素片诊断性治疗，同时予补液，维持水、电解质平衡。加用醋酸去氨加压素片后患者尿量并未减少，头颅 CT 未提示垂体瘤，考虑为感染控制、血压回升、毛细血管渗透综合征治疗好转等多方面因素，使肾灌注改善所致肾性尿崩，主要处理是积极补液，维持体内水、电解质平衡。

### 关于重症肺炎（severe pneumonia，SP）

#### 1. 定义

重症肺炎是由肺组织（细支气管、肺泡、间质）炎症发展到一定疾病阶段，恶化加重形成，引起器官功能障碍甚至危及生命[1]。

#### 2. 诊断标准

重症肺炎的诊断标准较为繁琐复杂，在美国传染病学会 / 美国胸科学会（IDSA/ATS）标准上进行一定的简化，中国 2015 年成人社区获得性肺炎（CAP）指南采用新的简化诊断标准：符合下列 1 项主要标准或 ≥ 3 项次要标准者可诊断为重症肺炎，需密切观察、积极救治，并建议收住监护病房治疗。主要标准：①气管插管需要机械通气；②感染性休克经积极液体复苏后仍需要血管活性药物。次要标准：①呼吸频率 > 30 次 / 分；

②$PaO_2/FiO_2 < 250\ mmHg$；③多肺叶浸润；④意识障碍和（或）定向力障碍；⑤血尿素氮$\geq 7\ mmol/L$；⑥低血压需要积极的液体复苏[2-3]。

**3. 治疗**　重症肺炎的治疗首先应选择广谱强力抗菌药物，并应足量、联合用药。

医院获得性肺炎可用喹诺酮类或氨基糖苷类联合抗假单胞菌的 β- 内酰胺类、广谱青霉素 / β- 内酰胺酶抑制剂、碳青霉烯类抗生素的任何一种，必要时可联合万古霉素。大多数患者需要 7 ~ 10 天或更长时间的疗程（见表 3-6-1）。

表 3-6-1　重症肺炎初始经验性抗感染治疗的推荐意见[4]

| 不同人群 | 抗感染药物选择 | 备注 |
| --- | --- | --- |
| 无基础疾病青壮年 | （1）青霉素类 / 酶抑制剂复合物、三代头孢菌素、头霉素类、氧头孢烯类、厄他培南联合大环内酯类<br>（2）呼吸喹诺酮类 | （1）肺炎链球菌感染最常见，其他要考虑的病原体包括金黄色葡萄球菌、军团菌属、流感病毒等<br>（2）流感流行季节注意流感病毒感染，考虑联合神经氨酸酶抑制剂，并注意流感继发金黄色葡萄球菌感染，必要时联合治疗 MRSA 肺炎的药物 |
| 有基础疾病或老年人（年龄 $\geq 65$ 岁） | （1）青霉素类 / 酶抑制剂复合物、三代头孢菌素或其酶抑制剂的复合物、厄他培南等碳青霉烯类联合大环内酯类<br>（2）青霉素类 / 酶抑制剂复合物、三代头孢菌素或其酶抑制剂复合物、厄他培南等碳青霉烯类联合呼吸喹诺酮类 | （1）评估产 ESBL 肠杆菌科细菌感染风险<br>（2）关注吸入风险因素及相关病原菌的药物覆盖 |

| 不同人群 | 抗感染药物选择 | 备注 |
|---|---|---|
| 有铜绿假单胞菌感染危险因素者 | （1）具有抗假单胞菌活性的 β-内酰胺类<br>（2）有抗假单胞菌活性的喹诺酮类<br>（3）具有抗假单胞菌活性的 β-内酰胺类联合有抗假单胞菌活性的喹诺酮类或氨基糖苷类<br>（4）具有抗假单胞菌活性的 β-内酰胺类、氨基糖苷类、喹诺酮类三药联合 | 危险因素包括：<br>（1）气道铜绿假单胞菌定植<br>（2）因慢性气道疾病反复使用抗菌药物或糖皮质激素，重症患者或明确耐药患者推荐联合用药 |

治疗疗程：

抗感染治疗一般可于热退和主要呼吸道症状明显改善后 3～5 天停药，但疗程视不同病原体、病情严重程度而异，不能把肺部阴影完全吸收作为停用抗菌药物的指征。对于普通细菌性感染，如肺炎链球菌，用药至患者热退后 72 h 即可。对于金黄色葡萄球菌、铜绿假单胞菌、克雷伯菌属或厌氧菌等容易导致肺组织坏死的致病菌所致的感染，建议抗菌药物疗程＞2 周。对于非典型病原体治疗反应较慢者疗程可延长至 10～14 天。军团菌属感染的疗程建议为 10～21 天。对于重症肺炎，尤其初始反应不佳甚至失败的患者，其疗程会显著延长[5-6]。

**4. 治疗疗效的评估及处理**

（1）初始治疗有效的定义和处理：

1）定义：经治疗后达到临床稳定，可以认定为初始治疗有效，临床稳定标准即体温 ≤ 37.2 ℃，心率 ≤ 100 次/分，呼吸频率 ≤ 24 次/分，收缩压 ≥ 90 mmHg，血氧饱和度 ≥ 90%（或 $PaO_2 ≥ 60$ mmHg）。

2）处理：经初始治疗后，症状明显改善者可继续原有抗菌药物治疗。

对已经达到临床稳定且能口服药物的患者，可以改用同类或抗菌谱相近、敏感的口服制剂进行序贯治疗。

（2）初始治疗失败的定义和处理

1）定义：患者对初始治疗反应不良，症状持续无改善，需要更换抗菌药物或一度改善又恶化，病情进展，出现并发症，甚至死亡，认为治疗失败，包括对治疗无反应、进展、出现局部或全身并发症等情况。

2）处理：①注意与非感染性疾病的鉴别诊断：如肺部肿瘤、间质性肺部疾病、结缔组织病和肺栓塞等疾病。②并发症或合并症因素（免疫状况、脏器功能不全、基础肺部疾病如慢性阻塞性肺疾病、糖尿病、脑血管疾病），并注意排痰障碍、体位及引流、反复误吸等情况。③病原体的因素：需仔细追踪患者的流行病史，采集合格标本寻找病原体证据，结合药敏及药动学特性，调整抗菌药物方案。④初始治疗未能覆盖致病病原体。⑤出现二重感染。⑥耐药因素。⑦未能按药物最佳 PK/PD 等药代动力学使用，院内感染患者注意定植菌和致病菌的区分。⑧警惕特殊病原体感染，如分枝杆菌、真菌、肺孢子菌、包括 SARS 和人禽流感在内的病毒或地方性感染性疾病。

（3）预后：重症肺炎往往需要收住 ICU，死亡率高，病情变化快，应根据患者的临床表现，结合肺炎疾病评分、脏器功能评分及相关实验室检查综合评估预后[1]。

## 本病例要点

本例患者诊断为重症肺炎，诊断要点主要依赖临床症状、体征、影像学和血气分析。其发病可能与其自身基础疾病，免疫功能低下有关。治疗过程中应合理使用抗生素并维持患者生命体征，并积极进行病原学检查和影像学检查，必要时使用呼吸机辅助通气及血管活性药物，此期间应注意血压监测及输液量的管理，待病情好转及时降级抗生素及拔除气管插管，避免耐药菌、呼吸机相关性肺炎的发生。

（张洁　林锦堂）

# 参考文献

［1］于学忠. 中国急诊重症肺炎临床实践专家共识，中国急救医学，2016，36（2）：97-107.

［2］中华医学会呼吸病学分会. 医院获得性肺炎诊断和治疗指南（草案）［J］. 现代实用医学，2002，14（3）：160-161.

［3］Salih W，Schembri S，Chalmem JD. Simplification of the IDSA/ATS criteria for severe CAP using meta-analysis and observational data［J］. Eur Rospir J，2014，43（3）：842-851.

［4］中华医学会呼吸病学分会. 中国成人社区获得性肺炎诊断和治疗指南. 中华结核和呼吸杂志，2016，39（4）：260.

［5］Musher DM，Thomer AR. Community—acquired pneumoma［J］. N Engl J Med，2014，371（17）：1619-628.

［6］中华医学会呼吸病学分会. 社区获得性肺炎诊断和治疗指南［J］. 中华结核和呼吸杂志，2006，29（10）：651-654.

# 病例 7 真菌性肺炎——风湿免疫科、呼吸科协助会诊和诊治

男，76 岁，因咳嗽 3 天，发热伴头晕、乏力 1 天余入院。

现病史：患者于 3 天前无明显诱因出现咳嗽，干咳，夜间较为明显，无气促、呼吸困难等不适，未予诊治。1 天前患者在我院门诊排队交费过程中出现头晕、乏力，趴在地面上，当时无晕厥、黑矇，无恶心、呕吐，无抽搐、大小便失禁，无胸闷、胸痛，无心悸、大汗，有腰痛，无尿频、尿急、尿痛，被保安扶起后使用车床转至急诊。当时测体温 38.6℃，血压 123/80 mmHg，脉搏 114 次 / 分，血糖 6.1 mmol/L。查血常规：WBC $12.04 \times 10^9$/L，N% 85.4%，L% 8.6%；降钙素原（PCT）0.97 ng/ml。头颅 CT 示：双侧放射冠及基底节区多发小缺血、腔隙性梗死灶；胸部 CT 示：右肺上叶后段、左肺上叶尖后段及双肺下叶炎症。予"头孢哌酮舒巴坦钠、阿奇霉素"抗感染及补液等治疗后患者头晕缓解、血氧饱和度较前上升，仍有反复发热，最高体温 38.5℃。现为进一步诊治转入我科。自发病以来，患者精神、睡眠、食欲一般，二便正常，体重无明显下降。

既往史：类风湿关节炎、大疱性类天疱疮、高血压（3 级，很高危组）、糖尿病病史。近期服用激素、免疫抑制药。无外伤、手术史，无过敏史。

查体：T 38.7℃，P 108 次 / 分，RR 26 次 / 分，BP 133/80 mmHg。神志清，自动体位，查体合作。双肺呼吸音粗，可闻及细湿啰音，右下肺明显。心率 108 次 / 分，心律齐，心音可。腹部平软，无压痛及反跳痛，肠鸣音可，四肢肌力、肌张力正常，双下肢轻度水肿。

入院诊断：①肺部感染；②多发腔隙性脑梗死；③类天疱疮；④高血压（3 级，很高危组）；⑤糖尿病（待分型）；⑥类风湿关

节炎。

患者入科后予心电、血氧饱和度监测，血糖监测，治疗上予无创辅助通气，但患者不配合，而且出现肾功能不全，尿量减少，从而导致心功能不全，指尖血氧饱和度仅85%左右，立即予气管插管呼吸机辅助通气、抗感染（美罗培南＋万古霉素）；因为患者降钙素原不高，不排除病毒感染可能，加用帕拉米韦抗病毒，同时激素、丙种球蛋白治疗原发病，但患者仍有发热，肺部啰音增加，影像学提示肺部病变加重，病情进展迅速，血真菌D-葡聚糖明显升高，考虑真菌感染证据充足，予加用"伏立康唑"抗真菌治疗，同时抗心力衰竭，控制血压、血糖，营养支持治疗，患者肺部感染逐渐控制，症状较前明显改善，复查胸部CT病情较前好转，及时拔除气管插管，由于患者长期卧床，超声提示下肢静脉血栓及颈内静脉置管处可疑栓子形成，及时予抗凝治疗，患者病情稳定（图3-7-1，图3-7-2）。

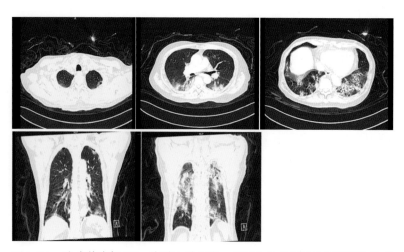

**图3-7-1　治疗前胸部CT**　右肺上叶后段、左肺上叶尖后段及双肺下叶见多发斑片状、条片状致密影，边界模糊；肺内未见实质性或间质性病变；双侧胸腔未见积液征象

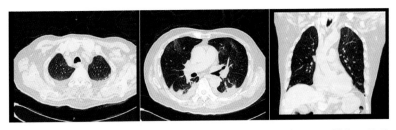

**图 3-7-2　治疗后胸部 CT**　双肺可见多发斑片状高密度影，边界模糊，较前有所吸收；双侧胸腔可见液性密度影，较前有所吸收，双肺下叶含气不全

## 问题 1：患者肺部感染诊断明确，如何合理选择抗生素治疗？

答：患者老年男性，既往有"糖尿病、大疱性类天疱疮"病史，近期服用激素、免疫抑制药，突发咳嗽、高热，CT 提示多发斑片影；流感高发季节；白细胞升高；此次考虑"重症肺炎、Ⅰ型呼吸衰竭"，而且病情进展迅速，选择广谱的高级抗生素重拳出击，并加用抗病毒治疗——"万古霉素＋美罗培南＋帕拉米韦"抗感染。该患者也不能排除真菌感染可能，两次真菌 D 葡聚糖明显升高，且病情未见明显好转，立即加用了抗真菌药物；加用抗真菌药物后患者临床症状明显好转，因此该患者还是考虑真菌性肺炎。

## 问题 2：抗真菌感染疗程是多长时间？

答：治疗至少持续 6～12 周；尤其对于像本例这种免疫抑制的患者，整个免疫抑制期间均应持续治疗，直至病变缓解。因此根据个体情况需要几个月甚至超过 1 年的时间。达到以下条件可停止治疗：临床症状和影像学病灶基本消失，微生物学清除以及免疫抑制状态逆转。该患者出院后应继续服用抗真菌口服药，必须疗程足够才能达到治疗效果。

## 关于真菌性肺炎

近年来，随着恶性肿瘤、血液病、人类免疫缺陷病毒（HIV）感染及接受免疫抑制剂治疗的器官移植及自身免疫病等免疫抑制宿主的增多，肺部真菌感染的发病率急剧上升。而抗原检测、聚合酶链反应、血清学诊断、CT和正电子发射计算机断层成像（PET）、支气管镜、纵隔镜和胸腔镜下活检等新的诊断技术和方法的发展，使肺部真菌感染的确诊率有了很大提高。与此同时，伏立康唑、泊沙康唑、两性霉素B含脂制剂和棘白菌素等新抗真菌药物的出现，为医生提供了更多有效和安全的选择[1-2]。

**1. 念珠菌血症与念珠菌肺炎**

念珠菌血症是最常见的系统性或侵袭性念珠菌病。念珠菌血症通常来源于定植在患者胃肠道和皮肤的念珠菌，白色念珠菌仍然是念珠菌血症最常见的病原体。

（1）念珠菌血症：

如果可能，拔除所有的中心静脉导管。若病情需要留置中心静脉导管，建议更换留置部位。建议初始治疗方案可选择：氟康唑、一种两性霉素B制剂、一种棘白菌素类、伏立康唑或氟康唑与两性霉素B联合。

对于临床稳定且近期未接受唑类治疗者，推荐氟康唑［400 mg/d或6 mg/（kg·d）］或卡泊芬净（首剂70 mg，序贯50 mg/d）或米卡芬净（100 mg/d）或阿尼芬净（首剂200 mg，序贯100 mg/d）。对于临床不稳定，或血念珠菌种类未明，推荐选择一种两性霉素B制剂或棘白菌素类药物，或伏立康唑、大剂量氟康唑［800 mg/d或12 mg/（kg·d）］或氟康唑＋两性霉素B。

对于念珠菌已经确定的患者：对于白念珠菌或可能是热带念珠菌的患者，选择氟康唑（400 mg/d）、两性霉素B［0.6～1.0 mg/（kg·d）］或一种棘白菌素；对于近平滑念珠菌，选择氟康唑（400 mg/d）或两性霉素B［0.6～1.0 mg/（kg·d）］；对于光滑念珠菌所致念珠菌血症，推荐一种棘白菌素类或两性霉素B，高剂量的氟康唑（800 mg/d）也可作为替代方案；对于克柔念珠菌血症，应选择棘白菌素类或两性霉素 B；对于葡萄牙念珠菌血症，优先选择氟康唑。

所有念珠菌血症患者，不管治疗药物及方案如何，最后一次血培养阳性后应继续治疗 2 周。

对有念珠菌血症危险因素的危重症患者，是否给予预防性治疗目前还存在争议。

（2）念珠菌肺炎：念珠菌侵犯肺实质引起念珠菌肺炎较为少见。从呼吸道分泌物中分离到念珠菌属通常没有临床意义。继发于念珠菌病血源性播散的肺炎相对多见。大多数病例报告使用两性霉素 B 治疗。

**2. 常用抗真菌药物**

（1）多烯类两性霉素 B：脱氧胆酸盐（简称两性霉素 B）是多烯类的经典代表，也是治疗肺部严重真菌感染包括曲霉病、隐球菌病、系统性念珠菌病以及严重的组织胞浆菌病、芽生菌病、球孢子菌病和接合菌病的基础用药。

（2）三唑类：三唑类有酮康唑、伊曲康唑、氟康唑、伏立康唑及泊沙康唑。此类药物与人细胞色素 P450 酶相互作用，因此在免疫抑制宿主尤其是移植及 HIV 感染患者中，药物相互作用值得注意。

1）伊曲康唑：其对曲霉、黏膜念珠菌、组织胞浆菌、芽生菌、球孢子菌和其他真菌感染有效，由于其高蛋白结合力及中枢神经系统穿透性差，对中枢神经系统感染不是理想选择。

2）氟康唑：对白色念珠菌、隐球菌、球孢子菌病有效。

3）伏立康唑：用于侵袭性曲霉菌病和其他真菌感染。

4）泊沙康唑：用于严重免疫抑制宿主侵袭性真菌感染的预防性治疗，以及氟康唑、伊曲康唑无效的难治性口咽部念珠菌感染，该药对难治性曲霉感染、球孢子菌、接合菌和其他真菌也有效。

（3）棘白菌素类：此类药为新的抗真菌药，通过抑制 1,3-β-葡聚糖合成酶而破坏真菌细胞壁，包括卡泊芬净、米卡芬净及阿尼芬净[1-2]。

## 本病例要点

患者 76 岁男性，既往有"糖尿病、大疱性类天疱疮"病史，一直服用激素、免疫抑制药，但近期停用相关药物，此次因"重症肺炎、Ⅰ型呼吸衰竭"入院，病情进展迅速，多次复查真菌 D- 葡聚糖明显升高，肺 CT 影像学表现有真菌感染可能，考虑真菌感染可能性大，予加用"伏立康唑"抗真菌治疗；皮肤科会诊后建议目前加用激素及甲氨蝶呤、叶酸，根据病情每周皮肤科随诊调整剂量。加用抗真菌治疗后病情明显缓解，改为口服继续治疗。因此若考虑真菌性肺炎应及时给予相应的抗真菌治疗，同时积极处理原发病，且治疗应该足量、足疗程。

（张洁）

## 参考文献

［1］Limper AH，Knox KS，Sarosi GA，et al. An official American Thoracic Society statement：Treatment of fungal infections in adult pulmonary and critical care patients. Am J Respir Crit Care Med，2011，183（1）：96-128.

［2］黄鑫炎，谢灿茂. 2011 ATS 成人呼吸与危重症患者真菌感染治疗指南解读. 中国循证医学杂志，2016，16（1）：11-19.

# 病例 8 重症肌无力伴呼吸衰竭——神经内科、呼吸科协助会诊和诊治

女，79 岁，主因双眼睑下垂伴双下肢乏力。

现病史：患者 13 年前诊断"重症肌无力"，长期服用"溴吡斯的明"抗胆碱酯酶及"甲泼尼龙"抗炎治疗。1 天前患者夜间睡眠时突发气促，不能平卧，呈端坐呼吸，伴大汗淋漓、头晕、胸闷，无胸痛、心悸，无咳嗽、咳痰等不适，休息可稍好转。今晨至我院急诊就诊，有发热，体温最高 38.5 ℃，查血白细胞、PCT 明显高；血气：pH 7.446，乳酸 3 mmol/L，提示 I 型呼吸衰竭；心电图未见 ST-T 改变；胸部 CT 示：右肺下叶新发大叶性肺炎。考虑"肺部感染、急性左心衰竭"，予硝酸甘油扩血管、抗感染（头孢哌酮舒巴坦＋阿奇霉素）、利尿等治疗。患者仍气促明显。

既往史：有"高血压""冠心病"病史，无外伤、手术、过敏史。

查体：嗜睡，呼之可点头示意，精神状态较差。被动体位，急性痛苦面容。双侧瞳孔同圆等大，直径 3.0 mm，对光反射灵敏，双眼睑水肿、下垂。双侧呼吸运动减弱，双肺呼吸音减弱，双下肺可闻及湿啰音。心率 85 次/分，心律不齐，频发早搏，心音可，双侧上、下肢肌张力对称正常，四肢肌力检查不配合。双下肢无水肿。

入院后继续"溴吡斯的明"抗胆碱酯酶及"甲泼尼龙"抗炎治疗；予"美罗培南、万古霉素"抗感染，雾化，化痰，"氯吡格雷 50 mg 1 次/日"抗血小板聚集，比索洛尔控制心律，调脂，维持水电解质平衡，调节血糖等治疗。入院当晚患者血气提示二

氧化碳潴留明显，同时患者神志变差。

## 问题 1：患者目前存在的主要问题是什么，如何处理？

**答**：患者既往有重症肌无力，此次住院因肺部感染，二氧化碳潴留，Ⅱ型呼吸衰竭；考虑肺部感染加重重症肌无力，呼吸肌无力，需呼吸机辅助通气。请神经内科、呼吸科会诊。神经内科会诊考虑目前肺部感染会加重重症肌无力症状，注意控制感染，纠正水电解质紊乱；甲泼尼龙 120 mg/d 静脉滴注，3 ～ 5 天后逐渐减量至 60 mg/d 维持治疗，溴吡斯的明 120 mg 每 8 h，注意有无腹痛等症状，丙种球蛋白冲击治疗（0.4 g/kg）3 ～ 5 天或血浆置换；注意补液控速，避免加重心脏负荷。患者长期服用激素，免疫力低下，选择覆盖革兰氏阴性、阳性菌的强效抗生素，迅速控制感染。

立即气管插管呼吸机辅助通气，考虑肺部感染加重重症肌无力症状致二氧化碳潴留、肺性脑病可能，继续抗感染，同时调整"甲泼尼龙、溴吡斯的明"的用量，输注丙种球蛋白治疗后患者神志转清，咳嗽、咳痰有力，复查二氧化碳分压降至正常，拔除气管插管。患者复查感染学指标明显好转，停用"美罗培南、万古霉素"，改用"头孢他啶"抗感染。患者呼吸情况及下肢肌力逐渐好转，激素逐渐减量。患者无发热，间断咳嗽、咳白痰，呼吸情况可，双侧眼睑无明显下垂，下肢肌力较入院明显好转，下肢乏力未见明显改善。

## 问题 2：患者重症肌无力有所好转，为什么下肢乏力未见明显改善呢？

**答**：首先，用于重症肌无力的激素、新斯的明等药物应随病情变化随时调整用量，而且很多药物会加重病情，所以患者的所有用药要慎重，不能选择对重症肌无力有影响的药物。患者有冠心病病史，本次入院有心力衰竭症状，心律不齐，频发早搏，一直服用比索洛尔；而重症肌无力禁用及慎用药物有氨基糖苷类抗生素、多黏菌素、巴龙霉素、奎宁、奎尼丁、吗啡、苯巴比妥、地西泮、苯妥英钠、普萘洛尔等，其中普萘洛尔与比索洛尔为同类药物；同时为避免头颅低灌注，予及时停用比索洛尔。因此当患者病情未见好转时应多方面考虑其原因。

# 关于重症肌无力（myasthenia gravis，MG）

## 1. 定义

重症肌无力是一种由乙酰胆碱受体（AChR）抗体介导、细胞免疫依赖、补体参与，累及神经肌肉接头突触后膜，引起神经肌肉接头传递障碍，出现骨骼肌收缩无力的获得性自身免疫性疾病。其主要临床表现为骨骼肌无力、易疲劳，活动后加重，休息和应用胆碱酯酶抑制剂后症状明显缓解、减轻[1]。

## 2. 临床分类

根据改良的 Osserman 分型分为：

（1）Ⅰ型：眼肌型，病变仅局限于眼外肌，2 年之内其他肌群不受累。

（2）Ⅱ型：全身型，有一组以上肌群受累。包括①ⅡA 型：轻度全身型，四肢肌群轻度受累，伴或不伴眼外肌受累，通常无咀嚼、吞咽和构音障碍，生活能自理；②ⅡB 型：中度全身型，四肢肌群中度受累，伴或不伴眼外肌受累，通常有咀嚼、吞咽和构音障碍，生活自理困难。

（3）Ⅲ型：重度激进型，起病急、进展快，发病数周或数月内累及咽喉肌；半年内累及呼吸肌，伴或不伴眼外肌受累，生活不能自理。

（4）Ⅳ型：迟发重度型，隐袭起病，缓慢进展。2 年内逐渐进展，由Ⅰ、ⅡA、ⅡB 型进展而来，累及呼吸肌。

（5）Ⅴ型：肌萎缩型，起病半年内可出现骨骼肌萎缩、无力[1]。

### 3. 治疗

（1）胆碱酯酶抑制剂治疗：此类药物是治疗所有类型 MG 的一线药物，用于改善临床症状，特别是新近诊断患者的初始治疗，并可作为单药长期治疗轻型 MG 患者[2]。国内一般最大剂量为 480 mg/d，分 3 ～ 4 次口服。

（2）免疫抑制药物治疗

1）糖皮质激素：是治疗 MG 的一线药物，可使 70% ～ 80% 的 MG 患者症状得到显著改善。糖皮质激素由于其强大的抗炎及免疫抑制作用，被广泛应用于 MG 的治疗[3]。目前常用于治疗重症肌无力的糖皮质激素包括：醋酸泼尼松、甲泼尼龙、地塞米松。如病情危重，在经良好医患沟通并做好充分机械通气准备下，可用糖皮质激素冲击治疗，其使用方法为：甲泼尼龙 1000 mg/d，连续静脉滴注 3 天，然后改为 500 mg/d，静脉滴注 2 天；或者地塞米松 10 ～ 20 mg/d，静脉滴注 1 周；冲击治疗后改为醋酸泼尼松或者甲泼尼龙，晨顿服。

2）硫唑嘌呤：是治疗 MG 的一线药物。眼肌型 MG 和全身型 MG 皆可使用，可与糖皮质激素联合使用，短期内有效减少糖皮质激素用量。

3）环孢素 A：用于治疗全身型和眼肌型 MG 的免疫抑制药物。通常使用后 3 ～ 6 个月起效，主要用于因糖皮质激素或硫唑嘌呤不良反应或疗效欠佳，不易坚持用药的 MG 患者；环孢素 A 也可早期与糖皮质激素联合使用，可显著改善肌无力症状，并降低血中 AChR 抗体滴度。

4）他克莫司：为一种强效的免疫抑制药物。本药适用于不能耐受糖皮质激素和其他免疫抑制药物不良反应或对其疗效差的 MG 患者，特别是抗 RyR 抗体阳性的 MG 患者；也可与糖皮质激素早期联合使用，以尽快减少糖皮质激素的用量，减少其不良反应。

5）环磷酰胺：用于其他免疫抑制药物治疗无效的难治性 MG 患者及胸腺瘤伴 MG 的患者。与糖皮质激素联合使用可以显著改善肌无力症状，并可在 6 ～ 12 个月时减少糖皮质激素用量。

6）吗替麦考酚酯（MMF）：MMF 为治疗 MG 的二线药物，但也可早期与糖皮质激素联合使用。

7）抗人 CD20 单克隆抗体（利妥昔单抗，rituximab）：利妥昔单抗可用来治疗自身免疫性疾病[4]。在治疗 MG 时，适用于对糖皮质激素和传统免疫抑制药物治疗无效的 MG 患者，特别是抗MuSK 抗体阳性的 MG 患者。

（3）静脉注射用丙种球蛋白：主要用于病情急性进展、手术术前准备的 MG 患者，可与起效较慢的免疫抑制药物或可能诱发肌无力危象的大剂量糖皮质激素联合使用，多于使用后 5～10天起效，作用可持续 2 个月左右。与血浆置换疗效相同，不良反应更小，但两者不能并用。在稳定的中、重度 MG 患者中重复使用并不能增加疗效或减少糖皮质激素的用量。

（4）血浆置换：主要用于病情急性进展期、出现肌无力危象、胸腺切除术前和围术期处理以及免疫抑制治疗初始阶段患者，长期重复使用并不能增加远期疗效。

（5）胸腺摘除手术治疗：疑为胸腺瘤的 MG 患者应尽早行胸腺摘除手术，早期手术治疗可以降低胸腺肿瘤浸润和扩散的风险。

（6）胸腺放射治疗：适用于胸腺增生、全身无力、药物疗效不佳、浸润性胸腺瘤不能手术、未完全切除胸腺瘤或术后复发的患者。

（7）其他：进行呼吸肌训练和在轻型 MG 患者中进行力量锻炼，可以改善肌力。建议患者控制体重、适当限制日常活动、注射季节性流感疫苗等均有益于病情的控制[1]。

## 本病例要点

对于重症肌无力患者应避免可能使重症肌无力加重或者复发的因素或者药物，常见的诱因有感染，本患者因肺部感染诱发重症肌无力、心力衰竭加重，其次冲击治疗也会引起症状加重，使呼吸肌无力，因此必要时可气管插管，呼吸机辅助通气，待急性期或病情好转后再调整用药及停止呼吸机治疗。对于重症肌无力患者的专科治疗，激素、免疫抑制药物等也应该随着病情变化逐渐增加或减少用量。

（张洁）

# 参考文献

［1］安中平 . 中国重症肌无力诊断和治疗指南 . 中华神经科杂志，2015，48（11）：934-940.

［2］SkeieGO，ApostolskiS，EvoliA，et al. Guidelines for treatment of autoimmune neuromuscular transmission disorders［J］. Eur J Neurol，2010，17（7）：893-902.

［3］Jani-AcsadiA，LisakRP. Myasthenia gravis［J］. Curr Treat Options Neurol，2010，12（3）：231-243.

［4］KosmidisML，DalakasMC. Practical considerations on the use of rituximab in autoimmune neurological disorders［J］. Ther Adv Neurol Disord，2010，3（2）：93-105.

# 病例 9　SLE 并发耶氏肺孢子菌肺炎——风湿免疫科、呼吸科、肾内科协助会诊和诊治

男，30 岁，因下肢水肿 14 年，咳嗽 2 个月，加重伴气促 1 个月入院。

现病史：患者于 14 年前无明显诱因出现双下肢水肿、光过敏，伴有泡沫尿，就诊于当地医院，诊断系统性红斑狼疮，予激素治疗 4 年余后自觉病情可，自行停用药物。10 余年来未再复查。2 个月前患者出现咳嗽，呈干咳、夜间较重，无发热、气促，自服"止咳糖浆"等药物治疗后未明显好转。1 个月前因受凉后咳嗽加重，伴发热、气促，体温最高 39.1℃，外院诊断"重症肺炎——耶氏肺孢子菌肺炎可能性大，系统性红斑狼疮致狼疮性肾炎，心功能不全，重度贫血"，予"美罗培南、卡泊芬净、复方磺胺甲噁唑"抗感染、"甲泼尼龙"抗炎、丙种球蛋白冲击、输血、血液透析、抗凝、利尿、补充白蛋白等治疗。经上述治疗后未见明显好转。为进一步诊治转入我科。

既往史：无"高血压、糖尿病、冠心病"等慢性疾病，无"乙肝、肺结核"等传染性疾病，无食物、药物过敏史，无重大外伤及手术史，无输血史，预防接种史不详。

婚育史：未婚未育。

家族史：家中无类似疾病成员，否认家族性遗传病和精神病史。

查体：T 36.2℃，P 97 次 / 分，RR 28 次 / 分，BP 157/110 mmHg。$SpO_2$ 85%，神清、对答切题，全身未见明显皮疹，腹壁及双侧大腿背侧可见皮肤条纹，双侧手臂内侧少许散在瘀斑，双肺呼吸运动对称，双肺呼吸音粗，可闻及广泛湿啰音，心率 97 次 / 分，律齐，各瓣膜听诊区未闻及杂音，腹部无明显异常，双下

肢轻度水肿。

患者有大量尿蛋白，重度贫血，双下肢水肿，光过敏，伴有泡沫尿、抗核抗体、抗dsDNA抗体、抗Sm抗体阳性，结合系统性红斑狼疮病史，累及肾、肺、血液，SLE疾病活动度（DAI）评分30分，考虑重型狼疮活动期，入院后予甲泼尼龙0.25 g 1次/日冲击治疗，3天后改为甲泼尼龙80 mg 1次/日抗炎治疗，以及伏立康唑200 mg 1次/日及头孢哌酮-舒巴坦1.5 g每12 h控制感染，呋塞米利尿等。复查胸部CT提示仍有明显肺部损伤，考虑狼疮性肺炎加重，予环磷酰胺0.2 g隔日1次（共5次）免疫抑制治疗。患者住院期间突发呼吸困难，不能平卧，双下肢凹陷性水肿加重，转至急诊重症监护室。转入后考虑肺部混合感染（细菌、真菌、病毒），予"复方磺胺甲噁唑+卡泊芬净+亚胺培南西司他丁钠"抗感染，结合患者大剂量使用免疫抑制剂，痰真菌荧光镜检可见非白念珠菌，胸部CT特点（图3-9-1，图3-9-2），

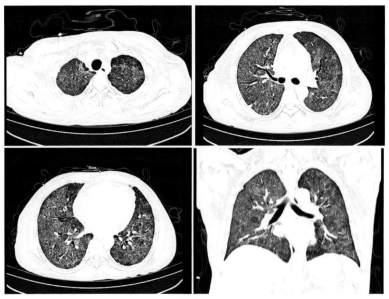

**图3-9-1　治疗前胸部CT**　双肺呈弥漫毛玻璃样变，双肺间质增厚，边界欠清楚；气管、主支气管及其分支管腔通畅，管壁未见明显增厚、狭窄及扩张；双侧胸腔未见明显积液征象

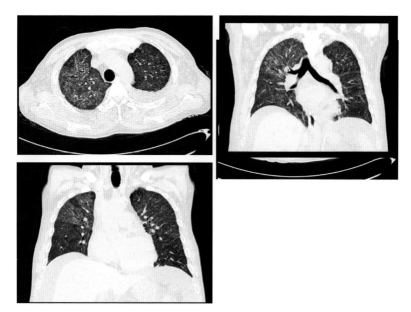

**图 3-9-2 治疗后复查胸部 CT** 对比前片，双肺呈弥漫毛玻璃样变，双肺间质增厚，边界欠清楚，较前稍减轻；右肺上叶前段支气管周围见斑片影，边界不清，较前减小

复方磺胺甲噁唑治疗后症状有好转，考虑为耶氏肺孢子菌肺炎。经治疗后，患者病情较稳定，SLE DAI 评分为 14 分，双下肢水肿消退，好转出院继续口服药物治疗。

## 问题 1：患者入院时病情危重，需要请哪些科室联合会诊？

答：患者入院时，诊断系统性红斑狼疮明确，合并肾、肺、心等多器官功能障碍，应请风湿免疫科、肾内科、呼吸科等相关专科会诊。风湿免疫科会诊考虑狼疮性肾损害，予甲泼尼龙 250 mg 冲击治疗 6 天，随后改为 80 mg/d 抗炎，羟氯喹、环磷酰胺免疫抑制治疗。肾内科会诊考虑肾功能不全可使用血液透析加强脱水，利尿，补充白蛋白等治疗；同时予低分子量肝素抗凝治疗。

外院胸片提示双肺弥漫性病变，请呼吸科会诊建议予头孢哌酮-舒巴坦、伏立康唑抗感染治疗。经过相关治疗后患者未再发热，感染指标、胸片提示感染较前改善。

## 问题 2：如何评价患者耶氏肺孢子菌肺炎的治疗效果？

**答**：在治疗的早期出现临床恶化（在治疗开始的前 3 ~ 5 天内）是常见的，建议在足量治疗的 8 天后进行重新评价。在临床没有改善或呼吸功能恶化的患者中，应当怀疑治疗失败。不推荐 β-D- 葡聚糖试验来评价疗效；其水平升高提示治疗失败或合并另一种真菌感染，而水平下降并不能明确预测治疗成功。重新评估或临床证实的治疗失败的患者，应当再行支气管镜检查和支气管肺泡灌洗以证实有无合并感染。由于系统的抗耶氏肺孢子菌治疗后的数天或数周仍可以从支气管肺泡灌洗液中检出耶氏肺孢子菌（PJ），因此不能用耶氏肺孢子菌的 PCR 阳性结果来解释治疗失败。治疗期间应当重复进行胸部 CT 扫描以监测耶氏肺孢子菌肺炎（PJP）相关肺部浸润的进程，并检查 PJP 并发症，如自发性气胸或胸腔积液。该患者治疗期间复查胸部 CT 或者胸部 X 线检查均提示肺部渗出有所好转。

### 关于耶氏肺孢子菌肺炎（PJP）[1-6]

耶氏肺孢子菌肺炎（PJP）是一种严重的呼吸系统机会获得性感染疾病。主要在 HIV 感染的患者中发病。非艾滋病患者人群为：白血病、骨髓移植、器官移植、肿瘤化疗、长期应用激素及细胞毒性药物人群，大约 50% 的 PJP 患者有急性肺损伤，与其他细菌性肺炎相比，PJP 患者更易发生肺功能持续减退（慢性肺损伤），28% ~ 71% 的患者合并其他病原菌感染，尤其是金黄色葡萄球菌、革兰氏阴性细菌、曲霉菌属或巨细胞病毒（CMV），死亡率可达 30% ~ 50%。

**1. 临床症状**

感染病程多为急性，出现症状的中位时间 7 天；伴有以下临床症状和体征：呼吸困难、干咳、发热、胸痛（可并发气胸）、低氧血症、寒战。

**2. 检查**

（1）实验室检查：白细胞、中性粒细胞升高或正常，CRP、红细胞沉降率（血沉）、降钙素原升高，β-1.3-D 葡聚糖阳性（阳性率 90%～100%，特异性 88%～96%），半乳甘露聚糖（GM）试验阳性（少数），LDH 升高（诊断价值不大），IL-6、IL-10 升高，涎液化糖链抗原（KL-6）明显升高，动脉氧分压 < 60 mmHg。

（2）影像学检查：早期发病胸部 X 线检查可正常，数天后可出现进展迅速的间质性渗出改变（60%～80%）；肺部 CT 扫描更敏感，可提示双肺间质浸润（80.4%），双肺毛玻璃样纹理增粗（89.3%），肺囊肿（10%，上叶为主，可引起气胸和纵隔气肿），还可有实变、空洞形成、支气管充气征、胸腔积液（少见）、气胸等表现。

**3. 诊断**

依靠病史＋症状＋影像学表现＋辅助检查

（1）由于 PJP 患者的临床特征、实验室检查、影像学检查缺乏特异性，并且 PJ 是一种专性细胞外病原体，无法在体外进行培养，诊断的金标准为呼吸道标本检出 PJ，也可以查血清抗体滴度。

（2）标本类型：①肺组织活检；②支气管肺泡灌洗液；③肺深部痰液；④上呼吸道痰液、口腔黏液；⑤血液。

可靠性：①＞②＞③＞④＞⑤

（3）检测方法：①六胺银染色、甲苯胺蓝染色、姬姆萨染色、细胞壁钙荧光白染色；②荧光免疫检验法（包囊抗原）；③基因分析：定量 PCR、mNGS 检测。

特异度：③＞②＞①

## 4. 治疗（见表 3-8-1，表 3-8-2）

**表 3-8-1　非 HIV 患者 PJP 一线治疗[4]**

| 人群 | 目的 | 方案 | 推荐类别 | 证据等级 |
|---|---|---|---|---|
| 血液恶性肿瘤，器官移植，癌症，自身免疫性疾病 / 自身炎症疾病 | 治愈 | TMP/SMZ ≥ 14 天：15 ～ 20 mg/（kg·d）（TMP）/75 ～ 100 mg/（kg·d）（SMZ） | A | Ⅱ r |
| | | 喷他脒 IV 4 mg/（kg·d） | C | Ⅱ t |
| | | 伯氨喹（30 mg/d）+ 克林霉素（600 mg 每 8 h） | C | Ⅱ t |
| | | 阿托伐醌 750 mg 每 8 ～ 12 h 口服 | C | Ⅱ t |

TMP：甲氧苄啶；SMZ：磺胺甲噁唑

**表 3-8-2　非 HIV 患者 PJP 二线治疗[4]**

| 人群 | 目的 | 方案 | 推荐类别 | 证据等级 |
|---|---|---|---|---|
| 血液恶性肿瘤，器官移植，癌症，自身免疫性疾病 | 治愈 | 伯氨喹（30 mg/d）+ 克林霉素（600 mg 每 8 h） | B | Ⅱ t |
| | | 喷他脒 IV 4 mg/（kg·d） | B | Ⅲ |
| | | TMP/SMZ［15～20 mg/（kg·d）］+ 卡泊芬净（50 ～ 70 mg） | C | Ⅱ u |
| | | 棘白菌素类单用 | D | Ⅱ u |

TMP：甲氧苄啶；SMZ：磺胺甲噁唑

标准治疗疗程至少 2 周，中、重度病例至少 3 周。只有在对甲氧苄啶 / 磺胺甲噁唑有禁忌、不耐受或治疗失败时才考虑二线用药。

## 本病例要点

患者入院时重症狼疮活动期诊断明确，予大量激素、丙种球蛋白冲击治疗，合用免疫抑制剂，防止炎症风暴的发生，并予血浆置换清除体内炎症因子；但患者同时合并其他器官功能的损伤，如肾功能不全，治疗期间肌酐明显升高，尿量减少，除需考虑原发病引起，还要想到存在药物性肾损伤，因此尽量使用肾毒性小的药物，同时减少药物比如复方磺胺甲噁唑的用量，也可及早血液透析治疗。结合患者存在自身免疫性疾病，长期口服免疫调节药物，痰真菌荧光镜检可见非白念珠菌，胸部 CT 的影像学特点，复方磺胺甲噁唑治疗有效，考虑为耶氏肺孢子菌肺炎可能性大，治疗 5 天后复查胸部 CT 明显有所好转。治疗 14 天后患者好转出院。

（林锦堂　张洁）

# 参考文献

[ 1 ] Valero C，Bultrago MJ，Gits-Muselli M，et al. Copy Number Variation of Mitochondrial DNA Genes in Pneumocystis jirovecii According to the Fungal Load in BAL Specimens［J］. Front Microbiol，2016，7：1413.

[ 2 ] Johan M，Simone C，Georg M，et al. ECIL guidelines for preventing Pneumocystis jirovecii pneumonia in patients with haematological malignancies and stem cell transplant recipients［J］. J Antimicrob Chemother，2016，71（9）：2397-2404.

[ 3 ] Alanio，Alexandre，Hauser，et al. ECIL guidelines for the diagnosis of Pneumocystis jirovecii pneumonia in patients with haematological malignancies and stem cell transplant recipients［J］. Journal of Antimicrobial Chemotherapy（JAC），2016，71（9）：2386-2396.

[ 4 ] Georg M，Jannik H L，Livio P，et al. ECIL guidelines for treatment of Pneumocystis jirovecii pneumonia in non-HIV-infected haematology patients［J］. J Antimicrob Chemother，2016，71（9）：2405-2413.

[ 5 ] Georg Maschmeyer，Jannik Helweg-Larsen，et al. 非 HIV 感染血液病患者的耶氏肺孢子菌肺炎（PCP）的 ECIL 治疗指南（中文翻译版）［J］. J Antimicrob Chemother，2016，71：2405-2413.

[ 6 ] 张健惠，蒋梦瑶，赵方圆，等. 21 例非艾滋病合并耶氏肺孢子菌肺炎患者的临床特点［J］. 河南医学研究，2020，31：5791-5794.

# 病例 10　急性胰腺炎——内分泌科、肾内科、呼吸科、消化科协助会诊和诊治

　　女，48 岁，因腹痛伴气促 2 天入院。

　　现病史：患者 2 天前无明显诱因出现腹痛，为持续性中腹部胀痛，之后腹痛程度逐渐加重，范围至全腹部，伴出汗，呕吐非咖啡渣样胃内容物数次，到其他医院就诊，完善相关检查诊断为"急性胰腺炎"，经治疗疗效欠佳。1 天前出现气促转来我院急诊，查生化示：血淀粉酶 380 U/L；血钙 1.77 mmol/L；PCT 1.12 ng/ml；总胆固醇 15.05 mmol/L，甘油三酯 33.32 mmol/L，血糖 16.78 mmol/L。血气分析 pH 7.22，氧分压 75 mmHg，二氧化碳分压 33 mmHg，剩余碱 - 13.1 mmol/L，乳酸 1.1 mmol/L。患者气促逐渐加重，并出现血氧饱和度下降，立即行气管插管接呼吸机辅助通气，考虑"重症胰腺炎，糖尿病酮症酸中毒"，并予镇静镇痛、禁食、"奥美拉唑"抑酸、"奥曲肽"抑制胰酶分泌、"美罗培南、左氧氟沙星"抗感染、补充人血白蛋白等治疗，为求进一步诊治，遂转来我科治疗。

　　既往史：2019 年 6 月在我院消化内科拟"①急性胰腺炎（中度重症脂源性、胆源性）胰腺假性囊肿；②混合性高脂血症；③2 型糖尿病；④胆囊泥沙样结石合并胆囊炎"住院治疗，好转出院。2020 年 8 月再发胰腺炎，诉在当地治疗好转。"2 型糖尿病" 4 年余，曾口服降糖药控制血糖。无外伤、手术、过敏史。

　　入院查体：T 37.8℃，P 131 次 / 分，RR 22 次 / 分，BP 121/72 mmHg，$SpO_2$ 95%。SOFA 评分 3 分，入院 Ranson 评分 2 分，镇静状态，气管插管，胃管接负压引流，引流出黄色胃内容物。双下肺呼吸音减弱，余肺呼吸音粗，可闻及散在湿啰音。心率

131 次 / 分，律齐，未闻及明显杂音。腹部膨隆，未见胃肠型，左腰背部可见 3 个大小约 2 cm×1 cm 瘀斑，腹部稍紧张，无明显压痛及反跳痛。叩诊鼓音，肝肾叩击痛阴性，墨菲征阴性，肠鸣音消失。双下肢无水肿。

治疗继续暂禁食，胃肠减压，血液灌流＋CVVH 串联，呼吸机辅助呼吸，"美罗培南"抗感染，抑酸护胃，"奥曲肽"抑酶，营养支持，输注红细胞、补充白蛋白，维持水、电解质酸碱平衡等对症支持处理。复查胸部、上腹部＋下腹部平扫＋增强 CT：对比入院时 CT 胰腺及胰周改变，考虑急性胰腺炎，现胰腺肿胀程度较前减轻；腹膜炎；腹腔积液较前吸收，左侧结肠旁沟部分包裹性积液。后改为头孢哌酮舒巴坦＋奥硝唑抗感染，患者病情逐渐好转。

## 问题 1：患者诊断重症急性胰腺炎的依据是什么？

**答：** ①病史：中年女性，既往有高甘油三酯血症、胆囊结石、胰腺假性囊肿，本次主要症状为突发中腹部至全腹部持续性胀痛，伴发肝、肺功能不全且持续时间超过 48 h；②查体：SOFA 评分 3 分，腹部膨隆，左腰背部可见 3 个大小约 2 cm×1 cm 瘀斑，腹部稍紧张，肠鸣音消失；③辅助检查：外院检查提示血清淀粉酶升高，血钙下降，高甘油三酯血症，血气分析提示代谢性酸中毒。因此考虑患者"重症急性胰腺炎"诊断明确。

## 问题 2：患者诊断明确，且合并多器官功能不全，应如何处理？

**答：** 患者重症急性胰腺炎合并重症肺炎及肾功能不全，涉及消化科、呼吸科、肾内科专科。请内科会诊后指示：CT 提示急性坏死性胰腺炎、腹膜炎、盆腔多发积液、大量胸腔积液；血清淀粉酶升高，低钙血症，高甘油三酯血症，因此诊断为"急性胰腺炎"

明确，同时患者气促、血氧饱和度下降、呼吸功能障碍已行气管插管机械通气，考虑为重症急性胰腺炎可能性大。急查血气分析示：pH 7.186，氧分压 11.50 kPa，碱剩余－18.4 mmol/L，仍存在代谢性酸中毒，考虑为炎症因子及糖尿病酮症酸中毒所致，予葡萄糖配伍胰岛素消除酮体、补液及奥曲肽抑制胰酶分泌、抑酸，美罗培南抗感染等治疗方法。患者外院总胆固醇 15.05 mmol/L，甘油三酯 33.32 mmol/L；血液灌流吸附甘油三酯并口服非诺贝特胶囊 0.2 g，同时床边血液透析清除炎症因子，经处理后甘油三酯 3.60 mmol/L，总胆固醇 7.41 mmol/L。

## 关于急性胰腺炎（acute pancreatitis，AP）

### 1. 分型

（1）轻症 AP（mild acute pancreatitis，MAP）：具备 AP 的临床表现和生物化学改变，不伴有器官功能衰竭及局部或全身并发症，通常在 1～2 周内恢复，不需反复的胰腺影像学检查，病死率极低。

（2）中度重症 AP（moderately severe acute pancreatitis，MSAP）：具备 AP 的临床表现和生物化学改变，伴有一过性的器官功能衰竭（48 h 内可以恢复），或伴有局部或全身并发症。对于有重症倾向的 AP 患者，要定期监测各项生命体征并持续评估。

（3）重症 AP（severe acute pancreatitis，SAP）：具备 AP 的临床表现和生物化学改变，必须伴有持续（＞48 h）的器官功能衰竭，如后期合并感染则病死率极高。

### 2. 病因

在确诊 AP 基础上应尽可能通过详细询问病史及全面的辅助检查明确其病因，以利对因治疗，防止复发。胆石症仍是我国 AP 的主要病因，其次是酒精性 AP。急性胆源性胰腺炎（acute biliary pancreatitis，ABP）诊断和处理尤其应注意胆道微结石。高甘油三酯血症性胰腺炎（hypertriglyceridemic pancreatitis，HTGP）日渐增多，且呈年轻化、重症化态势。其机制可能与甘油三酯分解的游离脂肪酸对胰腺本身的毒性作用及其引起的胰腺微循环障碍有关。当血清甘油三酯≥ 11.3 mmol/L 时，极易发生 AP；当甘油三酯< 5.65 mmoL/L 时，发生 AP 的危险性减少。其他病因包括奥迪括约肌功能障碍（sphincter of Oddi dysfunction，SOD）、胰腺肿瘤、药物和毒物作用、胰腺外伤、高钙血症、血管炎性、遗传性、病毒或细菌感染、自身免疫性、α1- 抗胰蛋白酶缺乏症等。经临床与影像、生物化学等检查，不能确定病因者称为特发性胰腺炎（idiopathic pancreatitis）。内镜下逆行胰胆管造影（endoscopic retrograde cholangiopancreatography，ERCP）、小肠镜、外科手术等医源性因素也可诱发 AP[1]。

### 3. 营养支持治疗

AP 需要禁食，避免食物刺激胰液分泌，使肠道休息，减少肠道分泌。MAP 患者在可耐受的情况下可以尽早开放饮食，但饮食类型应使用流质膳食，低脂或正常脂含量（非高脂饮食），或半流质、软食，但要依病情确定。由于患者疼痛、呕吐或者肠梗阻等原因，部分 AP 患者无法早期胃肠道饮食。如果 MSAP 和 SAP 患者无法耐受经口腔饮食，需放置胃肠道营养管（鼻饲、胃造瘘、空肠管）输注营养物质，如能量不足，可辅以肠外营养。肠内营养的时机可根据病情的严重程度和胃肠道功能的恢复情况来定，只要患者的胃肠动力能够耐受，胃肠功能可，建议尽早进行肠内营养治疗（入院后 24 ～ 72 h）。对于高脂血症患者应减少静脉及胃肠道的脂肪类物质的补充。实行肠内营养治疗时应注意患者的临床症状和体征如腹痛、肠麻痹、腹部压痛等是否加重，并定期抽血复查血常规、肝肾功能、电解质、血脂、血糖等，以及时评价机体的代谢状况，调整肠内营养的剂量与剂型。类型可首次采用短肽类制剂，逐渐再过渡到整蛋白类制剂。尽量早期采用肠内营养可有助于保护肠黏膜屏障以及减少肠道菌群易位，从而降低发生感染性胰周坏死以及其他严重并发症的风险[2-3]。肠内营养的途径以鼻空肠管为主，在可以耐受、无胃流出道梗阻的情况下可采用鼻胃管营养。此外，鼻胃管营养有误吸的风险，需注意监测有无胃潴留，因此目前对于鼻胃管的使用尚需谨慎[4]。

## 本病例要点

患者诊断重症急性胰腺炎明确，入院后积极予血液灌流吸附甘油三酯，同时床边血液净化（CVVH）清除体内炎症因子，因为胰腺感染的致病菌主要为革兰氏阴性菌和厌氧菌等肠道常驻菌。抗菌药物的应用应遵循"降阶梯"策略，选择抗菌谱为针对革兰氏阴性菌和厌氧菌为主、脂溶性强、可有效通过血胰屏障的药物，因此初始选择美罗培南抗感染，并辅以中药，抑制胃酸、胰酶分泌，保持胃肠道营养等治疗，患者的原发病因得到积极、及时有效的控制，病情恢复快，预后好。

（张洁）

## 参考文献

［1］郭晓钟，李兆申，唐承薇，等. 中国急性胰腺炎诊治指南（2019）［J］. 中华胰腺病杂志，2019，19（5）：321-331.

［2］Bakker OJ, van Brunschot S, van Santvoort HC, et al. Early versus on-demand nasoenteric tube feeding in acute pancreatitis［J］. N Engl J Med, 2014, 371（21）: 1983-1993.

［3］段建华. 早期肠内营养和肠外营养在治疗重症急性胰腺炎中的疗效对比研究［J］. 中华危重医学杂志（电子版），2012，5（2）：82-86.

［4］Crockett SD, Wani S, Gardner TB, et al. American Gastroenterological Association Institute Guideline on initial management of acute pancreatitis［J］. Gastroenterology, 2018, 154（4）: 1096-1101.

# 病例 11 百草枯农药中毒——皮肤科、呼吸科、消化科、肾内科以及职业病科协助会诊和诊治

男，39岁，因反复阴囊皮损3年，再发5天，气促伴发热4天入院。

现病史：患者3年前开始无明显诱因反复出现阴囊皮肤破溃，均发生于每年夏季，服用相应药物治疗（具体不详），约1周可好转。5天前患者再次出现阴囊处皮肤破溃，自觉瘙痒，疼痛不明显，于外院予药物治疗（具体不详）效果不佳。4天前突发气促，不能平卧，难以入睡，伴发热，体温最高37.8℃，伴咳嗽，咳白色黏痰，立即来我院急诊，测指尖血氧饱和度83%，查血白细胞明显升高，心功能、肝功能、肾功能异常，总胆红素升高（直接胆红素为主）。胸部 CT 示：肺部多发炎症（图3-11-1）。考虑"脓毒症、多器官功能不全、重症肺炎、Ⅰ型呼吸衰竭、阴囊溃疡"等，予无创呼吸机辅助通气、抗感染、护肝、祛黄、补钾、补液等治疗，患者气促稍好转，仍有发热、咽痛、咳痰、阴囊溃疡，为进一步诊治收入我科。

既往史：无特殊。居住、工作环境有老鼠出没。于制衣厂从事熨烫衣服工作。

婚育史：已婚，育有4女，女儿及配偶体健。

入院查体：T 37.9℃，P 98次/分，RR 32次/分，BP 145/91 mmHg，$SpO_2$ 89%（无创呼吸机辅助通气）。SOFA 评分：10分，急性生理与慢性健康Ⅱ（APACHE Ⅱ）评分：20分。双肺呼吸音粗，未闻及明显干湿啰音，心率98次/分，心律齐，心音可，心脏未闻及杂音，腹软，全腹无压痛、反跳痛及肌紧张，墨菲征阴性。肠鸣音减弱，1次/分。外阴、阴囊、阴茎大片糜烂、溃疡，边界欠清，其上覆有脓性分泌物及脓痂。四肢暖，双下肢

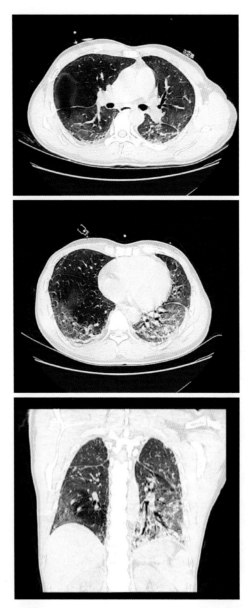

**图 3-11-1　首次胸部 CT**：双肺见多发片状、斑片状密度增高影，边缘模糊，以双肺下叶为多，内见支气管充气征；右侧肺门见点状钙化；双侧胸腔未见明显积液征象

无水肿。

入院后予无创呼吸机辅助通气，患者 $SpO_2$ 波动于 89% ～ 93%，神志变差，为改善患者氧合及纠正低氧血症，予气管插管接呼吸机辅助通气。当时考虑"重症肺炎"，予"亚胺培南西司他丁＋替考拉宁"抗感染、"乌司他丁、激素"抗炎、护肝、退黄、补液、阴囊局部外敷药物等治疗。治疗期间复查胸部平扫 CT 示：双肺感染，左肺下叶、右肺下叶背段、外/后基底段肺组织实变，考虑重症肺炎可能性大（图 3-11-2）。住院期间胆红素升至 439 μmol/L，立即行血浆置换治疗后胆红素较前下降，但患者仍存在呼吸窘迫，再次复查胸部 CT 示：部分肺组织实变，病变较前稍增多，双肺间质弥漫性增厚水肿（图 3-11-3）。患者肺部纤维化逐步加重，其症状、检验结果及影像学不能排除中毒，联系广州职业病防治所，送检尿液测出"百草枯"阳性。再次送血液及尿液标本至广州市第十二人民医院，尿液检测出"百草枯"阳性。请外院专家会诊后考虑"①急性百草枯中毒，多器官功能障碍综合征；②中毒性肺损伤，Ⅰ 型呼吸衰竭"。患者呼吸衰竭进行性加重，向家属交代病情危重，预后差，家属表示理解，签字拒绝行体外膜肺（ECMO）治疗、血液灌流、血浆置换等治疗，拒绝一切治疗。患者病情危重，最终临床死亡。

## 问题 1：入院时患者的病情涉及哪些专科的治疗？如何考虑及处理？

答：患者入院时皮肤破溃，呼吸衰竭，肝功能不全，肾功能不全；考虑存在皮肤科、呼吸科、消化科、肾内科方面问题，立即请相关科室会诊。皮肤科医师会诊后诊断为阴囊溃疡，病因不明，建议完善局部细菌培养、真菌镜检、真菌培养、性病三项、血管炎四项、疱疹病毒 IgG，免疫六项，必要时行病理检查；同时局部予呋喃西林溶液外敷，利多卡因外用止痛，生长因子外喷促生长；待渗出减少后，用"百多邦"软膏外涂，银离子敷料或藻酸盐敷料覆盖。内科会诊考虑重症肺炎，呼吸衰竭，多器官功

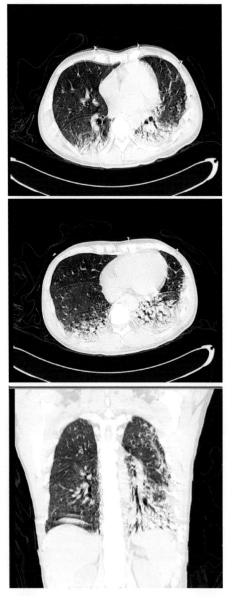

**图 3-11-2　第二次胸部 CT：**双肺见多发斑片状高密度影，以双肺下叶为著；左肺下叶、右肺下叶背段、外 / 后基底段见片状肺组织实变影，其内见支气管充气征；双侧胸腔未见明显积液征象

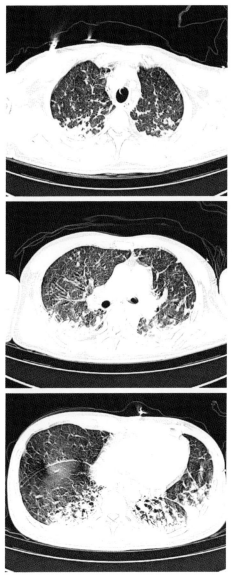

图 3-11-3　第三次胸部 CT：对比前片，双肺见多发斑片状高密度影，较前稍增多，以双肺下叶为著，左肺下叶、右肺下叶背段、外 / 后基底段见片状肺组织实变影，其内见支气管充气征；双肺部分间质弥漫性增厚水肿；双侧胸腔少量积液

能不全（肝、肾、凝血），可予联合抗生素，护肝，输血浆补充凝血因子，必要时可予血浆置换，血液透析，同时积极完善病原学检查，及时调整抗生素。

治疗方面：患者肺部影像学提示炎症有所加重，结合影像学特点，不排除为不典型病原体、钩端螺旋体或真菌感染，抗生素更换为"左氧氟沙星＋青霉素＋卡泊芬净"。期间胆红素逐渐上升，予行血浆置换治疗，但患者仍存在呼吸窘迫，CT 提示双肺间质弥漫性增厚水肿。病原学检查未有阳性结果，风湿免疫、血液疾病相关检查均阴性，根据患者的病情及经验性用药效果不佳，考虑单纯感染性肺炎解释症状及病情理由不充分，需考虑其他疾病。

## 问题 2：患者为何考虑中毒？

**答**：患者呼吸窘迫，复查胸部 CT 提示双肺间质弥漫性增厚伴多发纤维条索影及肺实变，胸部病变明显进展；但病因不明确，药物已基本覆盖革兰氏阴性杆菌、革兰氏阳性菌、不典型病原体及真菌，纤维支气管镜下肺泡灌洗，并留取标本送检痰培养、高通量基因测序及细胞病理检查，根据结果已使用相关敏感抗生素，但效果不佳，肺部病变迅速进展为肺纤维化；患者肺间质性改变进行性加重，主要合并肝、肾衰竭，结合皮肤溃烂，不排除"百草枯中毒"可能，立即送检尿液、血液标本，结果显示有百草枯成分。

### 关于百草枯中毒（paraquat poisoning）

#### 1. 定义
急性百草枯中毒是指短时间接触较大剂量或高浓度百草枯后出现的以急性肺损伤为主，伴有严重肝、肾损伤的全身中毒性疾病，口服中毒患者多伴有消化道损伤，重症患者多死于呼吸衰竭或多脏器功能衰竭。

### 2. 临床表现

临床上可有多器官功能损害，如呼吸系统、消化系统、血液系统、免疫系统等。其中肺为主要靶器官，呼吸系统损害的表现最为突出，主要有胸闷、气短、低氧血症、进行性呼吸困难，严重者 1～3 天内迅速出现肺水肿及肺炎表现，可因急性呼吸窘迫、多器官功能衰竭致死。7 天后存活患者其病情变化以进行性肺渗出性炎性病变和纤维化形成、呼吸衰竭为主，21 天后肺纤维化进展减慢，但仍有不少患者 3 周后死于肺纤维化引起的呼吸衰竭。有些患者早期可无明显症状或仅有其他脏器损害表现，在数日后可迅速出现迟发性肺水肿及炎症表现，往往预后不良。局部表现：皮肤污染可引起接触性皮炎，甚至出现灼伤性损害，有不少经皮肤接触吸收后引起肺纤维化改变。

### 3. 治疗

（1）积极开展早期血液灌流：血液灌流是清除血液中百草枯的有效治疗手段。早期血液灌流可以迅速清除毒物，宜在洗胃后马上进行，6 h 内完成效果较好，超过上述时限血液灌流仍可有效清除毒物。但是，由于百草枯经胃肠道吸收快，且迅速分布到身体各组织器官，血液净化较难减轻体内各器官的百草枯负荷量，毒物检测结果对血液灌流治疗具有指导意义。

（2）糖皮质激素：糖皮质激素是治疗百草枯中毒的主要药物，早期足量糖皮质激素治疗首选甲泼尼龙，重症患者可给予甲泼尼龙每日 500～1000 mg 冲击治疗，连用 3～5 天后，根据病情逐渐减量。

（3）抗凝及抗氧化治疗：百草枯中毒可伴有肺部微循环障碍，血浆 D- 二聚体升高，因此积极给予抗凝治疗有助于改善病情。

（4）控制中毒性肺水肿：中毒性肺水肿和重症中毒性肺炎是百草枯中毒的主要死亡原因，肺纤维化是晚期死亡的主要原因。糖皮质激素及抗氧化剂是治疗中毒性肺水肿和中毒性肺炎的主要措施[1]。

（5）防治晚期肺纤维化，合理使用环磷酰胺：环磷酰胺作为一种烷化剂具有明显的肝肾毒性，但重症患者并没有因为早期使用环磷酰胺而受益。如果肝肾功能恢复（一般2周）后，仍有肺损伤，可以使用环磷酰胺[1]。

## 本病例要点

本例患者以皮肤溃烂及多器官功能衰竭症状为主要表现，没有明确的农药接触及中毒史，且来诊时已发病多天，未考虑农药中毒，以维持器官功能及对症支持治疗为主，但患者肺部病灶迅速进展，出现严重的纤维化，且有皮肤溃烂，不能排除中毒，立即予毒物分析后诊断百草枯中毒。待诊断明确时各个器官已出现不可逆性的损伤，预后极差。但是在治疗期间根据患者病情和影像学变化特点调整抗生素的思路值得我们思考和学习。患者入院时考虑重症肺炎，予"亚胺培南西司他丁＋替考拉宁"抗感染，虽然感染指标有所好转，但仍有发热，不排除非典型病原菌感染，予加用"左氧氟沙星"；患者除了肺部感染还有肝肾功能不全，根据其居住、工作环境，有老鼠出没，需警惕钩体病可能，诊断性使用"青霉素"；复查胸部CT提示肺部间质性改变、实变、树芽征及工作性质（制衣厂从事熨烫衣服工作），不能排除合并真菌感染可能，加用卡泊芬净。即使全面覆盖可疑的病原菌，但患者肺部的间质性改变及纤维化仍有进展，尽量用一元论的观点来解释病情，在此思路指导下想到百草枯中毒。

（张洁　林锦堂）

## 参考文献

[1] 菅向东. 百草枯中毒诊断与治疗"泰山共识". 中国工业医学杂志, 2014, 27（2）：117-119.

# 病例 12　AECOPD 合并呼吸衰竭——呼吸科协助会诊和诊治

男，60岁，因咳嗽、咳痰25年，加重1个月，意识丧失2天入院。

现病史：患者25年前在外院确诊为"慢性阻塞性肺疾病"，5年前开始长期家庭氧疗，近期使用"布地格福吸入雾化剂、氨茶碱缓释片、孟鲁司特"控制，效果一般。近1年曾住院1次，平素吃饭时即感气促。1个月前患者无明显诱因出现咳嗽、咳痰、气促加重，痰为黄白色黏痰，伴意识变差，反应淡漠，睡眠需高枕卧位，伴夜间阵发性呼吸困难，曾自行使用"莫西沙星"、雾化和家用呼吸机等治疗，症状未见明显好转。2天前突发呼之不应，当时家属自行测指脉氧测不出，遂呼叫"120"，出车到达现场时，患者使用家庭呼吸机下测血氧37%，期间患者能自行清醒，立即予气管插管接呼吸机辅助呼吸，送至我院急诊，查血气：pH 7.248，二氧化碳分压106.5 mmHg，氧分压138 mmHg，乳酸3.39 mmol/L。胸部CT示：双肺肺气肿，双肺支气管扩张，右肺下叶少许炎症，右侧胸腔少量积液（图3-12-1）。予"头孢哌酮舒巴坦钠、阿奇霉素"抗感染、化痰、雾化，"甲泼尼龙"抗炎，维持水电解质平衡、营养支持等治疗，经治疗后神志逐渐转清，为进一步治疗收入我科。

既往史：2010年因"右肺结节"曾于外院行"右侧肺部分切除术"，家属诉术后诊断"肺结核"，规律抗结核治疗半年后停药。发现"高血压"2年余，收缩压最高160 mmHg，规律口服"比索洛尔5 mg 1次/日"，未规律监测血压。

个人史：吸烟史20余年，3包/天，已戒烟10年。饮酒史10余年，戒酒10年。

入院查体：T 37.5℃，P 91次/分，RR 22次/分，BP 158/

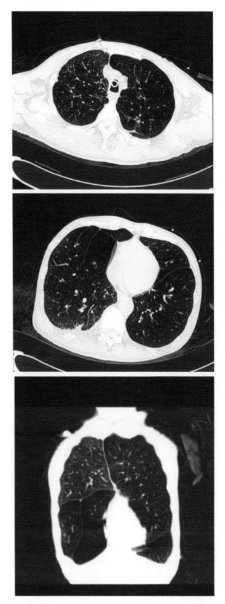

**图 3-12-1　胸部 CT：**双肺透亮度增加，支气管、血管束稀疏，见多发片状、囊状肺纹理透亮区；双肺支气管扩张、管壁增厚，右肺下叶后基底段见少许斑片影；右侧胸腔少量积液

91 mmHg，$SpO_2$ 98%。神清，气管插管接呼吸机辅助通气，双肺呼吸音减弱，右下肺可闻及少许湿啰音，余肺部未闻及明显干啰音，心率 91 次 / 分，心律齐，各瓣膜听诊区未闻及病理性杂音，腹软，全腹无压痛、反跳痛，肝脾肋下未触及，肝肾区无叩击痛，肠鸣音正常。双下肢轻度水肿。

## 问题 1：患者目前主要问题是什么？应如何处理？

答：考虑患者既往慢性阻塞性肺疾病病史，此次因咳嗽、咳痰、气促症状急性加重，另其既往肺功能极差，且有肺部切除术史，肺部结构改变，考虑慢性阻塞性肺疾病急性加重期（AECOPD）明确，且二氧化碳分压明显升高和存在意识障碍，合并严重低氧血症和肺性脑病，有使用有创呼吸机的指征，同时需调整呼吸参数如呼吸频率、吸氧浓度、潮气量等改善二氧化碳潴留，同时予甲泼尼龙抗炎、雾化缓解气道痉挛治疗，密切观察患者病情变化，定期复查血气，根据血气结果调整呼吸机模式。

入院后告病重，监测生命体征，继续予经口气管插管接呼吸机辅助通气。后复查转氨酶升高、胆红素升高，不排除药物因素所致，停用头孢哌酮舒巴坦钠，改用头孢他啶抗感染，肝功能逐渐好转。复查胸部 CT 感染较前好转，多次尝试让患者脱机，但脱机困难，出现依赖呼吸机的情况，且患者拒绝行气管切开。请外院呼吸科会诊后建议加强气道管理、营养支持及液体管理等，但多次尝试均无法长时间维持脱机状态，后患者自行购买呼吸机出院继续治疗。

## 问题 2：患者抗生素如何选择？

答：患者来诊时考虑存在肺部感染诱发 COPD，虽然是社区获得性肺炎，但因患者存在结构性肺病（肺结节切除），因此需要选择覆盖常见社区获得性肺炎常见病原菌和铜绿假单胞菌的抗生素（单药或联合用药），如碳青霉烯类、氧头孢烯类、β 内酰胺酶抑制剂、三代头孢、氨基糖苷类、氟喹诺酮类等，急诊初选了"头孢哌酮舒巴坦钠"，治疗效果可。但在治疗过程中出现肝功能不全，考虑抗生素引起的肝功能不全，予更换抗生素及护肝治疗；病原学检查出鲍曼不动杆菌及木糖氧化产碱菌反硝化亚种，虽然检出鲍曼不动菌，但患者之前抗生素有效，所以鲍曼不动菌不一定是致病菌，所以还是以覆盖铜绿假单胞菌抗生素为主。有研究显示对于频繁加重、需应用激素治疗的重度慢性阻塞性肺疾病急性加重期的住院患者，分离培养出铜绿假单胞菌的概率更高，如果不及早治疗预后更差。

## 关于慢性阻塞性肺疾病急性加重期（acute exacerbation of chronic obstructive pulmonary disease，AECOPD）

### 1. 分型

慢性阻塞性肺疾病（慢阻肺）患者因气道感染或非感染因素引起气道黏液分泌增多、气流阻塞加剧，表现为呼吸困难加重、痰量增多、痰液变为脓性，常伴有咳嗽、喘息加剧。当上述症状加重程度超出日常的变异，达到需要加强治疗甚至就诊的程度即为 AECOPD。通过加强治疗，大部分患者症状会在几天至几周内得到缓解[1-4]。根据临床表现与所需治疗层次不同，AECOPD 分为三度。

（1）轻度：仅使用短效支气管扩张剂治疗。

（2）中度：需要短效支气管扩张剂联合抗菌药物，部分患者需加用口服糖皮质激素治疗。

（3）重度：需要住院或急诊就诊，可能合并急性呼吸衰竭。根据其严重程度与可能的合并症决定门诊治疗或住院治疗[1-2]。

### 2. 抗菌药物的应用指征

结合 2019 年慢性阻塞性肺疾病全球倡议（GOLD）报告[3]、2011 年欧洲下呼吸道感染管理指南[5]，建议如下。

（1）AECOPD 患者出现脓痰（呼吸困难加重、痰量增加和痰液变脓 3 个症状同时出现，或仅出现包括脓痰在内的任何 2 个症状）需抗菌药物治疗。

（2）严重 AECOPD 需要机械通气支持患者给予抗菌药物治疗。

（3）无脓痰者加强支气管扩张剂雾化吸入治疗，暂不给予抗菌药物，但应密切观察病情变化，一旦出现肺部湿啰音、痰量增多、喘息加重等感染迹象应酌情加用抗菌药物。

### 3. 预后不良危险分层与铜绿假单胞菌感染风险评估

2017 年欧洲呼吸学会年会 / 美国胸科协会（ERS/ATS）AECOPD 管理指南[6]和 2019 年 GOLD 报告[3]均推荐根据当地医疗机构细菌耐药情况以及耐药危险因素选择抗菌药物。同时还需要兼顾患者既往急性加重频率、基础疾病、器官功能状态、住院治疗、合并症、药物的药动学 / 药效学特性、既往检出痰菌、既往用药及药物过敏史等相关因素。不同严重程度 AECOPD 患者下呼吸道分离菌有显著差异。根据是否有预后不良危险因素，可将慢阻肺分为单纯慢阻肺和复杂慢阻肺。单纯慢阻肺以流感嗜血杆菌、肺炎链球菌、卡他莫拉菌感染为主，复杂慢阻肺以肠杆菌科细菌及产 β - 内酰胺酶细菌感染为主[1]。

预后不良危险因素包括：年龄 ≥ 65 岁；第一秒用力呼气量预计值（FEV1% pred）≤ 50%；每年急性加重次数 ≥ 2 次；合并心脏疾病；需持续氧疗。具备 1 项及以上预后不良危险因素者为复杂慢阻肺，否则为单纯慢阻肺[1]。慢阻肺患者痰液中可分离出铜绿假单胞菌；在下呼吸道铜绿假单胞菌培养阳性患者中，大部分发生急性加重。

对于频繁加重、需应用激素治疗的重度 AECOPD 住院患者，分离培养出铜绿假单胞菌的概率更高，如果不及早干预治疗预后更差。2011 年《欧洲成人下呼吸道感染指南》建议对有铜绿假单胞菌感染危险因素的患者给予相应经验治疗[5]。另一方面，长期机械通气患者肺泡灌洗液铜绿假单胞菌定量培养明显增加，却在临床上常常并无肺炎表现；住 ICU 患者痰液培养出铜绿假单胞菌，虽然可以预示住 ICU 时间延长和病死率的增加，但检出的铜绿绿假单胞菌并不一定必须抗感染、抗菌治疗。

推荐对于社区获得性发病的 AECOPD 患者应评估铜绿假单胞菌感染的危险因素并对其进行分层治疗；如果患者住院 48 h 以后，尤其是使用机械通气、应用广谱抗菌药物或糖皮质激素相关治疗后下呼吸道检出的多重耐药菌，应该慎重排除定植菌。铜绿假单胞菌感染危险因素包括：①近 1 年来的住院史；②高频（＞ 4 次 / 年）或近段时间（近 3 个月内）抗菌药物应用史；③极重度慢阻肺（FEV1% pred ＜ 30%）患者；④长期应用口服糖皮质激素（尤其近 2 周服用泼尼松＞ 10 mg/d）；⑤既往住院病原学分离培养出铜绿假单胞菌。如出现上述危险因素中任何 1 项，则考虑有铜绿假单胞菌感染可能。

## 本病例要点

患者既往有慢性阻塞性肺疾病的病史，且因肺部结节行肺部切除术，有结构性肺病，平时一直使用家用呼吸机，肺功能差，本次入院因为社区获得性肺炎导致 AECOPD，伴发心力衰竭、二氧化碳潴留、肺性脑病，需呼吸机辅助通气，改善氧合，促进二氧化碳的排出。根据患者的情况一般选择对铜绿假单胞菌有效的抗生素，所以首选头孢哌酮舒巴坦钠，用药期间出现肝功能不全，马上停用相关药物，改为头孢他啶。虽然病原学检测出鲍曼不动杆菌，但根据患者的临床表现其可能是条件致病菌。待病情好转后及时脱机，以免引起二重感染或者呼吸机相关肺炎。

（张洁）

## 参考文献

［1］阎锡新 . 慢性阻塞性肺疾病急性加重抗感染治疗中国专家共识 . Int J Respir，September，2019，39（17）：1281-1296.

［2］慢性阻塞性肺疾病急性加重 AECOPD 诊治专家组 . 慢性阻塞性肺疾病急性加重（AECOPD）诊治中国专家共识（2017 年更新版）［J］. 国际

呼吸杂志，2017，37（14）14：1041-1057.

［3］Singh D，Agusti A，Anzueto A，et al. Global strategy for the diagnosis，management，and prevention of chronic obstructive lung disease：the GOLD science committee report，2019［J］. Eur Respir J，2019，53（5）：1900164.

［4］Mackay AJ，Hurst JR. COPD exacerbations：causes，prevention and treatment［J］. Immunol Allergy Clin North Am，2013，33（1）：95-115.

［5］Woodhead M，Blasi F，Ewig S，et al. Guidelines for the management of adult lower respiratory tract infections-full version［J］. Clin Microbiol Infect，2011，17 Suppl 6：E1-E59.

# 病例 13　糖尿病酮症酸中毒——内分泌科、呼吸科协助会诊和诊治

女，63 岁，因胸痛半月，加重伴意识障碍 1 天入院。

现病史：患者半月余前无明显诱因出现胸痛，为右前胸部持续性蚁咬样疼痛，程度轻微，可自行缓解，但症状反复发作，程度逐渐加重，咳嗽时胸痛加重。1 周前患者做家务时突发胸痛加重，为持续性绞痛，程度剧烈难以忍受，伴冷汗，疼痛无向其他部位放射，遂至外院就诊，血白细胞及中性粒细胞升高，血糖升高，查胸部 CT 提示"双肺炎症，右肺中叶肺脓肿可能，右侧胸腔积液"，完善主动脉 CTA 排除主动脉夹层，予"左氧氟沙星 0.5 g 1 次 / 日、哌拉西林-他唑巴坦 4.5 g 每 8 h"抗感染治疗，"二甲双胍缓释片 0.5 g 1 次 / 日、达格列净 10 mg 1 次 / 日"控制血糖，经治疗后患者胸痛较前明显好转。入院当天患者再次突发胸痛，程度剧烈，伴胸闷、心悸、气促，明显口干，并逐渐出现意识障碍，急查血常规提示白细胞及中性粒细胞较前明显上升，血气分析提示严重代谢性酸中毒，心电图提示"心房颤动伴快速心室率"，考虑感染加重伴糖尿病酮症酸中毒，合并阵发性心房颤动，予"胺碘酮 0.2 g 3 次 / 日"控制心室率、"利伐沙班 10 mg 1 次 / 日"抗凝治疗。考虑患者病情危重，遂来我院进一步诊治。

既往史：发现糖尿病 6 年，自诉服用"盐酸二甲双胍片 0.25 g 1 次 / 日，格列齐特缓释片（达美康）60 mg 2 次 / 日"，未规律服药，未规律监控血糖；发现高血压病史 3 年，收缩压最高 180 mmHg，平时口服"厄贝沙坦氢氯噻嗪 150 mg 1 次 / 日"控制，未规律监控血压，血压控制不详，无冠心病、肾病、肺结核等慢性病史。否认传染病史，否认过敏、手术、外伤史。

婚育史：已绝经，育有 1 子 4 女，1 女出生时夭折，余子女体健。

家族史：家中无类似疾病成员，否认家族性遗传病和精神病史。

查体：T 36.5℃，P 80 次 / 分，RR 28 次 / 分，BP 104/58 mmHg，$SpO_2$ 100%。神志清晰，精神委靡，呼吸浅促，胸廓对称，局部皮肤完整，无皮疹、红肿，双侧呼吸运动对称，右侧肋间隙增宽，前胸壁、腋侧胸下部触痛及压痛，右中下肺叩诊浊音，右肺呼吸音减弱，双肺未闻及干湿啰音。心率 80 次 / 分，心律齐，各瓣膜听诊区未闻及病理性杂音。腹壁柔软，右上腹轻压痛，无反跳痛。墨菲（Murphy）征阴性。双下肢无水肿。

入院时患者精神委靡，呼吸浅促，急查血气分析提示代谢性酸中毒，血糖、血酮体升高。

## 问题 1：患者诊断是否明确？需要哪些专科会诊处理？

**答：**患者既往有糖尿病病史，未规律服药及监测，本次外院及我院糖化血红蛋白均较高，考虑血糖控制不佳，入院查血酮体高，血气分析提示代谢性酸中毒，诊断为糖尿病酮症酸中毒明确，内分泌会诊建议予积极补液、控制血糖、补充胰岛素降酮体、补钾等治疗；之后复查血酮体阴性、代谢性酸中毒好转，为配合抗感染治疗予"三短一长"胰岛素（精蛋白生物合成人胰岛素 R 注射液 10 U 三餐前，甘精胰岛素注射液 22 U 每晚）控制血糖，患者感染控制后改用口服药物（二甲双胍、阿卡波糖、达格列净）降低血糖，空腹血糖波动于 5.2 ～ 7.6 mmol/L，三餐前血糖 7.5 ～ 11.4 mmol/L。患者反复胸痛半月余，结合查体及外院胸部 CT 提示"双肺多发炎症、脓肿可能性大、右侧胸腔积液"，入院后完善胸部 CT 示右肺包裹性积液及双肺少许炎症，肺脓肿诊断依据不足；入院时完善胸部 X 线检查提示肺炎合并双侧胸腔积液，血白细胞、中性粒细胞比例及 PCT 明显升高，予"亚胺培南＋西司他丁 1 g 每 8 h ＋万古霉素 0.5 g 每 12 h"抗感染治疗，胸腔积液结果提示为渗出液，结合血白细胞、中性粒细胞比

例、PCT 明显升高，考虑为炎症渗出，诊断胸膜炎明确，完善血
T-spot 阴性、胸腔积液结核杆菌定量、结核 DNA 定量结果均阴
性，结合呼吸内科会诊意见，考虑为细菌性胸膜炎。

## 问题 2：患者胸腔积液如何考虑其性质和治疗？

答：根据患者情况结合病史考虑如下：①结合胸腔积液检查
及外观，考虑为渗出液性质。②渗出液基础病因考虑为类肺炎积
液可能：患者白细胞、分叶细胞、降钙素原均升高，胸腔积液白
细胞及分叶细胞比例升高，LDH 升高，经抗细菌感染治疗后，炎
性指标改善，胸腔积液较前吸收改善（复查胸部 CT 阅片对比），
临床情况改善，故考虑化脓性胸膜炎可能性大。其他原因待排。

诊治上：（1）完善检查：①基础病因排查评估方面：a. 建议
完善结缔组织病相关检查排除结缔组织病；b. 建议加做甲状腺及
锁骨上淋巴结 B 超，评估乳腺病变性质；c. 待胸腔积液基本吸收
后，可择期复查胸部 CT 平扫（低剂量），评估原被胸腔积液压
迫的肺野部位有无其他肺部病灶，如肿瘤、结核；d. 若仍有胸腔
积液可抽出，建议可考虑复查胸液常规、生化、细菌、厌氧菌、
结核病原学、细胞学病理。②胸腔积液吸收、变化评估方面：建
议定期追踪胸部正侧位片，评估胸腔积液、肺炎吸收灶。（2）治
疗：①控制血糖水平；②复查胸腔 B 超，评估能否抽胸液，若可
抽液，可继续抽液进行检查与治疗；③抗细菌感染，入院后应用
"亚胺培南＋西司他丁和万古霉素"后，临床情况改善，可继续
目前方案，若无用药不良反应，可继续用药 1 周，后续根据临床
情况决定是否继续或降阶梯或改口服药物。注意用药期间密切监
测耳、肾毒性（查尿素氮、肌酐），监测万古霉素血药浓度。

之后复查血白细胞、中性粒细胞比例较前下降，胸部 X 线及
胸部 CT 提示肺炎及右侧胸腔积液较前改善、减少。出院时根据
胸腔积液的药敏结果予改用"克林霉素棕榈酸酯分散片 225 mg
4 次 / 日"序贯治疗。

# 关于糖尿病酮症

作为糖尿病急性并发症，包括糖尿病酮症酸中毒（DKA）及高血糖高渗综合征（HHS）在内的高血糖危象的临床危害不可忽视，这两种病症均显著增加了脑水肿、永久性神经损害和死亡等发生可能。

## 1. 临床表现

1型糖尿病（T1DM）、甚至2型糖尿病（T2DM）的DKA常呈急性发病，T1DM患者有自发DKA倾向，T2DM患者在一定诱因作用下也可发生DKA，其中约20%～30%患者以DKA初次发病，既往无糖尿病病史。

在DKA发病前数天，糖尿病控制不良的症状就已存在，DKA的临床表现可有：多尿、多饮、多食、体重减轻、呕吐、腹痛（仅DKA）、脱水、虚弱无力、意识模糊，最终陷入昏迷。体格检查可发现皮肤弹性差、Kussmaul呼吸、心动过速、低血压、精神改变，最终昏迷。DKA患者常见（＞50%）恶心、呕吐和弥漫性腹痛，如果脱水和代谢性酸中毒纠正后，腹痛仍不缓解，则需进一步检查。尽管感染是DKA的常见诱因，但由于早期外周血管舒张，患者体温可以正常，甚至低体温。如果有低体温是预后不良的标志。

## 2. 诊断

临床上对于原因不明的恶心、呕吐、酸中毒、失水、休克、昏迷的患者，尤其是呼吸有酮味（烂苹果味）、血压低而尿量多者，不论有无糖尿病病史，均应想到本病的可能性。

## 3. 治疗

（1）补液治疗

1）第1 h输入生理盐水（0.9%NaCl），速度为15～20 ml/（kg·h）（一般成人1～1.5 L）。随后补液速度取决于脱水的程度、电解质水平、尿量等。

2）如果纠正后的血钠浓度正常或升高，则最初以250～500 ml/h的速度补0.45%NaCl，同时输入0.9% NaCl，如果纠正后的血钠浓度低于正常，仅输入 0.9%NaCl。

3）要在第 1 个 24 h 内补足预先估计的液体丢失量，补液治疗是否奏效，要看血流动力学（如血压）、出入量、实验室指标及临床表现。

4）对于有心肾功能不全的患者，在补液的过程中要检测血浆渗透压，并经常对患者的心脏、肾脏、神经系统状况进行评估以防止出现补液过多。

5）当 DKA 患者的血糖 ≤ 13.9 mmol/L，须补 5% 葡萄糖并继续胰岛素治疗，直到血酮、血糖均得到控制。

（2）胰岛素治疗

1）连续静脉输注胰岛素 0.1 U/（kg·h），重度 DKA 患者则以 0.1 U/kg 静注后以 0.1 U/（kg·h）输注。若第 1 h 内血糖下降不到 10%，则以 0.14 U/kg 静注后继续先前的速度输注。

2）床旁监测患者血糖及血酮，当 DKA 患者血酮值的降低速度 < 0.5 mmol/h，则需增加胰岛素的剂量 1 U/h。

3）当 DKA 患者血浆葡萄糖达到 13.9 mmol/L，可以减少胰岛素输入量至 0.02 ~ 0.05 U/（kg·h），此时静脉补液中应加入葡萄糖。此后需要调整胰岛素给药速度及葡萄糖浓度以维持血糖值在 8.3 ~ 11.1 mmol/L（DKA），DKA 患者血酮 < 0.3 mmol/L。

4）治疗轻-中度的 DKA 患者时，可以采用皮下注射超短效胰岛素类似物或短效胰岛素的方法。

5）当 DKA 缓解，患者可以进食时，应该开始常规皮下注射胰岛素方案。在停止静脉输入胰岛素前 1 ~ 2 h 进行胰岛素皮下注射。若患者无法进食，推荐持续静脉胰岛素注射及补液治疗。

（4）纠正电解质及酸碱平衡失调

1）DKA 患者有不同程度失钾，治疗前的血钾水平不能真实反映体内缺钾程度，补钾应根据血钾和尿量情况：治疗前血钾低于正常，在开始胰岛素和补液治疗同时立即开始补钾；血钾正常、尿量 > 40 ml/h 也立即开始补钾；血钾正常、尿量 < 30 ml/h 暂缓补钾，待尿量增加后再开始补钾；血钾高于正常，暂缓补钾。可同时静脉和口服补钾。在治疗过程中定期监测血钾和尿量，调整

补钾量的速度，病情恢复后仍继续口服补钾盐数天。

2）经输液和胰岛素治疗后，酮体水平下降，酸中毒可自行纠正，一般不必补碱。但严重酸中毒会影响心血管、呼吸和神经系统功能，应给予相应治疗，但补碱不宜过快、过多。补碱指征为血 pH < 7.1，$HCO_3^- < 5$ mmol/L，应采用等渗碳酸氢钠溶液（1.25% ～ 1.4%），或将 5% 的碳酸氢钠 84 ml 加注射用水至 300 ml 配成 1.4% 的等渗溶液，一般仅给 1 ～ 2 次[1-2]。

（5）处理诱发疾病和防止并发症。

## 本病例要点

患者入院时诊断糖尿病酮症酸中毒明确，予补液、胰岛素降糖、补碱等治疗之后血酮体转为阴性，后予胰岛素控制血糖，出院前改用口服药物降糖，序贯性降低血糖。患者胸部 X 线检查提示肺炎合并双侧胸腔积液，血白细胞、中性粒细胞比例及 PCT 明显升高，考虑细菌性胸膜炎，予积极抗感染治疗。之后复查血白细胞、中性粒细胞比例较前下降，胸部 X 线检查及胸部 CT 提示肺炎及右侧胸腔积液较前改善、减少。因此对于糖尿病酮症酸中毒应积极寻找感染源，控制感染，同时补液、降低血糖，谨防低血糖及电解质紊乱，注意尿量及各个器官功能的监测。

（张洁　林锦堂）

## 参考文献

［1］中华医学会糖尿病学分会 . 中国高血糖危象诊断与治疗指南 . 2012 年版 . www.medlive.cn.

［2］葛均波，徐永健 . 内科学 . 第 8 版 . 北京：人民卫生出版社，2013.

# 病例 14 急性肺栓塞——呼吸科、血管外科、介入科、精神科和神经内科协助会诊和诊治

女，25岁，因左下肢肿痛10天，气促3天入院。

现病史：患者10天前出现左下肢肿痛，曾就诊于外院考虑"筋膜炎"，予"西乐葆"止痛对症处理。3天前出现气促，逐渐加重，伴有乏力、头晕不适，无胸闷、胸痛、咯血、呼吸困难等。今晨出现突发昏厥，持续数分钟后清醒，至我院行急诊胸部CT平扫＋增强＋CTPA：①CTPA示肺动脉主干分叉处及双肺动脉干及其分支多发血栓形成可能性大；②左肺上叶后段及双肺下叶胸膜下少许炎症（图3-14-1）。左下肢血管彩超：左侧腓静脉内实性异常回声，考虑血栓形成（完全栓塞）。心脏彩超：射血分数65%；肺动脉收缩压约38 mmHg；右心房、左心房内异常回声，性质待定；右肺动脉内异常回声：未排血栓；三尖瓣中度反流；肺动脉瓣轻度反流；左心室收缩功能正常。予吸氧、低分子量肝素抗凝，考虑病情危重，遂转入我科进一步治疗。

既往史：有"抑郁症"病史2年余，规律服用"氯硝西泮、普萘洛尔、拉莫三嗪、文拉法辛、喹硫平"治疗，近日自行停药。

家族史：患者爷爷、姑姑等多位亲属均有"下肢深静脉血栓形成、肺栓塞"病史。

## 问题 1：患者目前存在的主要问题是什么，如何处理？

答：患者有家族静脉血栓史，且有单侧下肢肿痛及下肢深静脉血栓，影像学胸部CTPA提示肺栓塞，因此肺栓塞诊断明确，请血管外科会诊后考虑"急性肺栓塞、易栓症"，来诊时患者血

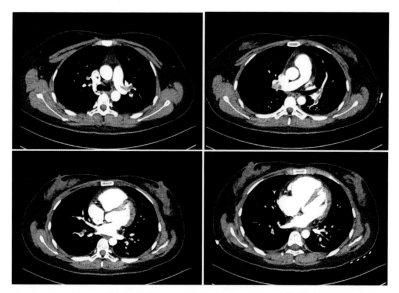

**图 3-14-1　CTPA**　肺动脉主干分叉处及双肺动脉干及其分支内可见多发不规则条片状充盈缺损；左肺上叶后段及双肺下叶胸膜下见少许斑片状影，边缘模糊，以右肺下叶外基底段为著；双侧胸腔未见明显积液征象

流动力学稳定，但考虑梗死面积大，有溶栓指征，因此予急诊溶栓、序贯抗凝治疗。入院后予"阿替普酶"溶栓治疗，并序贯予"低分子量肝素 0.6 ml 皮下注射每 12 h"抗凝。经治疗后，复查心脏彩超、下肢静脉彩超提示心脏血栓完全溶解、下肢血栓较前溶解，停用低分子量肝素改为利伐沙班 15 mg 2 次 / 日抗凝。复查 CTPA：对比之前 CT 片：肺动脉主干分叉处血栓已吸收，双肺动脉干及其分支内血栓较前减少、缩小。

　　针对抑郁、双向情感障碍病史，精神科与神经内科会诊后，予"文拉法辛"调整情绪、"氯硝安定"助眠，针对头痛、全身疼痛等不适予"西乐葆"对症处理。

## 问题 2：患者为什么选用利伐沙班抗凝呢？

　　答：肺栓塞大部分患者可长期应用华法林抗凝，但有研究发现新型口服抗凝药比如达比加群、利伐沙班用于治疗深静脉血栓的长期抗凝显示有效，且较常规华法林治疗更安全，可替代后者用于长期抗凝治疗。患者有精神病史，长期服用多种抗精神病药物，会影响华法林血药浓度，且依从性不佳，难以监测 INR 水平，出现 INR 不达标或超标的风险大，所以选择新型口服抗凝药。对不能耐受或拒绝口服抗凝药者，可考虑口服阿司匹林。

## 关于肺栓塞（pulmonary embolism，PE）

### 1. 定义

肺栓塞是由内源性或外源性栓子阻塞肺动脉或其分支引起肺循环和右心功能障碍的一组疾病或临床综合征的总称。肺血栓栓塞症（pulmonary thromboembolism，PTE）是最常见的急性肺栓塞类型，由来自静脉系统或右心的血栓阻塞肺动脉或其分支所致，以肺循环和呼吸功能障碍为主要病理生理特征和临床表现，占急性肺栓塞的绝大多数，通常所称的急性肺栓塞即 PTE[1]。

### 2. 诊断

急性肺栓塞不仅临床表现缺乏特异性，常规检查如胸部 X 线、心电图、血气分析、超声心动图等也缺乏特异性。多排螺旋 CT、放射性核素肺通气灌注扫描、肺动脉造影常能明确诊断，但费用高，尤其肺动脉造影具有侵入性，许多基层医院尚不具备检查条件。结合我国实际情况，参照欧洲心脏病学会（ESC）2014 年急性肺栓塞诊疗指南[2]。我们推荐对怀疑急性肺栓塞的患者采取"三步走"策略，首先进行临床可能性评估，然后进行初始危险分层，最后逐级选择检查手段明确诊断。

临床可能性评估：常用的临床评估标准有加拿大 Wells 评分和修正的 Geneva 评分[3-4]。二者简单易懂，所需临床资料易获得，适合基层医院。最近 Wells 和 Geneva 评分法则均进一步简化，更增强了临床实用性，有效性也得到证实。

初始危险分层：对可疑急性肺栓塞的严重程度进行初始危险分层以评估其早期死亡风险（住院或 30 d 病死率）。主要根据患者当前的临床状态，只要存在休克或持续低血压即为可疑高危急性肺栓塞。休克或持续性低血压是指收缩压＜ 90 mmHg 和（或）下降≥ 40 mmHg，并持续 15 min 以上，排除新发心律失常、血容量下降、脓毒血症。如无休克或持续性低血压则为可疑非高危急性肺栓塞。此分层意义重大，需据此决定下一步的诊疗策略。

伴休克或持续性低血压的可疑急性肺栓塞：此类患者是随时有生命危险的可疑高危人群。诊断首选 CT 肺动脉造影，应与急性血管功能障碍、心脏压塞、ACS 和主动脉夹层进行鉴别诊断。如无法行 CT 肺动脉造影，则首选床旁超声心动图检查，以发现急性肺动脉高压和右心室功能障碍的证据。对于病情不稳定不能行 CT 肺动脉造影者，超声心动图证实右心室功能障碍即可启动再灌注治疗，无需进一步检查，如发现右心血栓则更支持急性肺栓塞的诊断。如果经胸超声心动图检查时声窗不理想，可选择经食管超声心动图，以查找肺动脉血栓，进一步支持急性肺栓塞的诊断。一旦患者病情稳定应考虑 CT 肺动脉造影以最终确诊。对可疑 ACS 而直接送往导管室的不稳定患者，进行冠状动脉造影排除 ACS 后，如考虑急性肺栓塞可行肺动脉造影。诊断流程见图 3-14-2。

不伴休克或持续性低血压的可疑急性肺栓塞：首先进行临床可能性评估，在此基础上决定下一步诊断策略。对于临床概率为低、中或急性肺栓塞可能性小的患者，进行血浆 D- 二聚体检测，可减少不必要的影像学检查和辐射，建议使用高敏法。临床概率为低或急性肺栓塞可能性小的患者，如高敏或中敏法检测 D- 二聚体水平正常，可排除急性肺栓塞；临床概率为中的患者，如中敏法检测 D- 二聚体阴性，需进一步检查；临床概率为高的患者，需行 CT 肺动脉造影明确诊断。诊断流程见图 3-14-3。

### 3. 急性肺栓塞的治疗策略

合并休克或持续性低血压的急性肺栓塞（高危急性肺栓塞）：应及时给予血流动力学和呼吸支持。起始抗凝首选静脉普通肝素。直接再灌注治疗是高危急性肺栓塞患者的最佳选择。有溶栓禁忌或溶栓失败伴血流动力学不稳定的患者，可行外科血栓清除术。对全量全身溶栓有禁忌或溶栓失败者，也可行经皮导管介入

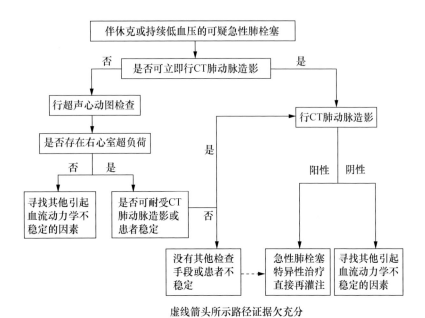

图 3-14-2　可疑高危急性肺栓塞患者的诊断流程图[1]

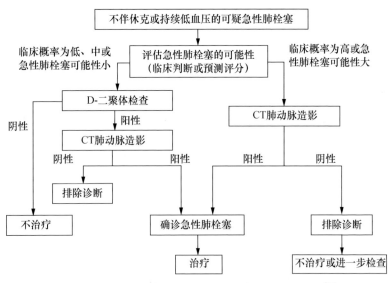

图 3-14-3　可疑非高危急性肺栓塞患者的诊断流程图[1]

治疗。不伴休克或持续性低血压的急性肺栓塞（中危或低危急性肺栓塞）：不推荐常规全身溶栓治疗。皮下注射低分子量肝素或磺达肝癸钠是大多数不伴血流动力学障碍的急性肺栓塞患者治疗的最佳选择，除外合并严重肾功能不全患者。

　　急性肺栓塞确诊后，应采用有效的临床评分评估风险［推荐肺栓塞严重指数简化版本（sPESI）］和危险分层。对中危患者，应行超声心动图或 CT 肺动脉造影评估右心室功能，并进行血肌钙蛋白检测，以进一步危险分层。对中高危患者，应严密监测，以及早发现血流动力学失代偿，一旦出现即启动补救性再灌注治疗。对中低危患者，建议给予抗凝治疗；对于肺栓塞严重指数（PESI）分级 Ⅰ 级或 Ⅱ 级以及 sPESI 评分为 0 的低危患者，可考虑早期出院和家庭治疗（表 3-14-1）。

表 3-14-1　PESI 及其简化版本（sPESI）的评分标准

| 项目 | PESI（分） | sPESI（分） |
| --- | --- | --- |
| 年龄 | 以年龄为分数 | 1（若年龄＞ 80 岁） |
| 男性 | 10 | — |
| 肿瘤 | 30 | 1 |
| 慢性心力衰竭 | 10 | 1 |
| 慢性肺部疾病 | 10 | 1 |
| 脉搏≥ 100 次 / 分 | 20 | 1 |
| 收缩压＜ 100 mmHg | 30 | 1 |
| 呼吸频率＞ 30 次 / 分 | 20 | — |
| 体温＜ 36℃ | 20 | — |
| 精神状态改变 | 60 | — |
| 动脉血氧饱和度＜ 90% | 20 | 1 |

注：原始版本 PESI 评分中，总分≤ 65 分为 Ⅰ 级，66 ～ 85 分为 Ⅱ 级，86 ～ 105 分为 Ⅲ 级，106 ～ 125 分为 Ⅳ 级，＞ 125 分为 Ⅴ 级；危险度分层：原始版本 PESI 评分 Ⅰ ～ Ⅱ级或简化版本评分 0 分为低危，原始版本 PESI 评分Ⅲ ～ Ⅳ级或简化版本评分≥ 1 分为中危，原始版本 PESI 评分Ⅴ级或简化版本评分＞ 5 分为高危；1 mmHg ＝ 0.133 kPa

## 本病例要点

本例患者诊断为急性肺栓塞，入院后请血管外科会诊考虑栓塞面积大，予"阿替普酶"溶栓治疗，序贯予低分子量肝素抗凝治疗，待心脏血栓完全溶解，下肢血栓较前溶解且肺动脉主干分叉处血栓完全吸收后改为新型口服抗凝药利伐沙班，并且继续抗感染、保持大便通畅等治疗。因此本患者通过早期诊断并及时评估病情选择合理的治疗方案，达到了较好的预后。

（张洁　林锦堂）

## 参考文献

［1］黄岚，荆志成．急性肺栓塞诊断与治疗中国专家共识（2015）．中华心血管病杂志，2016，44（3）：197-211.

［2］Konstantinides SV. 2014 ESC Guidelines on the diagnosis and management of acute pulmonary embolism［J］. Eur Heart J，2014，35（45）：3145-3146.

［3］Wells PS，Anderson DR，Rodger M，et al. Derivation of simple clinical model to categorized patients probability of pulmonary embolism：increasing the models utility with the SimpliRED D-dimer［J］. Thromb Haemost，2000，83（3）：416-420.

［4］Le GG，Righinli M，Roy PM，et al. Prediction of pulmonary embolism in the emergency department：the revised Geneva score［J］. Ann Intern Med，2006，144（3）：165-171.

# 病例 15　重症肝炎合并肝性脑病——消化科、感染科、中医科协助会诊和诊治

男,53 岁,因疲乏、纳差、皮肤黄染半月,意识障碍 3 天入院。

现病史:患者半月前无明显诱因出现疲乏、纳差伴有皮肤黄染,进食油腻食物后出现恶心,无腹痛、呕吐。10 天前出现低热伴有头晕,未测体温,无畏寒、寒战,无头痛,无心悸、气促,无咳嗽、咳痰,无性格改变、行为异常。3 天前在外院就诊,查乙肝表面抗原阳性,转氨酶、胆红素明显升高,凝血时间明显延长,就诊期间出现意识障碍,呈昏睡状,偶有烦躁,拟"急性重型肝炎"收住我科监护治疗。

既往史:无特殊。

入院查体:T 36.7℃,P 67 次 / 分,RR 14 次 / 分,BP 116/72 mmHg。GCS 评分:7 分(E2 V1 M4)。神志呈浅昏迷状态,双侧瞳孔等大等圆,直径 2.5 mm,对光反射灵敏,未见肝掌、蜘蛛痣,双肺呼吸音清晰,未闻及干、湿啰音及胸膜摩擦音。心率 67 次 / 分,心律齐,各瓣膜听诊区未闻及病理性杂音。腹部平坦,肝脾肋下未触及,叩诊肝上界为右锁骨中线第五肋间。肠鸣音正常,4 次 / 分,双下肢无水肿。

辅助检查:急诊肝功能、心功能:谷丙转氨酶 2190 U/L,谷草转氨酶 1483 U/L,总胆红素 211.3 μmol/L,白蛋白 30.9 g/L,CK 155 U/L,CK-MB 68 U/L,LDH 413 U/L。血氨 118 μmol/L。胸部+上腹 CT 平扫示:左肺下叶后基底段少许炎症;肝体积稍小,密度稍高,脾大,腹水,需注意肝硬化并门脉高压改变。

入院诊断为:①急性重症肝炎;②肝性脑病;③慢性乙型病毒性肝炎;④乙肝肝硬化(失代偿期)?

入院后予血浆置换、还原性谷胱甘肽＋多烯磷脂酰胆碱＋异甘草酸镁护肝、门冬氨酸鸟氨酸＋乳果糖降血氨、甘露醇脱水降颅压、输注去白红细胞、血浆、冷沉淀、白蛋白、丙酚替诺福韦抗病毒、美罗培南抗感染、营养支持，维持水电解质、酸碱平衡等对症支持处理。住院期间出现气促、低氧血症，查 N- 末端脑钠肽前体升高、血氧饱和度下降，胸部 CT 提示肺水肿，考虑急性左心衰竭发作，予面罩给氧、镇静、扩冠、利尿后患者气促未能缓解，后予气管插管并呼吸机辅助呼吸。后患者因个人原因要求出院转回当地医院继续治疗。

## 问题 1：患者如何诊断？如何处理？

答：患者来诊时神志昏迷，实验室检查发现乙肝"小三阳"，肝缩小、转氨酶、胆红素明显升高，目前存在胆酶分离，凝血酶原时间明显延长，纤维蛋白原显著降低，Child-Pugh 评分 13 分，为 C 级，综上考虑患者主要诊断为"①急性重症肝炎；②肝性脑病 4 期"。但患者短时间内病情恶化，需考虑是否存在乙肝活动，查乙肝 DNA 定量，并排查是否合并其他病毒或药物性肝炎。另外，患者黄疸常规提示直接胆红素与间接胆红素均升高，尿胆红素 2 ＋，尿胆原正常，考虑肝细胞性黄疸可能性大。因此主要以护肝、退黄、降血氨等对症治疗。患者同时存在胃肠道功能障碍，予加用静脉营养，热量暂按应激期 25 kcal/kg 供给，同时加用益生菌、促胃肠动力药，必要时予放置鼻空肠管，尽快给予胃肠道营养，目标热量摄入量为 40 kcal/kg。请中医科协助诊治胃肠道功能障碍。患者凝血酶原时间延长、纤维蛋白原偏低，有出血倾向，予申请输注冷沉淀、新鲜冰冻血浆、纤维蛋白原，改善凝血。

## 问题 2：患者为什么治疗效果差？

答：患者经过血浆置换转氨酶明显有所下降，但是既往慢性肝病病史,肝体积缩小、肝性脑病已是肝炎终末期表现,凝血功能差,予输注凝血因子及新鲜冰冻血浆后患者凝血功能仍然无法改善,且逐渐出现血小板下降,全身多发出血,D- 二聚体升高,考虑合并弥散性血管内出血(DIC)继发性纤溶亢进期可能,难以纠正;胆红素逐渐升高,出现胆酶分离,结合病情考虑肝细胞坏死致酶活性下降;神志昏迷,期间烦躁,血氨进行性升高,降血氨效果欠佳;患者出现肝肾综合征,尿量少,肾滤过功能差,合并心力衰竭;多方面因素导致治疗效果差。

## 关于肝性脑病(hepatic encephalopathy,PE)

肝性脑病是一种由于急、慢性肝功能严重障碍或各种门静脉-体循环分流(以下简称门-体分流)异常所致的,以代谢紊乱为基础的、轻重程度不同的神经精神异常综合征。

### 1. 肝性脑病的发病机制

(1)氨中毒学说:氨使星形胶质细胞合成谷氨酰胺增加,细胞变性;氨促进谷氨酸盐及活性氧释放,启动氧化及氮化应激反应,导致线粒体功能及脑细胞能量代谢障碍,损害细胞内信号通路,促进神经元中凋亡级联反应的发生;氨直接导致抑制性与兴奋性神经递质比例失调,最终使抑制性神经递质含量增加;改变重要基因的表达,损害颅内血流的自动调节功能。

(2)细菌感染与炎性反应:肠道细菌氨基酸代谢产物——硫醇与苯酚产生的内源性苯二氮䓬类物质,细菌色氨酸的副产物吲哚及羟吲哚等,损伤星形胶质细胞功能并影响 γ - 氨基丁酸(γ-aminobutyric acid,GABA)神经递质的传递。肝性脑病患者的炎性标志物水平明显增加,TNF 刺激星形胶质细胞释放 IL-1、IL-6 等细胞因子,而 TNF、IL-1 和 IL-6 都能影响血-脑屏障的完整性。

(3)γ - 氨基丁酸神经递质与假性神经递质学说:γ - 氨基丁酸为抑制性神经递质,增强神经元突触后膜的抑制功能,产生中枢抑制效应,表现为神志改变和昏迷等。另一方面,血液中蓄积的苯乙胺及对羟苯乙醇胺随体循环进入脑组织，经 β - 羟化酶的作用，形成苯乙醇胺和对羟苯乙醇胺假性神经递质，与正常递质去甲肾上腺素和多巴胺竞争，使其不能产生正常的生理效应。

（4）其他

1）低钠血症：可导致星形胶质细胞发生氧化应激与氮化应激反应，神经细胞损伤及功能障碍，血-脑屏障通透性增加，出现脑水肿。

2）锰中毒：80% 的锰沉积于大脑基底节星形胶质细胞的线粒体内，损伤线粒体功能，出现帕金森样症状。锰可兴奋星形胶质细胞膜上的转位蛋白，促进神经类固醇的合成，增强 γ - 氨基丁酸的作用；并且锰能产生活性氧和毒性儿茶酚胺（6- 羟多巴胺），诱导神经细胞的凋亡和星形细胞转变成阿尔茨海默细胞。

3）乙酰胆碱减少：在肝硬化患者和肝硬化相关肝性脑病动物模型中发现乙酰胆碱酯酶（acetylcholine esterase，AChE）活性增强，导致乙酰胆碱减少，与肝性脑病的发生有关[1]。

**2. 肝性脑病的治疗原则**

（1）寻找及去除诱因是治疗肝性脑病的基础。

（2）肝性脑病 1 级和 2 级患者，推荐非蛋白质能量摄入量为 104.6 ～ 146.4 kJ/（kg·d），蛋白质起始摄入量为 0.5 g/（kg·d），之后逐渐增加至 1.0 ～ 1.5 g/（kg·d）。肝性脑病 3 级和 4 级患者，推荐非蛋白质能量摄入量为 104.6 ～ 146.4 kJ/（kg·d），蛋白质摄入量为 0.5 ～ 1.2 g/（kg·d）。

（3）乳果糖是美国 FDA 批准用于治疗肝性脑病的一线药物，可有效改善肝硬化患者的肝性脑病（包括轻微型肝性脑病），提高患者的生活质量及改善肝性脑病患者的存活率。其常用剂量是每次口服 15 ～ 30 ml，2 ～ 3 次 / 日，以每日产生 2 ～ 3 次、pH ＜ 6 的软便为宜。当无法口服时，可保留灌肠给药。

（4）拉克替醇可改善肝硬化患者的肝性脑病，提高患者的生活质量，疗效与乳果糖相当。推荐的初始剂量为 0.6 g/kg，分3 次于就餐时服用。以每日排软便 2 次为标准来增减本药的服用剂量。

（5）利福昔明 - α 晶型被美国 FDA 批准用于治疗肝性脑病，可有效维持肝性脑病的长期缓解并可预防复发，提高肝硬化患者智力测验结果，改善轻微型肝性脑病。我国批准剂量为每次 400 mg，每 8 h 口服 1 次。

（6）门冬氨酸-鸟氨酸可降低肝性脑病患者的血氨水平，对肝性脑病（包括轻微型肝性脑病）具有治疗作用。

（7）益生菌治疗可降低肝性脑病患者血氨水平，减少肝性脑病的复发，并对轻微型肝性脑病患者有改善作用。

（8）对于肝性脑病患者出现严重精神异常表现，如躁狂、危及自身或他人安全及不能配合治疗者，适当应用镇静剂有利于控制症状，但药物选择和剂量需个体化，应向患者家属充分告知利弊和潜在风险，并获得知情同意。

（9）人工肝支持系统可降低血氨、炎性反应因子、胆红素等毒素，有助于改善肝功能衰竭患者肝性脑病的临床症状，但应注意防治相关并发症。这些治疗方法需要有经验的专科医师操作指导，并且需获得患者及家属知情同意。对患者远期生存的影响尚需进一步临床研究[1]。

## 本病例要点

患者既往有慢性乙型病毒性肝炎病史，可能有服用中药的诱因导致急性肝炎暴发，出现肝功能不全，胆红素升高，血氨升高，肝性脑病，来诊时予血浆置换，虽然转氨酶有所好转，但是胆红素及血氨下降不明显，考虑还是有急性重型肝炎，加上本身凝血功能差，即使补充凝血因子及血浆仍效果不佳，出现全身出血现象，考虑 DIC 可能。患者肠道功能差，肠蠕动减慢，可能导致肠道菌群紊乱，加重了肝性脑病，而且肝炎等原发病未控制，又未行人工肝治疗，因此治疗效果差。对于肝性

脑病的患者可及时给予血浆置换及人工肝治疗，可能预后会有
所改善。

（张洁）

## 参考文献

［1］中华医学会消化病学会分．中国肝性脑病诊治共识意见．中华消化杂志，2013，33（9）：1-65.